全国高等学校中药资源与开发、中草药栽培与鉴定、中药制药等专业

国家卫生健康委员会"十三五"规划教材

中药分析学

主　编　李　萍　张振秋

副主编　尹　华　干国平　刘晓秋　钱大玮　梁　洁

编　委（以姓氏笔画为序）

干国平（湖北中医药大学）	何　凡（辽宁中医药大学）
尹　华（浙江中医药大学）	张振秋（辽宁中医药大学）
平欲晖（江西中医药大学）	赵　杨（天津中医药大学）
冯婷婷（山西中医药大学）	胡亚楠（河南中医药大学）
刘晓秋（沈阳药科大学）	钱大玮（南京中医药大学）
李　菁（河北中医学院）	高　雯（中国药科大学）
李　萍（中国药科大学）	黄占波（辽宁科技学院）
李可强（辽宁政法职业学院）	曹　玲（黑龙江中医药大学）
李会军（中国药科大学）	麻秀萍（贵阳中医药大学）
李泽友（海南医学院）	梁　洁（广西中医药大学）
李维熙（云南中医药大学）	

人民卫生出版社

图书在版编目（CIP）数据

中药分析学/李萍,张振秋主编. —北京：人民
卫生出版社,2020
ISBN 978-7-117-30055-1

Ⅰ. ①中… Ⅱ. ①李… ②张… Ⅲ. ①中药材－药物
分析－高等学校－教材 Ⅳ. ①R284.1

中国版本图书馆 CIP 数据核字（2020）第 095824 号

人卫智网	www.ipmph.com	医学教育、学术、考试、健康，
		购书智慧智能综合服务平台
人卫官网	www.pmph.com	人卫官方资讯发布平台

中药分析学

主　　编：李　萍　张振秋
出版发行：人民卫生出版社（中继线 010-59780011）
地　　址：北京市朝阳区潘家园南里 19 号
邮　　编：100021
E - mail：pmph @ pmph.com
购书热线：010-59787592　010-59787584　010-65264830
印　　刷：三河市潮河印业有限公司
经　　销：新华书店
开　　本：850×1168　1/16　印张：17
字　　数：413 千字
版　　次：2020 年 10 月第 1 版　2020 年 10 月第 1 版第 1 次印刷
标准书号：ISBN 978-7-117-30055-1
定　　价：58.00 元
打击盗版举报电话：010-59787491　E-mail：WQ @ pmph.com
质量问题联系电话：010-59787234　E-mail：zhiliang @ pmph.com

出版说明

高等教育发展水平是一个国家发展水平和发展潜力的重要标志。办好高等教育,事关国家发展,事关民族未来。党的十九大报告明确提出,要"加快一流大学和一流学科建设,实现高等教育内涵式发展",这是党和国家在中国特色社会主义进入新时代的关键时期对高等教育提出的新要求。近年来,《关于加快建设高水平本科教育全面提高人才培养能力的意见》《普通高等学校本科专业类教学质量国家标准》《关于高等学校加快"双一流"建设的指导意见》等一系列重要指导性文件相继出台,明确了我国高等教育应深入坚持"以本为本",推进"四个回归",建设中国特色、世界水平的一流本科教育的发展方向。中医药高等教育在党和政府的高度重视和正确指导下,已经完成了从传统教育方式向现代教育方式的转变,中药学类专业从当初的一个专业分化为中药学专业、中药资源与开发专业、中草药栽培与鉴定专业、中药制药专业等多个专业,这些专业共同成为我国高等教育体系的重要组成部分。

随着经济全球化发展,国际医药市场竞争日趋激烈,中医药产业发展迅速,社会对中药学类专业人才的需求与日俱增。《中华人民共和国中医药法》的颁布,"健康中国 2030"战略中"坚持中西医并重,传承发展中医药事业"的布局,以及《中医药发展战略规划纲要(2016—2030 年)》《中医药健康服务发展规划(2015—2020 年)》《中药材保护和发展规划(2015—2020 年)》等系列文件的出台,都系统地筹划并推进了中医药的发展。

为全面贯彻国家教育方针,跟上行业发展的步伐,实施人才强国战略,引导学生求真学问、练真本领,培养高质量、高素质、创新型人才,将现代高等教育发展理念融入教材建设全过程,人民卫生出版社组建了全国高等学校中药资源与开发、中草药栽培与鉴定、中药制药专业规划教材建设指导委员会。在指导委员会的直接指导下,经过广泛调研论证,我们全面启动了全国高等学校中药资源与开发、中草药栽培与鉴定、中药制药等专业国家卫生健康委员会"十三五"规划教材的编写出版工作。本套规划教材是"十三五"时期人民卫生出版社的重点教材建设项目,教材编写将秉承"夯实基础理论、强化专业知识、深化中医药思维、锻炼实践能力、坚定文化自信、树立创新意识"的教学理念,结合国内中药学类专业教育教学的发展趋势,紧跟行业发展的方向与需求,并充分融合新媒体技术,重点突出如下特点:

1. 适应发展需求,体现专业特色 本套教材定位于中药资源与开发专业、中草药栽培与鉴定专业、中药制药专业,教材的顶层设计在坚持中医药理论、保持和发挥中医药特色优势的前提下,重视现代科学技术、方法论的融入,以促进中医药理论和实践的整体发展,满足培养特色中医药人才的需求。同时,我们充分考虑中医药人才的成长规律,在教材定位、体系建设、内容设计上,注重理论学习、生产实践及学术研究之间的平衡。

2. 深化中医药思维,坚定文化自信　中医药学根植于中国博大精深的传统文化,其学科具有文化和科学双重属性,这就决定了中药学类专业知识的学习,要在对中医药学深厚的人文内涵的发掘中去理解、去还原,而非简单套用照搬今天其他学科的概念内涵。本套教材在编写的相关内容中注重中医药思维的培养,尽量使学生具备用传统中医药理论和方法进行学习和研究的能力。

3. 理论联系实际,提升实践技能　本套教材遵循"三基、五性、三特定"教材建设的总体要求,做到理论知识深入浅出,难度适宜,确保学生掌握基本理论、基本知识和基本技能,满足教学的要求,同时注重理论与实践的结合,使学生在获取知识的过程中能与未来的职业实践相结合,帮助学生培养创新能力,引导学生独立思考,理清理论知识与实际工作之间的关系,并帮助学生逐渐建立分析问题、解决问题的能力,提高实践技能。

4. 优化编写形式,拓宽学生视野　本套教材在内容设计上,突出中药学类相关专业的特色,在保证学生对学习脉络系统把握的同时,针对学有余力的学生设置"学术前沿""产业聚焦"等体现专业特色的栏目,重点提示学生的科研思路,引导学生思考学科关键问题,拓宽学生的知识面,了解所学知识与行业、产业之间的关系。书后列出供查阅的主要参考书籍,兼顾学生课外拓展需求。

5. 推进纸数融合,提升学习兴趣　为了适应新教学模式的需要,本套教材同步建设了以纸质教材内容为核心的多样化的数字教学资源,从广度、深度上拓展了纸质教材的内容。通过在纸质教材中增加二维码的方式"无缝隙"地链接视频、动画、图片、PPT、音频、文档等富媒体资源,丰富纸质教材的表现形式,补充拓展性的知识内容,为多元化的人才培养提供更多的信息知识支撑,提升学生的学习兴趣。

本套教材在编写过程中,众多学术水平一流和教学经验丰富的专家教授以高度负责、严谨认真的态度为教材的编写付出了诸多心血,各参编院校对编写工作的顺利开展给予了大力支持,在此对相关单位和各位专家表示诚挚的感谢!教材出版后,各位教师、学生在使用过程中,如发现问题请反馈给我们(renweiyaoxue@163.com),以便及时更正和修订完善。

人民卫生出版社

2019 年 2 月

教材书目

序号	教材名称	主编	单位
1	无机化学	闫　静 张师愚	黑龙江中医药大学 天津中医药大学
2	物理化学	孙　波 魏泽英	长春中医药大学 云南中医药大学
3	有机化学	刘　华 杨武德	江西中医药大学 贵州中医药大学
4	生物化学与分子生物学	李　荷	广东药科大学
5	分析化学	池玉梅 范卓文	南京中医药大学 黑龙江中医药大学
6	中药拉丁语	刘　勇	北京中医药大学
7	中医学基础	战丽彬	南京中医药大学
8	中药学	崔　瑛 张一昕	河南中医药大学 河北中医学院
9	中药资源学概论	黄璐琦 段金廒	中国中医科学院中药资源中心 南京中医药大学
10	药用植物学	董诚明 马　琳	河南中医药大学 天津中医药大学
11	药用菌物学	王淑敏 郭顺星	长春中医药大学 中国医学科学院药用植物研究所
12	药用动物学	张　辉 李　峰	长春中医药大学 辽宁中医药大学
13	中药生物技术	贾景明 余伯阳	沈阳药科大学 中国药科大学
14	中药药理学	陆　茵	南京中医药大学
15	中药分析学	李　萍 张振秋	中国药科大学 辽宁中医药大学
16	中药化学	孔令义 冯卫生	中国药科大学 河南中医药大学
17	波谱解析	邱　峰 冯　锋	天津中医药大学 中国药科大学

序号	教材名称	主编	单位
18	制药设备与工艺设计	周长征 王宝华	山东中医药大学 北京中医药大学
19	中药制药工艺学	杜守颖 唐志书	北京中医药大学 陕西中医药大学
20	中药新产品开发概论	甄汉深 孟宪生	广西中医药大学 辽宁中医药大学
21	现代中药创制关键技术与方法	李范珠	浙江中医药大学
22	中药资源化学	唐于平 宿树兰	陕西中医药大学 南京中医药大学
23	中药制剂分析	刘 斌 刘丽芳	北京中医药大学 中国药科大学
24	土壤与肥料学	王光志	成都中医药大学
25	中药资源生态学	郭兰萍 谷 巍	中国中医科学院中药资源中心 南京中医药大学
26	中药材加工与养护	陈随清 李向日	河南中医药大学 北京中医药大学
27	药用植物保护学	孙海峰	黑龙江中医药大学
28	药用植物栽培学	巢建国 张永清	南京中医药大学 山东中医药大学
29	药用植物遗传育种学	俞年军 魏建和	安徽中医药大学 中国医学科学院药用植物研究所
30	中药鉴定学	吴啟南 张丽娟	南京中医药大学 天津中医药大学
31	中药药剂学	傅超美 刘 文	成都中医药大学 贵州中医药大学
32	中药材商品学	周小江 郑玉光	湖南中医药大学 河北中医学院
33	中药炮制学	李 飞 陆兔林	北京中医药大学 南京中医药大学
34	中药资源开发与利用	段金廒 曾建国	南京中医药大学 湖南农业大学
35	药事管理与法规	谢 明 田 侃	辽宁中医药大学 南京中医药大学
36	中药资源经济学	申俊龙 马云桐	南京中医药大学 成都中医药大学
37	药用植物保育学	缪剑华 黄璐琦	广西壮族自治区药用植物园 中国中医科学院中药资源中心
38	分子生药学	袁 媛 刘春生	中国中医科学院中药资源中心 北京中医药大学

全国高等学校中药资源与开发、中草药栽培与鉴定、中药制药专业规划教材建设指导委员会

成员名单

主 任 委 员　黄璐琦　中国中医科学院中药资源中心

段金廒　南京中医药大学

副主任委员（以姓氏笔画为序）

王喜军　黑龙江中医药大学

牛　阳　宁夏医科大学

孔令义　中国药科大学

石　岩　辽宁中医药大学

史正刚　甘肃中医药大学

冯卫生　河南中医药大学

毕开顺　沈阳药科大学

乔延江　北京中医药大学

刘　文　贵州中医药大学

刘红宁　江西中医药大学

杨　明　江西中医药大学

吴啟南　南京中医药大学

邱　勇　云南中医药大学

何清湖　湖南中医药大学

谷晓红　北京中医药大学

张陆勇　广东药科大学

张俊清　海南医学院

陈　勃　江西中医药大学

林文雄　福建农林大学

罗伟生　广西中医药大学

庞宇舟　广西中医药大学

宫　平　沈阳药科大学

高树中　山东中医药大学

郭兰萍　中国中医科学院中药资源中心

唐志书　陕西中医药大学

黄必胜　湖北中医药大学

梁沛华　广州中医药大学

彭　成　成都中医药大学

彭代银　安徽中医药大学

简　晖　江西中医药大学

委　　员（以姓氏笔画为序）

马　琳	马云桐	王文全	王光志	王宝华	王振月	王淑敏
申俊龙	田　侃	冯　锋	刘　华	刘　勇	刘　斌	刘合刚
刘丽芳	刘春生	闫　静	池玉梅	孙　波	孙海峰	严玉平
杜守颖	李　飞	李　荷	李　峰	李　萍	李向日	李范珠
杨武德	吴　卫	邱　峰	余伯阳	谷　巍	张　辉	张一昕
张永清	张师愚	张丽娟	张振秋	陆　茵	陆兔林	陈随清
范卓文	林　励	罗光明	周小江	周日宝	周长征	郑玉光
孟宪生	战丽彬	钟国跃	俞年军	秦民坚	袁　媛	贾景明
郭顺星	唐于平	崔　瑛	宿树兰	巢建国	董诚明	傅超美
曾建国	谢　明	甄汉深	裴妙荣	缪剑华	魏泽英	魏建和

秘　书　长　吴啟南　郭兰萍

秘　　　书　宿树兰　李有白

前　言

中药分析学是以中医药理论为指导,综合运用化学、物理学、生物学和信息学等技术和方法,研究中药质量及其控制方法的一门学科。随着研究领域的拓展与分析技术的进步,中药分析学已成为解决中药质量标准化、规范化等中药现代化、国际化进程中关键问题的重要学科。

本教材在编写过程中,紧扣中药制药、中药资源开发与利用、中草药栽培与鉴定等中药学类专业的培养目标,遵循"系统性、实用性、前瞻性"的编写理念,即:着力构建系统性的方法体系,以中药质量控制的方法学为主线,全面而系统地介绍相关的基础理论、基本知识和基本技能;注重知识的实用性,在介绍基本理论与方法的基础上,列举了大量的实例,以加深学生对相关问题的认知,有助于学生准确运用相关知识解决实际问题;适当介绍中药分析领域的国内外发展前沿,以期拓展学生的知识面,开发和培养学生的创新能力。

本教材第一章由李萍、尹华、李可强编写;第二章由梁洁、胡亚楠、黄占波编写;第三章由干国平、赵杨、李会军编写;第四章由平欲晖、李菁、高雯编写;第五章由刘晓秋、曹玲、李维熙编写;第六章由李泽友、高雯编写;第七章由张振秋、何凡编写;第八章由李会军编写;第九章由钱大玮、高雯编写;第十章由麻秀萍、冯婷婷、李会军编写。本教材内容由李萍、张振秋、李会军统一审改与定稿。

由于编者水平有限,教材中难免存在疏漏、不妥之处,恳请广大师生和读者批评指正。

编者

2020 年 5 月

目　录

第一章 绪论

第一节 中药分析学的性质与任务

一、中药分析学的性质

中药（Chinese materia medica）是指在中医药理论和临床经验指导下，应用于医疗或保健的药物。通常认为，中药的物质表现形式包括中药材（Chinese medicinal material）、饮片（decoction pieces）和中药制剂（preparation of Chinese materia medica）。近年来，随着国际范围内对天然药物、传统药物认知度的不断提高，中药提取物（extracts of Chinese materia medica）已成为一种新的物质表现形式。

中药材是饮片、提取物的原料，指取自天然的、未经加工或只经简单产地加工（净选、干燥等）的药用物质，按其基源可分为生物类药材（植物类、动物类）和矿物类药材两大类。饮片指药材经过炮制后可直接应用于中医临床或制剂生产使用的处方药品。中药提取物是对中药材、饮片的深度加工，指从植物、动物中制得的挥发油、油脂、有效部位和有效成分，可作为中药的"新型饮片"和中药制剂的原料药。中药制剂，是指在中医药理论指导下，以中药饮片或中药提取物等为原料，按一定的处方经制剂加工制成各种不同剂型的中药制品。

中药分析学（analysis science of Chinese materia medica）即以中医药理论为指导，综合运用化学、物理学、生物学和信息学等技术和方法，研究中药质量及其控制方法的一门学科。

中药质量是指中药所固有的一组满足中药临床用药需求的整体特性，包括真实性、有效性、安全性和均一性。中药分析学与其他相关学科，如药用植物学、中药化学、中药药理学、中药制剂学等一样，是中药学类专业的一门主要专业课程，也是中药学一级学科的重要组成部分。它不仅是一门研究中药质量控制的"方法学科"，而且还能为相关学科的研究提供必要的基础支撑，共同致力于中药学学科的发展和提高。

二、中药分析学的任务

中药及其相关产品皆属于特殊商品，其质量不仅影响药效的发挥，还直接关系到使用者的健康与生命安危，因此质量控制自然应远较其他商品严格。药品质量控制涉及研发、生产、流通和应用等各个环节,是全过程、动态的质量控制,中药分析学的主要任务包括以下几个方面。

1. 研究中药质量控制方法,保障药品安全、有效、质量可控 中药作用的整体性、组成成分的多样性和可变性、作用靶点和机制的复杂性以及成分间相互作用的难以预测性,给中药质量控制带来了相当大的挑战。因此,运用现代科学技术破解这一难题,建立符合中药作用特点的质量标准体系,是中药分析学的重要任务,也是当前中药现代化、国际化进程中迫切需要解决的瓶颈之一。

(1)中药真实性的控制方法:真实性控制即"真伪"鉴定。中药材品种繁多、应用历史悠久、产区分布广泛,历代本草记载、地区用语、药用习惯的不同造成许多中药材存在着同名异物、同物异名现象。同名异物现象如白头翁,正品为毛茛科植物白头翁 *Pulsatilla chinensis*(Bge.)Regel 的根,在长期的使用过程中,出现了多种同名异物,包括蔷薇科植物委陵菜 *Potentilla chinensis* Ser.和翻白草 *P. discolor* Beg.、菊科植物祁州漏芦 *Rhaponticum uniflorum*(L.)DC.、石竹科植物白鼓钉 *Polycarpaea corymbosa* Lam 等多种植物的根均曾作为白头翁而误用。同物异名现象如虎杖(蓼科植物虎杖 *Polygonum cuspidatum* Sieb. et Zucc. 的根茎和根),据统计在全国 18 个省 70 多个市县共有多达 170 余个异名,在陕西省、甘肃省、贵州省、云南省某些地区叫"酸汤杆",在浙江省、广东省、广西壮族自治区等地叫"阴阳莲""山大黄""土大黄""土黄连",在河南省、湖南省、四川省等地叫"花斑竹",在上海市、江苏省等地则叫"活血丹""九龙眼",这种现象对药材市场的有序流通造成了一定程度上的混乱。

此外,中药材基源的复杂性以及药材外形的相似性导致类同品、代用品和混伪品不断涌现。例如,正品三七为五加科植物三七 *Panax notoginseng*(Burk.)F. H. Chen 的根和根茎,因价格昂贵,药材市场一度出现"菊三七"[菊科植物菊三七 *Gynura segetum*(Lour.)Merr. 的根茎]、"藤三七"[落葵科植物藤三七 *Anredera cordifolia*(Tenore)Steen. 的根茎]、"血三七"[蓼科植物中华抱茎蓼 *Polygonum amplexicaule* D. Don var. *sinense* Forb. et Hemsl. 的根茎]、"姜三七"[姜科植物土田七 *Stahlianthus involucratus*(King ex Bak.)Craib 的块茎]等外形相似的混伪品。

因此,清楚中药的确切基源(物种),正本清源、去伪存真,是中药质量控制的第一步。中药真实性的控制方法,主要包括基于形态学的性状和显微鉴定方法、基于化学成分的理化鉴定方法以及基于遗传物质的 DNA 分子鉴定方法等。

(2)中药有效性的控制方法:中药产生疗效的物质基础是存在于其中的有效成分。针对中药的化学属性,对中药有效成分进行定性和定量分析是评价其有效性的主要手段。目前,多数中药的有效成分仍然未得到阐明,在此前提下,分析中药所含的活性成分、特征性成分或指标性成分,也能从某种程度上确保药物疗效。中药的功能主治不像西药那样明确地直接瞄准某个或几个"靶点"发挥作用,其往往是通过修复、调整、调动人体的某些机能而达到防病治病的目的,因而带有整体作用的特性,一般单一的有效成分或活性成分的含量高低均不能表达其整体疗效的好坏。因此,针对中药有效性的化学表征方法的发展趋势是多成分同时分析以及指纹图谱/特征图谱分析。另一方面,中药的有效性也可通过表征中药的生物学功能属性来完成,即基于药效的生物活性评价法也是中药有效性评价的一种手段。

中药的有效性最终需要靠中医临床实践来检验,无论采用化学手段还是生物学手段来研究中药的有效性,都需要以中医药理论为指导,以便实现中药与传统中医药理论和临床实践相吻合。

中药的功效往往具有多样性,质量分析时应考虑控制指标与中药临床应用的功能主治密切相关。例如,对山楂进行质量分析,当临床选其消食健胃功效时,应监控有机酸含量;当选其活血止痛功效时,则应监测黄酮类成分。

（3）中药安全性的控制方法:中药所含杂质或有害物质如重金属、农药残留、黄曲霉毒素等,会影响其疗效的发挥,甚至危害人体健康,因此需要进行安全性控制。为客观反映中药杂质或有害物质的量是否在安全使用的范围内,应采用可靠、灵敏的检测方法进行有效检测,根据检测结果作出限量规定。例如,药材中黄曲霉毒素的检测属于痕量分析,常采用高效液相色谱-荧光检测法、高效液相色谱-串联质谱法等方法,并且一般需要经过样品净化(如免疫亲和层析)、柱后衍生等手段以提高方法的专属性和灵敏度。例如,《中国药典》(2020年版)采用高效液相色谱-免疫亲和层析-柱后衍生-荧光检测法测定陈皮等药材中黄曲霉毒素含量,规定含黄曲霉毒素 B_1 不得过 5μg/kg,含黄曲霉毒素 G_2、黄曲霉毒素 G_1、黄曲霉毒素 B_2、黄曲霉毒素 B_1 的总量不得过 10μg/kg。另外,某些中药自身含有有毒成分,具有一定毒性,同样需要对这些有毒成分进行严格控制,确保用药安全。例如,《中国药典》(2020年版)采用高效液相色谱-质谱法检测千里光药材中肝毒性成分阿多尼弗林碱,规定含量不得过 0.004%。

2. 研究中药质量变化规律,探索提高中药质量的有效途径 中药质量受生产、采收加工、贮藏、炮制、制剂工艺及流通过程等一系列环节的影响,因此中药分析不是一项简单、被动的质量检验与监督工作。要对中药质量进行有效控制,需要从药材的种植(养殖)、采收、加工、贮藏到饮片炮制、制剂生产制备等一系列过程进行质量分析,系统考察质量的影响因素及其变化规律,探索提高中药质量的有效途径。

例如,青蒿活性成分青蒿素的积累与产地有较强的相关性,从南到北呈现明显递减的趋势,重庆市地区生产的青蒿中的青蒿素含量显著高于其他产地(重庆市酉阳地区产者含量可达1.30%),贵州省、广西壮族自治区、湖南省生产的青蒿中的青蒿素含量次之,陕西省、山东省生产的青蒿中的青蒿素含量较低(陕西省西安市产者低至 0.12%);植株不同部位所含青蒿素也不均匀,以叶片中含量最高,花蕾次之,而枝条含量最低;青蒿素在植株叶片内的动态积累规律表明,从幼苗期到孕蕾期含量持续上升,至孕蕾末期含量积累达到最高峰,现蕾期、开花期含量迅速下降。只有掌握了以上质量变化规律,才能较好地在青蒿药材生产、采收方面采取有针对性的措施,提高其质量。

中药制剂生产工艺复杂,影响因素较多,即使同一批原料、同一生产车间,如果工艺上稍有差异,也很难保证不同制剂批次之间化学成分的一致性。特别是有些在单味中药中存在的化学成分,由于受制备工艺、辅料等的影响,产生挥发、分解、沉淀、聚集、吸附等作用,而使其质和量发生变化。如中药生地黄中含有梓醇,当长时间煎煮后就难以检测到;含草乌的各种中药制剂中,酯型生物碱属于有毒成分,其在制剂中的含量高低与草乌的炮制方法/工艺有关,若用流通蒸汽蒸草乌,随着压力和温度升高,总生物碱含量无明显变化,而酯型生物碱含量显著下降,只有充分了解炮制过程中酯型生物碱的变化规律,才能合理改进草乌传统炮制工艺,确保相关复方制剂的有效性与安全性。因此,对中药制剂生产全过程各环节的质量监测,可及时反馈质量信息,用于指导生产,确保产品质量。

三、中药分析学的学习要求

学生通过本课程的学习,应掌握以下内容。

1. 基本理论　掌握中药质量控制的基本分析方法所依据的有关理论、原理及基本规律;掌握中药所含各类成分的化学结构、理化性质、存在状态与分析方法选择之间的相互关系,能针对中药的主要化学成分的结构、理化特征设计有效的分析方法;了解中药生产过程质量分析理论等。

2. 基本知识　掌握中药质量分析的一般程序和法定依据;掌握中药鉴别、杂质分析、化学成分定量分析及方法学验证;掌握制定中药质量标准的方法;了解中药生物活性的测定方法;了解中药体内过程及分析的方法;了解中药生产过程质量控制的意义、特点及进展。

3. 基本技能　通过理论与实验课程的学习,掌握中药质量分析的基本操作技能,加强独立动手能力;培养严谨、求实、创新的科学态度,能够灵活应用基本理论、知识进行实验设计,提高综合实验能力;培养独立分析问题、解决问题的能力和创新意识。

学生在学习过程中应牢固树立质量意识,始终围绕中药质量控制这条主线,通过学习本课程,使自己具备中药质量分析、质量管理人才所必需的独立工作能力:①应用已有法定标准,对中药质量进行分析检验;②制定合理、可行的中药质量标准;③研究中药质量的内在变化规律,探索调控质量的有效方法与技术手段。

第二节　中药分析学的形成与发展

一、中药分析学的形成

中药分析学是伴随着人们对中药在生产、流通、临床应用的质量控制需求而逐渐形成,并随着相关科学技术的发展而不断完善。依据所采用的主要分析方法与手段,中药分析学的形成可分为以下三个阶段。

1. 基于中药外形特征的"性状分析"阶段　对于中药的质量评价,自有中药以来即有之。《神农本草经》载:"药有酸、咸、甘、苦、辛五味,又有寒、热、温、凉四气,及有毒、无毒,阴干、暴干,采造时月,生熟,土地所出,真伪陈新,并各有法。药性有宜丸者,宜散者,宜水煮者,宜酒渍者,宜膏煎者,亦有一物兼宜者,亦有不可入汤酒者,并随药性,不得违越。"此段论述奠定了后世中药质量控制的基础。《本草经集注》谓:"诸药所生,皆有境界……自江东以来,小小杂药,多出近道,气势性理,不及本邦……所以治病不及往人者,亦当缘此故也。"这说明了药材的质量与产地的关系。明代陈嘉谟所著的《本草蒙筌》,从"产择土地、采收按时月、藏留防耗坏、贸易辨真假、咀片分根梢、制造资水火、治疗用气味、药剂别君臣"等详细分析了影响中药质量的诸多因素,强调为了保证药品质量优良,要从产地、采收季节、贮藏、药材鉴定、炮制加工等多方面严把质量关。

早期人们对中药"真、伪、优、劣"的质量分析,主要依据形状、大小、颜色、气味、表面特征、质地、断面等外观特征,有时还会辅以水试法与火试法。历经长期的实践总结,形成了一套用语精当的表示性状的术语来鉴别药材的真伪,如"铜皮铁骨""狮子盘头""怀中抱月"等,评价药材的优劣则用"最佳""最胜""最有力""为佳""为良""可用""不堪用"等。例如,党参的芦头有多数疣状突起的茎痕及芽,每个茎痕的顶端呈凹下的圆点状,故《本草从新》有"有狮子盘头者真"之言;羌活与独活常被人混淆,但古人从颜色上便将二者区分,即《本草蒙筌》谓"紫色节密者为羌,黄色成块者为独";川芎为不规则结节状拳形团块,表面黄褐色,《本草图经》称:"以蜀川者为胜……形块重实,作雀脑状者,谓之雀脑芎,此最有力也。"当归,《本草蒙筌》曰:"大叶者名马尾归,黄白气香肥润,此为上品……小叶者名蚕头当归,质黑气薄坚枯,此为下品,不堪入药。"秦皮外表灰白色至灰棕色,内表面黄白色或棕色,没有突出的特征,但《新修本草》载有"取皮水渍便碧色,书纸看皆青色者是";《雷公炮炙论》对沉香的质量评价为"沉水者为上,半沉水者次之,不沉水者劣"。

这些质量评价方法是千百年来人们对中药真伪优劣鉴别实践的高度概括和总结,具有直观性、便捷性、实用性的特点。然而,这种传统经验鉴别方法有其自身的局限性:中药外部性状与内在品质之间有时会表现出不一致性,仅靠感官很难窥察出中药内在品质;传统经验鉴别方法主要依靠主观判断,分析结果的客观性相对较弱。

2. 基于中药内部组织构造的"显微分析"阶段 1838 年,德国学者 Schleiden 阐明了细胞是植物体构造的基本单位,并利用显微镜观察了多种植物药的显微构造,发现根据显微构造的不同,各种药材可以被准确区别。在此基础上,许多研究者对本国常用的或国家药典收载的药材,进行了显微鉴定研究,目的是防止药材的掺杂或假冒。如德国学者 J. Moeller 于 1892 年所著的 *Anatomischer Atlas*(《解剖图谱》)是一本描述德国药典中重要粉末植物药材显微特征的著作。法国学者 E. Collin 于 1893 年所著 *Guide pratique pour la determination des poudres officinales*(《实用粉末生药鉴定手册》)描绘了法国药典中植物性药材的粉末组织特征。英国学者 B. E. Nelson 于 1910 年所著的 *Introduction of the analysis of drugs and medicines*(《生药和药品分析入门》)介绍了粉末生药显微分析的方法,绘有较精细的显微特征图,并将 197 种粉末药材按类别列成详细的分类检索表。美国学者 A. Schneider 于 1921 年所著的 *the microanalysis of powdered vegetable drugs*《粉末生药显微分析》(第 2 版)较全面、详细地叙述了研究粉末植物药的通则、操作方法、显微描述及检索表的编列等,并收载了 210 种粉末生药的显微特征和特征图。

自 20 世纪 50 年代,我国徐国钧、楼之岑等一批学者将显微鉴别方法引入到中药的真伪鉴别中,使之成为真伪鉴别的重要手段之一。自《中国药典》(1977 年版)起,中药显微鉴别方法作为法定分析方法,用于中药材及中药饮片原粉制成的中成药的鉴别。此后历版《中国药典》收载显微鉴别的品种持续增加,至 2020 年版几乎所有的药材、饮片及含饮片原粉的中成药基本都收载有专属性强的横切面或粉末显微鉴别。与此类似,显微鉴别方法同样为《美国药典》《欧洲药典》《日本药局方》等国家/地区的药典所采纳。例如,《欧洲药典》(第 9.0 版)共收载 289 个植物药及其制剂专论,除去植物油脂、提取物等无组织形态特征的品种外,每个植物药的鉴别项均包括显微鉴别,部分植物药还绘制有粉末显微特征图。

3. 基于中药所含化学成分的"理化分析"阶段 随着中药产业的飞速发展,常用中药的数量与品种极大增加,中药质量问题日益突显,客观上对中药质量控制方法提出了更高要求。自 20 世纪 70 年代,在继承传统经验鉴别及显微鉴别的基础上,广泛吸收现代分析化学等学科的研究成果,化学分析、光谱、色谱等分析技术逐步大规模应用于中药质量研究中。借鉴化学药品的质量控制模式,采用现代仪器分析技术针对中药某单一成分的定性、定量分析的质量分析方法逐渐成为主流。

其后,随着中药化学、药理学以及中药临床应用等诸多中药研究领域的不断深入,人们对中药化学成分的复杂性和中药药理效应的多样性的认识日益深刻。中药不同于西药的特质,要求有与其自身特点相符的质量评价模式来表达,反映在中药内在质量的评价方法上,即中药质量控制模式逐步由单一的指标性成分向包括指标性成分、活性成分和有效成分等多个成分综合检测、指纹或特征图谱整体质量控制模式的转变。

《中国药典》从 1985 年版开始正式收载薄层色谱法,结束了中药无专属性鉴别方法的历史。《中国药典》(1990 年版)首次采用现代仪器检测方法如高效液相色谱法(HPLC)、气相色谱法(GC)和薄层色谱扫描法(TLCS)测定中药活性成分或指标成分含量。发展至今,采用 TLCS、HPLC、GC 等分析方法进行质量控制已成为《中国药典》所收载品种的常规分析手段。与此同时,国外学术期刊如 *Analytical Chemistry*、*Analytica Chimica Acta*、*Journal of Chromatography A*、*Journal of Natural Products*、*Journal of Pharmaceutical and Biomedical Analysis*、*Planta Medica*、*Phytomedicine*、*Phytochemical Analysis* 等,和国内学术期刊《药学学报》《药物分析杂志》《色谱》《中国中药杂志》《中草药》等,发表了大量有关中药质量分析的论文。这些研究几乎涵盖了中药质量分析的各个方面:从研究对象来看,涉及绝大部分中药品种,对一些大宗中药如人参、甘草、大黄、黄连等的研究论文数以千计;从采用的分析方法及技术来看,新方法、新技术如液质联用法(LC-MS)、气质联用法(GC-MS)、超临界流体色谱法(SFC)、二维液相色谱法(HPLC×HPLC)、二维气相色谱法(GC×GC)、亲水作用色谱法(HILIC)、高速逆流色谱技术(HSCCC)、DNA 分子鉴定技术、指纹图谱技术、化学计量学和计算机技术等的应用不断涌现;从研究内容来看,涉及真伪鉴别、成分定性定量分析、体内过程分析等。此外,人们对药品安全性的要求日益严格,使得农药残留量检测、重金属及有害元素检测、真菌毒素检测等内容也体现在中药质量研究中。以上研究成果充分展现了中药分析学科的研究水平正迈向一个全新的高度,同时也昭示了该学科光辉的未来。

二、中药分析学的发展

目前,中药质量控制还存在许多困境,比如中药定量分析指标与其主要药效作用间缺乏相关性、炮制工艺与机理如何在中药饮片质量标准中体现。同时,很难结合药理实验阐明中药成分之间的相互关系及其对机体的作用机制,导致目前对中药质量控制的方法存在一些“模糊性”。但是,集成多学科方法与技术,使中药质量控制朝着科学化、规范化和现代化方向发展,则是中药分析学的发展趋势。

1. 以化学成分为核心的中药质量分析将不断完善 中药起效的本质是化学成分对机体的作用,所以对中药质量的控制应该围绕所含的化学成分进行靶向性分析,明确有效成分和无效成分、协同成分和拮抗成分、有毒成分和无毒成分及其量效关系等,让中药质量控制更加具有针对性。

由于基础研究薄弱,药学研究与药效、临床研究联系紧密度不够,大部分中药的有效成分仍未得以阐明,对单一成分的质量控制无法体现中药“多成分、多靶点、整体作用”的特点,现阶段较为有效的措施就是根据中医药理论的整体观,突破单一成分控制质量的模式,采用多指标成分综合控制质量。如药材丹参在《中国药典》(2000年版)中只测定了脂溶性成分丹参酮ⅡA(tanshinoneⅡA)的含量,而从《中国药典》(2005年版)起则新增了水溶性主要有效成分丹酚酸B(salvianolic acid B)的含量测定,实现了丹参脂溶性成分和水溶性成分的全面控制。又如,黄连和黄柏均含有小檗碱,以前多版《中国药典》规定的质量标准对两者均测定小檗碱含量,这只能相对控制两种药材本身的质量,却无法说明黄连和黄柏在中医用药中的不同。从《中国药典》(2010年版)起,黄连的质量标准修订为同时检测黄连中小檗碱、表小檗碱(epiberberine)、黄连碱(coptisine)和巴马汀(palmatine)4个生物碱;而黄柏则同时测定小檗碱和黄柏碱(phellodendrine),较好体现了两者的区别,实现了主成分类似药材的"个性化"质量控制。由单一成分转向多个成分(指标成分、有效成分或者有效成分组合)的化学成分分析模式将是中药质量分析的发展趋势之一。

在尚不清楚全部化学成分的情况下,指纹图谱/特征图谱可以实现对中药物质群的整体控制。几个物质群在相同仪器、相同试验条件、相同操作方法下所得的指纹图谱的相同性,即可反映这些物质群的同属性。虽然对图谱中每个特定峰的成分并不一定了解,也对物质群的化学成分并不全然知晓,但这并不影响对物质群一致性的判断。建立在色谱、光谱、波谱等现代仪器分析方法以及化学计量学等信息处理技术基础上的中药指纹图谱/特征图谱不仅可以定性鉴别,还可以半定量分析。多成分分析和指纹图谱/特征图谱结合技术是中药分析发展的趋势之一,具有不可替代的作用。

2.针对中药复杂化学体系的联用技术将逐步普及 从分析化学学科的发展看,单一化学成分分析现已基本无技术障碍,而对复杂有机混合物体系的快速定性定量分析,对中药科学、环境科学等多个领域都提出了要求。分析手段的仪器化和化学体系的复杂化已成为现代分析化学学科的两大重要特征。

当一维色谱的分离能力不能满足分离分析的需求时,二维色谱正逐渐成为中药复杂体系化学成分分析的强力支撑技术。色谱-质谱联用可以有效地将色谱仪器的快速、高效的分离能力和质谱的高灵敏度分析能力有效结合,实现对复杂混合物的分析,已成为中药分析的"常规武器"。液相色谱-核磁共振联用技术同样以其高分离性能和强大的结构确证能力开始应用于中药分析领域。此外,一些联用技术,如生物色谱法-质谱、薄层色谱-生物自显影技术等不但可以揭示化学成分的信息,而且还可以在线显示各化学成分体外活性信息,有助于中药活性成分的高通量筛选及质量评价。

3.中药生物活性测定将成为重要发展方向 生物活性测定是药品内在质量控制的两大方法体系(化学和生物)之一。生物活性测定适用于成分复杂、具有多种活性成分和未知药效或毒性成分的药品,如由微生物发酵产生的抗生素、由动物为原料提取的生化药品、由植物提取的洋地黄制剂等均采用此法来评价药品的效价和安全性。中药也具有上述特性,故采用生物活性测定法是可行的。

中药生物活性测定在现有理化分析质量控制体系的基础上,引入生物活性测定指标和方法,以期从常规、化学、生物等多角度控制与评价中药质量。生物活性测定因具有药效相关等优势,作为符合中医药特点的质量控制模式及方法,渐已成为中药质量控制的重要发展方向之一。自

2010 年版起,"中药生物活性测定指导原则"已收载入《中国药典》,充分肯定了生物活性测定在中药质量控制体系构建中的作用与价值。美国食品药品管理局(FDA)在 2016 年发布的《工业界植物药研发指南》(*Botanical Drug Development Guidance for Industry*)中收载了生物活性评价法,标志着国际上对中药/植物药的质量控制开始迈入了化学和生物评价相结合的模式。

4. 中药安全性控制将愈加受到重视 世界卫生组织(WHO)对药品的基本要求是"安全、有效和质量可控",其中"安全"被放在首位。中药来源于自然,自然环境污染所造成的中药重金属及有害元素过高、农药残留及黄曲霉毒素过高等,以及某些中药自身所含有的一些内源性有毒成分,都带来了较严重的安全性隐患。

加强中药的安全性控制,是中药用药安全以及走向国际市场的必然选择。《中国药典》对中药安全性控制持续改进,例如对枸杞子、山楂、人参、党参等用药时间长或常用药的品种增加了重金属和有害元素检测,限度与国际保持一致;对中药注射剂则全部增加了重金属和有害元素限度检测;对易霉变的药材如酸枣仁、桃仁、杏仁、胖大海、僵蚕、陈皮等增加了黄曲霉毒素的限度检测要求。与此同时,增加了中药材品种内源性有毒成分的检测并规定了其限量,以降低可能的药物不良反应和用药风险,突显了对中药安全性问题的重视。例如,规定了千里光药材(基源植物为千里光 *Senecio scadens* Buch.-Ham.)中肝毒性的吡咯里西啶类生物碱阿多尼弗林碱(adoniferine)的含量不得超过 0.004%。总体而言,我国对中药外源性及内源性有害成分的检测标准还有待于提高和完善,在质量标准中仍需进一步扩大控制品种和检测对象的范围。

5. 中药自动化、智能化分析方法将会越来越广泛 中药质量与中药的产地、品种、采收、贮藏、流通、炮制、生产等具有非常紧密的联系。然而,现今中药质量分析多依靠大型的精密仪器,携带这些仪器不方便,对于各个环节特别是田间、地头的中药分析,难以实现。

中药试剂盒检测技术是依据中药所含的特定化学成分、DNA 片段、金属离子或者蛋白质等,能与试剂盒发生特异性反应而快速鉴别中药,甚至可达到快速含量测定目的的技术。近红外技术是根据 O—H、N—H、C—H、S—H 等含氢基团振动光谱的倍频及合频吸收,结合计算机技术,无须对样品进行预处理而方便快速、可在线现场分析的技术。某些中药因具有气味差异,可以运用基于现代传感器技术的电子鼻、电子舌等气味指纹分析仪而实现快速鉴别。总之,根据中药中某一或某类特征而开发出快速有效的分析方法将会越来越广泛。

第三节 中药质量分析的依据

中药分析的目的是客观真实评价和有效控制中药的质量,保证临床用药的安全和有效。中药分析工作者应掌握中药质量分析的依据和基本程序,掌握中药分析的常用分析方法及实验技能,熟悉《中国药典》(2020 年版),了解世界其他国家和地区的药典,依法客观公正、真实准确地检验和评价中药质量。

药品标准是国家为保证药品质量,对药品的质量指标、检测方法和生产工艺等所做的技术规定,是药品研究、生产、经营、使用及监督管理等各环节必须共同遵守的、具有强制性的技术准则和法定依据。《中华人民共和国药品管理法》规定,药品必须符合国家药品标准。我国现行的国家药品标准包括《中国药典》(2020年版)和局(部)颁药品标准,是中药质量分析的基本依据。此外,《中国药典》(2020年版)和局(部)颁药品标准尚未收载的在省、自治区、直辖市辖区内经营和使用的中药材、中药饮片,其质量还必须符合地方标准。

一、国家药品标准

《中华人民共和国药典》(*Pharmacopoeia of The People's Republic of China*),简称《中国药典》(*Chinese Pharmacopoeia*,缩写 ChP),是国家为保证药品质量稳定可控,确保人民用药安全有效而依法制定的药品法典,是国家药品标准体系的核心,由国家药典委员会负责制定和修订。药典中收载的是疗效确切、副作用小、质量稳定可控的常用药物及其制剂,规定其制备要求、鉴别、杂质检查、含量测定方法等质量标准,作为药品生产、检验、经营与使用的依据。

1. 历版《中国药典》简介 1949年以来,我国已修订出版了十一版《中国药典》,分别为1953年版、1963年版、1977年版、1985年版、1990年版、1995年版、2000年版、2005年版、2010年版、2015年版和2020年版。从《中国药典》(1985年版)开始每五年修订出版一次,最新版为《中国药典》(2020年版)。1993年7月出版发行了《中国药典》(1990年版)英文版,2005年起中英文版同步出版。新版药典一经颁布实施,其上版标准或原国家标准即同时停止使用,除特别注明外,本教材中《中国药典》均指2020年版。

《中国药典》(2020年版)由一部、二部、三部、四部组成。一部收载中药,二部收载化学药品,三部收载生物药品,四部收载通则和药用辅料。

各版《中国药典》,其内容一般分为凡例、正文、附录和索引四部分。①凡例是正确使用《中国药典》进行药品质量检定的基本原则,是对正文、附录及质量检定有关共性问题作的统一规定,凡例并非只针对药典品种,它也对所有药品标准共性问题进行规定。②正文部分为药典的主体,以《中国药典》一部为例,其包括所收载的全部中药材及饮片、植物油脂和提取物、成方制剂和单味制剂的质量标准。③附录为收载本版药典的制剂通则,药材和饮片检定通用法、物理常数测定法、通用检测法、专项测定法、生物检定法、试药试液、缓冲液、指示剂与指示液、滴定液、对照品与对照药材,以及中药质量标准分析方法验证指导原则、中药注射剂安全性检查法应用指导原则等内容。进行药品检验时,涉及附录内容的应遵照附录规定执行。附录内容并不限于药典正文品种使用,所有药品国家标准均应遵照现行版《中国药典》执行。④《中国药典》通常附有中文索引、汉语拼音索引、拉丁名索引和拉丁学名索引,便于使用者查阅。

《中国药典》(1953年版)是中华人民共和国的第一部药典,共收载药品531种,其中化学药215种,植物药与油脂类65种,动物药13种,抗生素2种,生物制品25种,各类制剂211种,并于1957年出版了《中国药典》(1953年版)第一增补本。

《中国药典》(1963年版)根据药品属类的不同分为一部和二部,共收载药品1310种,一部收载中药材及其制品446种和中药成方及单味制剂197种;二部收载化学药、生化药、抗生素、放射性药品、生物制品及各类制剂和药用辅料667种。

《中国药典》(1977年版)共收载药品1925种,一部收载中药材、中药提取物、植物油脂及单味药材制剂 882 种,成方制剂 270 种,共 1 152 种;二部收载化学药、生物制品等 773 种。

《中国药典》(1985 年版)共收载药品 1 489 种,一部收载中药材、植物油脂及单味制剂 506 种,中药成方制剂 207 种,共计 713 种;二部收载化学药、生物制品等 776 种。《中国药典》(1985 年版)增补本于 1987 年 11 月出版,第一部英文版《中国药典》(1985 年版)于 1988 年正式出版。

《中国药典》(1990 年版)共收载品种 1 751 种,一部收载中药材、植物油脂等 509 种,中药成方及单味制剂 275 种,共 784 种;二部收载化学药、生物制品等 967 种。1992 年、1993 年先后编制出版了《中国药典》(1990 年版)第一、第二增补本,二部注释和一部注释选编,《中药彩色图集》《中药薄层色谱彩色图集》以及《中国药品通用名称》等配套丛书。

《中国药典》(1995 年版)共收载品种 2 375 种,一部收载中药材、植物油脂等 522 种,中药成方及单味制剂 398 种,共 920 种;二部收载化学药、抗生素、生化药、放射性药品、生物制品及药用辅料等 1 455 种,并编制出版《药品红外光谱集》第一卷(1995 年版)。

《中国药典》(2000 年版)共收载药品 2 691 种,一部收载 992 种,二部收载 1 699 种。该版药典对附录作了较大的改进和提高,二部附录中首次收载了"药品标准分析方法验证要求"等六项指导原则,以指导规范和统一药品标准试验方法,并进一步扩大现代分析技术的应用。

《中国药典》(2005 年版)开始分为三部,收载的品种大幅增加,共收载 3 217 种,其中一部收载中药材及饮片、植物油脂和提取物、成方制剂和单味制剂等 1 146 种,二部收载化学药、抗生素、生化药、放射性药品以及药用辅料等 1 970 种,三部收载生物制品 101 种,中英文版同步出版。首次将《中国生物制品规程》并入《中国药典》(2005 年版),并对一、二、三部共同采用的附录进行了协调统一,分别在各部中予以收录。并编制出版《中药材及原植物彩色图鉴》《中药材显微鉴别彩色图鉴》《中药材薄层色谱彩色图集》等配套丛书。

《中国药典》(2010 年版)共收载品种 4 567 种,一部收载药材和饮片、植物油脂和提取物、成方制剂和单味制剂等 2 165 种,二部收载化学药、抗生素、生化药、放射性药品以及药用辅料等 2 271 种,三部收载生物制品 131 种。该版药典首次将饮片单列质量标准,新增饮片标准 438 个,明确了中药制剂处方以饮片入药,解决了长期以来中药饮片质量检测缺乏国家标准的难题;并首次编制了中药饮片《临床用药须知》,收载各地常用饮片及有特色传统炮制工艺的地方习用饮片 500 多种。

《中国药典》(2015 年版)首次将凡例、通则(制剂通则、通用检测方法、指导原则)、药用辅料等独立成卷,组成《中国药典》四部—总则。

2.《中国药典》(2020 年版)的基本结构、内容和增修订情况 《中国药典》(2020 年版)在中药质量控制方面体现出以下主要进展:①进一步加强和完善了专属性鉴别。继续补充和完善了植物性药材的显微鉴别和薄层色谱鉴别,特别是对于缺乏专属性鉴别的贵细药材和来源混乱的药材,采用特征图谱、DNA 分子鉴定等方法进行鉴别。例如,对于石斛的新增基源霍山石斛 *Dendrobium huoshanense* C. Z. Tang et S. J. Cheng,采用 DNA 分子鉴定和特征图谱法以提升鉴别的专属性;对于金银花,增加了特征图谱项,7 个特征色谱峰中包括 3 个区别于山银花的环烯醚萜苷类成分;对于银杏叶提取物,指纹图谱中要求呈现 17 个与对照提取物指纹图谱相对应的色谱峰。②进一步提升常用中药材有效性控制水平。对于药效成分基本明确的大宗中药材,质量控制指标逐步从"指标成分""单一成分"过渡到"药效成分""多个或多类成分"。例如,对于黄芩,从测定黄芩苷增加到测定黄芩苷、汉黄芩苷、黄芩素和汉黄芩素;对于金银花,增加了除绿原酸外其他2个主要咖啡酰奎宁酸类似物3,5-二-O-咖啡酰基奎宁酸和4,5-二-O-咖啡酰基奎宁酸的测定;对于广陈皮,制定了有别于陈皮的限量指标(含橙皮苷不得少于2.0%,含川陈皮素和桔红素的总量,不得少于0.42%)。③针对能体现饮片特点的关键质量指标,逐步建立有别于中药材的质控方法。例如,对于生地黄与熟地黄,规定"生地黄含梓醇不得少于0.20%,含地黄苷D不得少于0.10%;熟地黄含地黄苷D不得少于0.050%"。④全面加强安全性控制。完善植物性中药材安全性检测方法,规定了植物性药材及饮片禁用农药的一致性限量标准,对国家明令禁用限用的33种农药不得检出(不得过定量限)。此外,对甘草等19个品种增加了重金属及有害元素的一致性限量标准(铅不得过5mg/kg、镉不得过1mg/kg、砷不得过2mg/kg、汞不得过0.2mg/kg、铜不得过20mg/kg);对蜂房等5个品种增加了黄曲霉毒素的限量要求;对薏苡仁增加了玉米赤霉烯酮的限量要求。

我国的国家药品标准除《中国药典》外,还有原国家食品药品监督管理局颁布的药品标准(简称局颁标准),以及原卫生部颁布的药品标准(简称部颁标准)。局(部)颁标准主要有中成药部颁标准(170种,1989年2月)、中药成方制剂(20册,1990年12月—1998年12月)、原卫生部药品标准《中药材第一册》(1992年)、《国家中成药标准汇编》(地方标准升国家标准,共13个分册,2002年)、新药转正标准(已发行48册,1993年2月至今)。局(部)颁标准的有关规定均按《中国药典》的凡例和附录执行。

二、地方药品标准

地方标准主要有各省、自治区、直辖市的药品监督管理部门制定的《中药材标准》《中药饮片炮制规范》以及批准给特定医院的院内制剂标准。这些标准是国家药品标准体系的重要补充,也是法定的药品标准。

例如,浙江省食品药品监督管理局2016年颁布了《浙江省中药炮制规范》(2015年版),于2016年12月1日起实施,是中华人民共和国成立后浙江省颁布的第七版中药炮制规范,收载了浙江省地方习用特色中药632个,涉及饮片规格820个;浙江省食品药品监督管理局2017年颁布了《浙江省中药材标准(第一册)》,共收载了66个中药材标准,作为该省中药材生产、经营、使用的质量依据以及检验、管理部门监督的技术依据。

此外,药品生产企业为控制或提高产品质量往往会制定企业药品标准,作为内控标准。企业药品标准一般高于法定标准要求,通过增加检测项目、提高检测限度等优化药品质量,提升企业竞争力。

三、国外代表性药典

世界上已有近40个国家编制了国家药典,以《美国药典》《英国药典》《日本药局方》等发达国家的药典为代表,此外,还有《欧洲药典》《北欧药典》《亚洲药典》等区域性药典,以及世界卫生组织（WHO）编订的《国际药典》，这些药典对于世界科技医药交流和国际医药贸易具有极大的促进作用，可作为中药质量分析的参考和借鉴。

（一）美国药典

《美国药典》（the United States Pharmacopeia，缩写为 USP）由美国药典委员会编纂出版，1820年出版第一版，其后每 10 年左右修订一次，自 1942 年起改为每 5 年修订一次，2002 年开始每年修订一次。《美国药典》是美国政府对药品质量标准和检定方法所作的技术规定，也是药品生产、使用、管理、检验的法律依据。

美国《国家处方集》（the National Formulary，缩写为 NF）为《美国药典》补充资料，可视为美国的副药典，1884 年由美国药学会编纂出版第一版，1975 年以后由美国药典委员会负责修订编印。

《美国药典》收载原料药和制剂的质量标准；NF 则收载辅料如稀释剂、赋形剂、乳化剂、着色剂、表面活性剂等，以及《美国药典》尚未收入的新药、新制剂的质量标准。1980 年美国药典委员会将 USP20 版与 NF15 版合并成一卷出版，缩写为 USP20-NF15，它包含关于药物、剂型、原料药、药用辅料、医疗器械和食物补充剂的标准。

《美国药典》自第一版起，即有一定数量的传统植物药收载于食品补充剂卷（Dietary Supplements Compendium，DSC），如 37 版收载有 153 个植物药及其制剂品种。此外，USP 还于 2013 年专门推出了 USP 草药卷（Herbal Medicines Compendium，HMC）。与 DSC 相比，HMC 收载范围不局限于作为膳食、营养补充的植物，还包括应用于植物药制剂中的各种草药。其质量标准较为详尽，规定来源（拉丁学名、药用部位及科名）及质量要求（主要成分的含量限度），有的品种还规定产地和采收时间；收载项目一般包括包装与贮藏、标签（法定名称、拉丁学名及药用部位）、参比标准品、植物特性（性状及组织显微特征）、鉴别（TLC 为主）、外来有机物、农药残留量、干燥失重、总灰分、酸不溶灰分、水溶性或醇溶性浸出物含量、重金属、微生物、含量测定等。

《美国药典》被全球销售药品的制造厂商广泛使用，符合《美国药典》标准意味着全球认可的质量保证。《美国药典》标准在全球 140 多个国家得到认可和使用，一些没有法定药典的国家通常采用《美国药典》作为本国药品质量检验的标准，具有一定的国际性。

（二）英国药典

《英国药典》（British Pharmacopoeia，缩写为 BP）是英国药品委员会正式出版的英国官方医学标准集，是英国制药标准的重要来源，也是药品质量控制、药品生产许可证管理的重要依据。《英国药典》有悠久的历史，最早是 1816 年《伦敦药典》，后有《爱丁堡药典》和《爱尔兰药典》，1864 年合并为《英国药典》第 1 版。《英国药典》出版周期不定，20 世纪 70 年代以后，先后出版了 1980年版、1988 年版、1993 年版、1998 年版、2002 年版、2004 年版、2007 年版、2009 年版、2011 年版、2015 年版、2017 年版、2019 年版。

《英国药典（兽医）》[British Pharmacopoeia（Veterinary）]是《英国药典》的姊妹篇，提供用于兽医用途的成分、制剂以及免疫产品的所有现行标准。按照惯例，《欧洲药典》中的全部专论与要求都收录在《英国药典》或其姊妹篇《英国药典（兽医）》中，只在药物品种名称下标明其在《欧洲药典》中的收载位置，而具体内容一般不作任何编辑修改，只在确实恰当的情况下增加《英国药典》

相应的用法要求。

《英国药典》收载的草药,首先规定其来源(种名、药用部位及科名)及质量要求(主要成分的含量限度),有的品种还指明产地与采收;其质量控制项目包括定义(包括来源与有效成分含量)、特性(包括气味及鉴别项下的性状与显微特征)、鉴别(包括性状、粉末显微特征、化学反应与检查项下的 TLC)、检查(包括 TLC、外来物、干燥失重、总灰分与酸不溶性灰分)、含量测定、贮藏、作用与用途、制剂等。

《英国药典》不仅在英国使用,加拿大、澳大利亚、新西兰、斯里兰卡及印度等英联邦国家也采用。

(三)日本药局方

《日本药局方》(the Japanese Pharmacopoeia,缩写为 JP)由日本药局方编辑委员会编纂,日本厚生省颁布执行,是日本国规定的药品质量标准书。《日本药局方》始于 1886 年,1948 年日本出版了《国民药品集》,其性质相当于美国《国家处方集》。1960 年日本厚生省将《日本药局方》和《国民药品集》统一为《日本药局方》,分两部出版,第一部收载化学原料药及其基础制剂;第二部主要收载生药(包括药材、粉末生药、复方散剂、提取物、酊剂、糖浆、精油、油脂等)、家庭药制剂和制剂原料。《日本药局方》原定 10 年改版一次,现改为 5 年,最新版为第十七改正版(JP17),于 2016 年 4 月 1 生效,有日文版和英文版。

《日本药局方》收载生药(天然药物)的质量标准一般包括:品名(日文名、英文名和拉丁名)、来源及成分含量限度、性状、鉴别、纯度(外来有机物、重金属及有害元素、农药残留等)、干燥失重、灰分(总灰分、酸不溶灰分)、浸出物、含量测定等。

(四)欧洲药典

《欧洲药典》(European Pharmacopoeia,缩写为 Ph. Eur.)由欧洲药典委员会编辑出版,有英文、法文两种法定文本。1977 年出版第一版《欧洲药典》;1980—1996 年,每年将增修订的项目与新增品种出一本非累积增补本,汇集为第二版《欧洲药典》各分册,未经修订的仍按照第一版执行;1997 年出版第三版《欧洲药典》合订本,随后每年出版一部增补本;2000 年开始每年出版三部增补本。2001 年、2004 年、2007 年、2010 年、2013 年、2016 年、2019 年先后出版了《欧洲药典》第四版~第十版。《欧洲药典》最新版为 10.0 版,于 2019 年 7 月出版发行,2020 年 1 月生效,有印刷版和在线版。《欧洲药典》10.0 版包括三个基本卷,另出版 8 个非累积增补本(10.1~10.8 版)。

《欧洲药典》的基本组成有凡例、通用分析方法(包括一般鉴别实验,一般检查方法,常用物理、化学测定法,常用含量测定法,生物检查和生物分析,生药学方法),容器和材料、试剂、正文和索引等。欧洲药典正文品种的内容包括品名、分子结构式、CA 登录号、化学名称及含量限度、性状、鉴别、检查、含量测定、贮藏、可能的杂质结构等。

《欧洲药典》收载的草药品种数量较多,其所收载的品种,正文项下主要包括定义、鉴别、检查和含量测定四个方面,其中根据不同品种选择不同检查项,包括易混淆品种检查、外来杂质、干燥失重、总灰分、酸不溶性灰分等。《欧洲药典》收载的草药标准水平也较高,并在某些方面具有突出特点,如在许多品种的质量标准中绘制了显微特征图、薄层色谱图、气相或液相色谱图,在含量测定时多采用替代对照品法等。

《欧洲药典》是欧洲药品质量控制的标准,已有多项法律文件使《欧洲药典》成为法定标准:2009 年经 36 个欧洲国家和欧盟批准的编撰欧洲药典协议;关于人用或兽用药品的欧盟指令 2001/82/EC、2001/83/EC(修正案)和 2003/63/EC,维持了《欧洲药典》对在欧洲上市药品的强制执行性,这些标准规定了药品、生产用原材料与合成用中间体成分的定性、定量和所用的检验项目。所有药品、药用物质生产企业在欧洲销售或使用其产品时,都必须遵循《欧洲药典》标准。《欧洲药典》的内容具有法律约束力,由行政管理或司法部门强制要求符合《欧洲药典》。

37 个《欧洲药典》成员国政府均承诺,一旦制定了《欧洲药典》标准,首先无条件执行《欧洲药典》,本国药典仅作为《欧洲药典》的补充。此外,《欧洲药典》标准还在全球 120 多个国家得到认可和使用。中国为《欧洲药典》的观察员国。

(五)国际药典

《国际药典》(the International Pharmacopoeia, Ph. Int)是世界卫生组织(WHO)负责编制的药典,收载原料药、药用辅料和制剂的质量标准及其检验方法,供 WHO 成员国制定药品标准时参考或采用。《国际药典》采用的信息综合了各国实践经验并经广泛协商后整理,现已出版五版,第 1 版于 1951 年、1955 年用英文、法文、西班牙文分两卷出版,1959 年出版增补本。第 2 版于 1967 年用英、法、俄、西班牙文出版。第 3 版于 1979 年、1981 年、1988 年、1994 年、2003 年分 5 卷出版,第 1 卷收载 42 项分析测试方法;第 2、3 两卷共收载药品 383 种;第 4 卷收载有关试验、方法的信息,药品原料、赋形剂的一般要求、质量说明以及剂型;第 5 卷收载制剂通则以及药品原料和片剂的质量标准,涵盖了目录中的有机合成药物、一些抗疟疾药物及其最广泛应用剂型的所有各论。第 4 版的第 1 卷和第 2 卷于 2006 年一起出版,将第 3 版的五个独立卷进行了合并和更新,第 1 卷收载了凡例以及部分药品标准;第 2 卷包含了其余药品、剂型和放射性药物制剂的标准,同时收载分析方法、试剂相关说明以及索引。第 5 版～第 8 版分别于 2015 年、2016 年、2017 年、2018 年出版。现行版为《国际药典》(第 9 版),于 2019 年出版发行,并同步发行网络版和光盘版。

《国际药典》主要收载世界卫生组织所制定的基本药物标准,为发展中国家服务,不具有法定的约束力。采用国在经有关法律明文规定后,才具有法定效力。近年来,《国际药典》在抗病毒、抗结核、抗疟疾三大项目中对药品的质量要求越来越严格。世界卫生组织还制定了一系列的指导原则,由于其特殊的地位,《国际药典》将发挥更为重要的作用。

除上述几部药典外,中药分析人员在实际工作中还可参考《世界卫生组织药用植物专论》(WHO Monographs on Selected Medicinal Plants)、《美国草药典》(American Herbal Pharmacopoeia)、《英国草药典》(British Herbal Pharmacopoeia)、《印度药典》(Indian Pharmacopoeia)等相关资料。

第四节　中药质量分析的基本程序

中药质量分析的基本程序一般可分为取样、检验(供试品的制备、鉴别、检查及含量测定)、撰写检验报告等。

一、取样

分析样品时首先需要取样,取样系指从整批成品中取出一部分具有代表性的供试样品的过程。取样的代表性直接影响分析结果的准确性,取样必须具有科学性、真实性和代表性。因此,取样的基本原则是均匀、合理。根据检验目的的不同,抽样方法有随机抽样法、偶遇性抽样法、针对性抽样法,评价性检验一般采取随机抽样法。常用的取样方法有如下几种。

1. 抽取样品法 当药品被包装为箱、袋且数量较大时,可随机从大批样品中取出部分箱或袋,再从留取的箱或袋中用专用的取样工具从各个部位随机取出一定量样品,以备检验。

2. 圆锥四分法 适用于样品量不大的粉末状、小块状以及小颗粒状样品的取样。操作时用适当的器皿将样品堆积成圆锥形,将圆锥的上部压平,从圆锥上部被压平的平面上十字状垂直向下切开,分为均等的四份,取出对角的两等份,混合均匀,如此重复操作,直至最后取得的样品量符合检验的需要。

药材、饮片及某些固体样品需要先行粉碎,按要求过筛再取样;片剂、胶囊需除去包衣或囊壳,混匀、研细后再取样;某些特殊样品按规定方法取样,再按圆锥四分法获得所需检验样品量。

3. 分层取样法 液体样品各组分的分散均匀性较固体样品好,一般容易得到均匀的样品,检验误差也比固体小,通常摇匀后吸取即可。但混浊液和浓度大的溶液(糖浆剂等)均匀性较差,对这类样品取样时,可用吸管从容器中分层取样,然后将取出的样品混匀。当样品有沉淀时,要摇匀后再取样。

各类中药取样量至少应满足够 3 次检测的用量(即 1/3 供实验室分析用,1/3 供复核用,其余 1/3 留样保存),贵重药可酌情取样。一般药材和饮片抽取 100~500g,粉末状药材和饮片抽取 25~50g,贵重药材和饮片抽取 5~10g。取得的样品要妥善保管,同时注明品名、批号、数量、取样日期及取样人等。供试样品检查完毕,应留取部分作为留样观察,保存时间为半年或一年,并对该中药质量情况作定期检查。

二、检验

(一)供试品的制备

中药成分复杂,被测定成分含量较低,加之杂质、辅料等的干扰,样品大多需经提取、分离净化及富集,制成较纯净、浓度较高的供试品溶液,才可进行分析测定,因此,供试品的制备是中药质量分析的一项重要内容。

供试品的制备系指通过粉碎样品,提取被测成分、分离净化除去干扰成分,并使被测成分定量转移、富集以满足测定需要的过程。供试品制备的原则是最大限度地保留被测成分、除去干扰成分、浓缩富集被测成分使之达到分析方法灵敏度的要求。

在供试品的制备过程中,应根据不同分析检验目的(如鉴别、检查、含量测定等)、不同的检验对象(如中药材、中药饮片、中药提取物、中药制剂等)、不同的测定成分及不同制剂类型,选择相应的供试品制备方法,具体依据检查对象项下的药典规定。

（二）鉴别

鉴别系指采用合适的分析方法,利用药材的形态、组织学特征及所含化学成分的结构特征、理化特性、光谱色谱特征及物理化学常数或生物学特征,以确定中药的组成及成分类型,判别中药的真伪及成分存在与否。鉴别包括性状鉴别、显微鉴别、理化鉴别和生物鉴别,是中药质量分析的首项工作。药品检验时,依据检验对象在现行版药典收载的鉴别方法进行鉴别,检测相关项目是否符合药典要求。

（三）检查

检查系指对药品或药品在生产、加工和贮藏过程中可能含有并需要控制的物质或物理参数进行检验,包括安全性、有效性、均一性和纯度要求四个方面。安全性检查包括药材中重金属及有害元素检查、农药残留量检查、二氧化硫残留量检查、有机溶剂残留量检查、大孔树脂残留物检查、黄曲霉毒素检查,含附子、川乌成分的制剂中酯型生物碱检查等。有效性检查有浸出物与总固体量测定、吸光度检查、片剂或胶囊剂的崩解时限检查等,这些项目与药物的疗效密切相关,但通过其他指标又不能进行有效控制。均一性检查如成方制剂的装量差异检查等。纯度检查如中药材或饮片的水分、灰分等检查。中药检查内容及方法与检查对象有关,是评价中药优劣的重要指标。药品检验时,依据检验对象在现行版药典收载的检查项下的项目进行实验,检测相关项目是否符合药典要求。

（四）含量测定

含量测定系指用化学、物理或生物学的方法,对中药所含成分的含量进行测定,从而控制中药的内在质量,保证临床用药的有效性和安全性。在中药性状合格、鉴别无误、检查符合要求的基础上,再定量测定某些成分的含量,确定其是否符合质量标准的规定,是评价中药质量优劣的重要手段。药品检验时,依据检验对象在现行版药典收载的含量测定方法进行含量测定,检测含量限度是否符合药典要求。

三、检验记录和报告

（一）检验记录

检验记录是分析检验过程的真实记录,是出具检验报告的依据,也是进行科学研究与技术总结的原始资料。为保证药品检验工作的科学性和规范性,原始记录必须真实、完整、清晰、具体。

实验记录的具体规定有:①实验记录要用专用记录本或记录纸,并编上页码,保持完整,不得缺页或漏页;②实验记录需用钢笔、中性笔等书写,不能用圆珠笔、铅笔等易褪色的笔书写(绘图可用铅笔);③所有检测数据或观察现象,应有详细记录,一般不得涂改(如记录有误,可在修改处用横线划去,然后在旁边改正,并签字注明修改原因和时间);④实验记录应使用规范的专业术语,计量单位应采用国际标准计量单位,有效数字的取舍应符合实验要求和检测仪器精度;⑤失败的实验也应详细记录在案,同时分析失败的原因;⑥原始记录、原始图谱、照片要妥善保存,以便备查。

记录内容一般包括供试药品名称、来源、批号、数量、规格、收到日期、报告日期、取样方法、外观性状、包装情况、检验目的、检验项目、检验方法及依据[指药典、局(部)颁标准等]、检验中观察到的现象、检验数据、检验结果、结论、实验者、审核者等。整个检验工作完成后,应将检验记录逐页编号,检验人签名后,由复核人对所采用标准的适用性、检验内容的完整性、计算过程和结果正确性进行复核并签名。复核后的记录,属于内容和计算错误的,由复核人负责;属于检验操作错误的,由检验人负责。

(二)检验报告

检验报告是对中药质量进行检验后所出具的技术鉴定书,应符合明确、规范、严密、清晰的要求,即检验报告书的结论必须明确;格式和表达用语必须规范;内容必须忠实于实验结果;书写必须整洁,字迹清晰。

检验报告内容根据不同检品类型稍有差异,一般包括检品名称、批号、规格、数量、来源、包装情况、取样日期、报告日期、检验目的、检验项目(鉴别、检查、含量测定等)、标准规定(标准中规定的检测结果或数据)、检验结果(实际检验结果或具体数据)、检验结论等内容,最后必须有检验人、复核人及有关负责人签名或盖章。

应该指出,判定一个中药是否合格,必须按照药品标准对其进行全面检验,全面检验后所有项目均符合规定才能判定为合格;若有某一项不符合药品标准规定,该中药即应判定为不合格产品。

第一章同步练习

第一章知识拓展

(李 萍 尹 华 李可强)

第二章　中药定量分析常用方法

中药定量分析是评价中药质量的一项重要内容,通过分析某种成分的含量是否符合规定来判断药物是否合格。中药与化学药品定量分析的通用技术手段相似,但两者有显著差异:化学药品成分明确、组成单一,而中药化学成分较为复杂,进行定量分析前要对样品进行前处理;中药产生的疗效不是单一成分作用的结果,检测任何一种活性成分都难以反映整体疗效;中药所含的某些成分,既是有效成分又是毒性成分,进行定量分析时,常需要考虑两种或更多特征性成分,以准确反映中药中有效成分、毒性成分或指标性成分的含量,从而衡量其质量优劣、有效性和安全性。中药定量分析是中药分析学的重点和难点。本章主要介绍中药定量分析样品前处理、分析方法学考察、定量分析的模式和表示方法及定量分析的常用方法。

第一节　样品前处理

由于中药化学组成复杂、成分含量较低,在定量分析前需要对样品进行提取、纯化、富集等前处理,使其符合所选定分析方法的要求。样品前处理的主要作用:①将被测成分有效地从样品中释放出来,并制成便于分析测定的试样;②除去杂质、纯化样品,以提高分析方法的重现性和准确度;③富集浓缩或进行衍生化,以测定低含量被测成分(衍生化有利于提高检测器的灵敏度和方法的选择性);④使试样的形式及所用溶剂符合分析测定的要求。

一、粉碎

样品粉碎的目的,一是保证所取样品均匀而有代表性,提高测定结果的精密度和准确度;二是使样品中的被测组分能高效地被提取出来。但是,样品粉碎得过细,会造成滤过困难,因此可视实际情况粉碎过筛。此外,还要尽量避免由于设备的磨损或不干净等原因而污染样品,并防止粉尘飞散或成分挥发造成损失。过筛时,无法通过筛孔的部分颗粒不能丢弃,要反复粉碎或碾磨,让其全部通过筛孔,以保证样品具有代表性。

粉碎设备目前主要有粉碎机、铜冲、研钵等,生物组织样品可用高速匀浆机或玻璃匀浆器。

二、提取

1. 浸渍法　浸渍法(maceration)指将样品置于溶媒中浸泡一段时间分离出浸渍液。分为冷浸法(室温)和温浸法(40～60℃),常用溶剂有甲醇、适当浓度的乙醇、二氯甲烷等。溶剂用量通常为样品重量的10～50倍,浸泡时间一般为12～24小时。适用于固体样品的提取,方法简便。

冷浸法是将溶剂加入样品粉末中,室温下(15～25℃)放置一定时间,组分因扩散而从样品粉末中浸出的提取方法。样品可以是药材提取物,也可以是含有原中药的粉末,整个浸提过程是指溶媒溶解、分散其有效成分而变成浸出液的全部过程,影响浸提效率的因素有溶媒种类与性质、样品的性质与颗粒直径、溶媒用量、浸提时间等。

温浸渍法与冷浸渍法基本相同,但浸渍温度较高,一般在40～60℃溶媒中浸渍,浸渍时间短,却能浸出较多的有效成分。由于温度较高,浸出液冷却后放置贮存常析出沉淀,为保证质量,需滤去沉淀后再浓缩。

浸渍法的操作方便,简单易行,适用于有效成分遇热易被破坏、挥发性或含淀粉、果胶、黏液质较多的中药的提取;但比较耗时、费溶剂,提取效率低,用水作溶剂提取时,水提液易发霉变质,必要时需加防腐剂。

2. 回流提取法　回流提取法(reflux extraction)是将样品粉末装入大小适宜的烧瓶中,加入一定量的有机溶剂进行回流提取的方法。实验室多采用水浴加热,沸腾后溶剂蒸气经冷凝管冷凝又流回烧瓶中,如此回流多次,滤出提取液,也可加入新溶剂重新回流,如此多次反复,直至提取完全,合并提取液,蒸馏回收溶剂得浓缩的提取液备用。提取溶剂沸点不宜太高,每次提取时间一般为0.5～2小时。本法主要用于固体样品的提取,提取效率高于冷浸法,且可缩短提取时间,但提取杂质较多,操作烦琐,对热不稳定或具有挥发性的成分不宜采用。

3. 连续回流提取法　连续回流提取法(continuous reflux extraction)系将样品用滤纸包好后置于索氏提取器中,利用挥发性溶剂进行连续提取,一般提取数小时可提取完全。提取完全后取下虹吸回流管,直接回收溶剂,再用适宜溶剂溶解,定容,进行测定。本法提取效率高,溶剂消耗少,提取杂质少,且无须滤过操作;但受热不稳定或具有挥发性的成分不宜使用。

4. 超声提取法　超声提取法(ultrasonic extraction)是利用超声波具有的机械效应、空化效应及热效应,通过增大介质分子的运动速度、增强介质的穿透力以提取中药有效成分的方法。超声提取时将供试品粉末置具塞锥形瓶中,加入提取溶剂,放入超声振荡器槽中,槽中应加有适量水,开启超声振荡器,进行超声振荡提取。由于超声波的助溶作用,超声提取较冷浸法速度快,一般仅需数十分钟浸出,即可达到平衡。在提取过程中溶剂会有一定量的损失,所以用作含量测定时,应于超声振荡前先称定重量,提取完毕后,放冷再称重,并补足减失的重量,滤过后,取滤液备用。

超声波会使大分子化合物发生降解和解聚作用或者形成更复杂的化合物,也会促进一些氧化和还原过程,所以在用超声提取时,应对超声波频率、提取时间、提取溶媒等条件进行考察,以提高提取效率。当超声提取用于药材粉末的提取时,由于组分是由细胞内逐步扩散出来的,速度较慢,加溶剂后宜先放置一段时间,再超声振荡提取。本法提取时间短,提取效率高,操作简便,无须加热,适用于固体样品中待测组分的提取,是目前较常用的一种提取方法。

5. 水蒸气蒸馏法　水蒸气蒸馏法(steam distillation)系指将含有挥发性成分的样品与水一起蒸馏,挥发性成分随水蒸气一并馏出,经冷凝后分取挥发性成分的提取方法。适用于具有挥发性的、能随水蒸气蒸馏而不被破坏的成分和在水中稳定且难溶或不溶于水的中药成分的提取。此类成分的沸点多在100℃以上,与水不相混溶或仅微溶,并在100℃左右有一定蒸气压。挥发油、一些小分子生物碱(如麻黄碱、槟榔碱、烟碱等)、某些酚类物质(丹皮酚)等可用本法提取。对于在水中溶解度稍大的挥发性成分,常将蒸馏液重新蒸馏,在最先蒸馏出的部分,分出挥发油层,或在蒸馏液水层经盐析并用低沸点溶剂将成分提取出来。

6. 超临界流体提取法 物质处于临界温度(T_c)和临界压力(P_c)以上状态时,成为单一相态,将此单一相态称为超临界流体。超临界流体提取法(supercritical fluid extraction,SFE)是以超临界流体为萃取剂,从液体或固体中萃取中药材的有效成分并进行分离的方法。提取时将被提取样品置于超临界流体萃取仪的萃取池中,用泵将超临界流体送入萃取池,萃取完毕后,将溶液送入收集器中,降低压力至常压状态,超临界流体立即变为气体逸出,即可收集被萃取的待测物。

超临界流体有以下特点:①超临界流体的理化性质介于气体和液体之间,其密度比气体大100~1 000倍,与液体密度相近,由于分子间距离缩短、相互作用增强,因而溶解作用近似于液体;②超临界流体的黏度低于液体10~100倍,扩散系数却高于液体10~100倍,传质性能好,样品中组分更利于扩散;③表面张力几乎为零,较容易渗透进样品基质空隙中,有利于流体与样品充分接触;④在临界点附近,萃取介质的溶解特性容易改变,改变压力将会导致密度较大的变化,从而提取分离不同极性成分。常用的超临界流体为CO_2,因为其性质稳定,使用安全、价格低廉、临界点低(超临界温度31℃,临界压力为7.4MPa)。

SFE萃取效率高、速度快、选择性较好、节省溶剂、易于自动化,而且可避免使用易燃、有毒的有机溶剂,能与色谱和光谱等分析仪器直接联用。

7. 微波辅助萃取法 微波辅助萃取(microwave-assisted extraction,MAE)又称微波萃取,是微波和传统溶剂提取法相结合而成的一种提取方法。微波是频率介于300~300 000MHz、波长在1mm~1m之间的电磁波,它具有波动性、高频性、热特性和非热特性四大特性。MAE主要是利用其热效应,将样品置于微波可透过的容器中,样品内的水分和极性成分,在微波场中大量吸收能量,内部产生热效应,使细胞结构破裂,内含成分很快溶出。

MAE需要有合适的溶剂。一般来说,要求溶剂必须具有一定的极性,有利于吸收微波能,加快内部传热,并且所选溶剂对被萃取组分必须具有较强的溶解能力。目前微波辅助萃取剂有甲醇、丙酮、乙酸、二氯甲烷、正己烷等有机溶剂和硝酸、盐酸、氢氟酸、磷酸等无机溶剂以及水 - 甲苯、己烷 - 丙酮、二氯甲烷 - 甲醇等混合溶剂。

MAE具有如下特点:①萃取时间短,效率高,易于控温;溶剂用量少,污染小;②可根据吸收微波能力的大小选择不同的萃取溶剂;③可同时萃取多个样品。但MAE仅适用于热稳定性物质的提取,热敏性物质容易变性或失活。

8. 加速溶剂萃取法 加速溶剂萃取法(accelerated solvent extraction,ASE)又称压力溶剂萃取法,是指在高温(50~200℃)和高压(10.3~20.6MPa)的作用下,用有机溶剂萃取固体或半固体样品的前处理方法。

ASE是将样品放在密封容器中,通过升高压力提高溶剂的沸点,使正常萃取程序能够在高于溶剂沸点的温度而溶剂保持液体状态下进行,进而提高萃取效率。与传统方法相比,ASE的突出优点是有机溶剂用量少(1g样品仅需1.5ml溶剂)、快速(一般为15分钟)、回收率高。ASE广泛用于环境、药物、食品等样品的前处理。

9. 升华法　升华法（sublimation）系指固体物质加热直接变成气体,遇冷又凝结为固体的现象。利用某些成分具有升华性质的特点,使其与其他成分分离,再进行测定,如游离羟基蒽醌类化合物、咖啡因、斑蝥素等成分可用升华法提取。但是,在加热过程中往往伴有热分解现象,产率较低。

此外,加压液体萃取（pressurized liquid extraction,PLE）、亚临界水萃取（subcritical water extraction,SWE）、半仿生提取、酶法提取、高压逆流提取等提取方法等在中药成分提取中也有应用。

三、纯化与富集

样品测定前是否需要分离纯化和分离纯化到何种程度,与所用测定方法的专属性、分离能力、检测系统对不纯样品的耐受程度等密切相关。纯化的原则是尽可能地从提取液中除去干扰的杂质,又不损失被测成分。根据样品中被测成分和干扰物质的理化性质、存在形式、浓度范围等,可采用相应的分离纯化方法。

1. 液液萃取法　液液萃取法（liquid-liquid extraction,LLE）是利用溶质在两种互不相溶的溶剂中溶解度的不同,使物质从一种溶剂转移到另一种溶剂中,经多次萃取,将待测组分提取分离出来的方法。有直接萃取、离子对萃取等方法。

萃取效率的高低主要取决于分配系数（被萃取物质在萃取剂与原样品溶液两相之间的溶解度之比）、萃取次数、萃取过程中两相之间的接触情况等。可采用适当的溶剂利用萃取法使被测成分与杂质分离,如用石油醚可除去亲脂性色素;若干扰成分较多,还可利用被测成分溶解度的不同,反复用两相互不相溶的溶剂进行处理,以除去水溶性杂质或脂溶性杂质;也可利用被测成分的理化特性,如酸性、碱性,用不同 pH 的溶剂进行萃取;也可利用生物碱能与酸性染料形成离子对而溶于有机溶剂的性质,利用离子对萃取将杂质分离。本法优点是设备简便,不足之处是操作较为烦琐,在出现乳化现象时会对定量分析结果有影响。

2. 沉淀法　沉淀法（precipitation）是在提取液中加入某些试剂使产生沉淀,以获得有效成分或除去杂质的方法。如果将待测成分生成沉淀,这种沉淀必须是可逆的或者可以直接测定沉淀物,再根据化学计量关系求出待测成分含量;若使杂质生成沉淀,则可以是不可逆的沉淀反应。此方法需注意,过量的试剂干扰被测组分的测定,应设法除去;大量杂质以沉淀形式除去时,被测成分不能产生共沉淀而损失;被测成分生成沉淀时,其沉淀经分离后可重新溶解或直接用重量法测定。如益母草中水苏碱的测定,可用雷氏盐沉淀剂,利用雷氏盐（硫氰酸铬铵）在酸性介质中可与生物碱生成难溶于水的复合物,将此沉淀滤过而与其他杂质分离。

3. 色谱法　色谱法（chromatography）是中药分析较常用的样品纯化方法,包括吸附色谱、分配色谱、离子交换色谱和凝胶色谱法等,其操作方式有柱色谱法、薄层色谱法、纸色谱法和高速逆流色谱法等,其中以柱色谱法较为常用。

柱色谱法常用的填料有中性氧化铝、硅藻土、化学键合相硅胶（C_8、C_{18} 等）、聚酰胺、大孔吸附树脂、活性炭及离子交换树脂等。若一种填料净化效果不理想,也可用混合填料或串联柱等手段,以提高分离效果。柱色谱法分离纯化样品,可以将提取液加于柱顶,用适当溶剂洗脱,可以使组分保留于柱上，将杂质洗去，再用适当溶剂将组分洗下，如人参皂苷类成分可用大孔树脂纯化，先用水洗脱除去大量糖类等水溶性杂质，再用 70% 乙醇洗脱人参皂苷类成分；也可以将待测成分洗脱下来而将杂质保留于色谱柱上。

固相萃取技术（solid phase extraction，SPE）是一种基于液固色谱分离原理、商品化与自动化程度高的前处理技术。与 LLE 相比，SPE 具有操作简单、有机溶剂用量少（纯化、富集同时完成）、自动化程度高（可进行在线分析）、精密度好等优点。

4. 微萃取技术　微萃取技术（microextraction）可分为固相微萃取技术（solid phase microextraction，SPME）和液相微萃取技术（liquid phase microextraction，LPME）两种。

（1）固相微萃取技术：SPME 是一种新型样品前处理技术，它集萃取、浓缩、进样于一身，极大地提高了分析效率和速度，在 SPE 技术基础上有了突破性的改造，目前已在中药分析中广泛应用。SPME 是将带有聚合物涂层的石英纤维作为萃取介质，依据聚合物涂层的种类可选择性地对不同性质物质进行富集采集。将萃取头直接进入样品溶液或顶空萃取。SPME 无须柱填充物和使用溶剂解析被测成分的前处理，它能直接从样品中采集挥发和非挥发性的化合物，然后直接在 GC、GC/MS、HPLC、HPCE 上分析。影响固相微萃取的因素包括萃取头聚合物涂层的选择、萃取时间、萃取温度、样品 pH 值及样品离子强度等。SPME 有三种基本的萃取模式，即直接萃取（direct extraction SPME）、顶空萃取（headspace SPME）和膜保护萃取（membrane-protected SPME）。

SPME 的优点是样品用量少、选择性好、灵敏度高、重现性好、无须使用有机溶剂等，不足之处是萃取头使用寿命短、成本较高，且萃取率偏低、重复性差。

（2）液相微萃取技术：LPME 是根据液液萃取的原理，用微量的有机溶剂实现对目标化合物富集、纯化。液相微萃取是一个基于分析物在样品及小体积的有机溶剂（或受体）之间平衡分配的过程。LPME 以萃取形式的不同可分为单滴微萃取（single-drop microextraction，SDME）、多孔中空纤维液相微萃取（hollow fiber based liquid phase microextraction，HF-LPME）和分散液相微萃取（dispersive liquid-liquid microextraction，DLLME）。

与 SPME 相比，LPME 的优点是分析时间更短、成本较低、富集倍数高。

5. 盐析法　盐析法（salt induced precipitation）是在样品的水提取液中加入无机盐至一定浓度或达到饱和状态，使某些成分在水中的溶解度降低而达到分离目的。常用作盐析的无机盐有 NaCl、Na_2SO_4 等。

例如用水蒸气蒸馏法测定丹皮酚的含量，在浸泡样品的水中加入一定量 NaCl，可使丹皮酚较完全地被蒸馏出来，蒸馏液中也可加入一定量 NaCl，再用乙醚将丹皮酚萃取出来。

6. 消化法　消化法（digestion）是将样品与酸、氧化剂、催化剂等共置于回流装置或密闭装置中，加热分解并破坏有机物的一种方法。当测定中药中的无机元素时，由于大量有机物的存在，会严重干扰测定。因此，必须采用合适的方法破坏这些有机物质。常用的消化方法有湿法消化、干法消化、高压消解、微波消解等。

（1）湿法消化：湿法消化法又称酸消化法，是用不同酸或混合酸与过氧化氢或其他氧化剂混合液，在加热状态下将含有大量有机物的样品中的待测组分转化为可测定形态的方法。根据所用试剂不同，湿法消化方法可以分为硝酸 - 高氯酸法、硝酸 - 硫酸法、硫酸 - 硫酸盐法等。湿法消化所用仪器，一般为硅玻璃或硼玻璃制成的凯氏瓶（直火加热）或聚四氟乙烯消化罐（烘箱中加热）。

所用试剂应为优级纯,水应为去离子水或高纯水,同时必须按相同条件进行空白实验校正。直火加热时最好采用可调温度的电热板,操作应在通风橱内进行。

（2）干法消化:本法是将有机物灼烧灰化以达到分解的目的。将适量样品置于瓷坩埚、铂坩埚或镍坩埚中,常加少量无水 Na_2CO_3 或轻质 MgO 等以助灰化,混匀后,先小火加热,使样品完全炭化,然后放入高温炉中灼烧,使其灰化完全即可。本法不适用于含易挥发性金属(如汞、砷等)有机样品的破坏。

（3）高压消解:高压消解是一种在高温、高压下进行的湿法消解过程,即把样品和消解液(通常为混酸或混酸 + 氧化剂)置于适宜的容器中,再将容器装在保护套中,在密闭情况下进行分解。优点是无须消耗大量酸,降低了测定空白,将复杂基体完全溶解,避免挥发性待测元素的损失。

（4）微波消解:本法是利用微波的穿透性和激活反应能力加热密闭容器内的试剂和样品。该法可使制样容器内压力增加,反应温度得以提高,从而大大提高反应速率,缩短样品制备的时间;并且反应条件可控,使制样精度更高,减少对环境的污染和改善实验人员的工作环境。采用微波消解系统制样,消化时间只需数十分钟。消化中因消化罐完全密闭,不会产生尾气泄漏,且不需有毒催化剂及升温剂,避免了因尾气挥发而使样品损失的情况。

第二节　分析方法学考察

一、提取条件选择

确定被测成分后,要选用合适的提取方法,尽可能最大化地提取样品中的被测成分。提取条件由被测组分的性质和存在状态决定,以此设计不同的提取方式、溶剂、温度、时间、pH 值等条件,再进行比较,优选出最佳条件。可进行单因素选择,也可通过正交试验等对提取条件进行全面优选,结合回收率试验或与经典方法比较,评价方法可靠性。此外,样品的纯化方法也要进行全面考察,以达到除去或抑制对测定有干扰的杂质,又不损失被测成分的目的。

二、分析方法选择

中药定量分析常用的方法有高效液相色谱法、气相色谱法、薄层扫描法、紫外 - 可见分光光度法、化学分析法(滴定分析法、重量分析法等)、氮测定法、电感耦合等离子体质谱法、原子吸收分光光度法,以及各种联用技术等。不同的分析方法有不同的适用范围和分析对象,分析时应根据待测成分的理化性质,选择相应的测定方法。在选择分析方法时,注意以下原则,以达到测定数据灵敏、可靠、准确。

1. 根据测定对象进行选择　如果测定成分是中药大类成分(总生物碱、总黄酮、总有机酸、总皂苷、总蒽醌),一般采用化学分析法和分光光度法,如总生物碱、总有机酸可以采用酸碱滴定法,总黄酮、总皂苷、总蒽醌等可以采用紫外 - 可见分光光度法。如果测定的是单一成分,一般采用色谱法,因为中药成分复杂、干扰多,采用具有分离功能的各种色谱法,可以有效地将被测成分分离并进行测定。

2. 根据被成分性质选择　测定对象的理化性质可作为方法选择的依据,如酸碱性、挥发性、极性、有无共轭结构等。如果是酸碱物质,可以利用其结构中酸碱官能团在不同的酸碱环境中解离后颜色不同,采用比色法或其他方法;挥发性大的物质可以采用气相色谱法测定;有共轭双键的物质可以采用紫外分光光度法或液相色谱中的紫外检测法。

3. 根据测定物质类型选择　若测定的物质是小分子的次生代谢产物,一般用高效液相色谱法;若测定是无机物,如矿物药、微量元素或有毒有害元素,可以采用离子色谱法、原子分光光度法或等离子体质谱法;若被测物质是大分子,如多糖等,可采用凝胶色谱法。

4. 根据测定物质含量高低选择　若测定物质含量较高,属于常量分析,一般采用化学分析法;如果是微量分析,一般采用仪器分析法。由于中药中许多成分含量较低,仪器分析在中药成分分析中应用越来越广。

对中药进行定量分析时还要注意测定条件的选择。如比色法要注意显色剂类型的选择、反应时间的确定等,光谱法应注意最佳测定波长的选择,色谱法还应注意固定相、流动相、内标物、温度以及检测器参数等条件的选择。

三、分析方法验证

中药定量分析方法验证是为了证明所采用的分析方法符合相应的检测要求。对分析方法的验证既可作为对分析方法的评价尺度,也可为新的分析方法建立提供实验研究依据。因此,不仅在建立中药质量标准时,分析方法需要验证;在处方变更、制备工艺改变、原分析方法修订时,分析方法也需进行验证。

定量分析方法验证的内容主要有准确度、精密度(包括重复性、中间精密度和重现性)、专属性、检测限、定量限、线性、范围和耐用性。

(一) 准确度

准确度(accuracy)系指用该方法的测定值与真实值或认可的参考值之间接近的程度,通常用回收率(%)表示。用于定量测定的分析方法均需要进行准确度验证。准确度应在规定的范围内测试。

1. 测定方法的准确度　对于成分复杂的中药,若不含测定成分的阴性样品难以获取时,可用浓度已知的对照品进行加样回收率试验,即将一定量的已知浓度的被测成分对照品精密加入到已知被测成分含量的供试品中,依法测定。用实测值与供试品被测成分含有量值之差,除以加入的对照品量来计算回收率(式2-1)。

$$回收率(\%) = \frac{C - A}{B} \times 100\% \qquad (式2-1)$$

式中,A 为供试品所含被测成分量;B 为加入对照品量;C 为实测值。

进行加样回收率试验时要注意,对照品的加入量与供试品中被测成分的含有量之和必须在标准曲线的线性范围之内;对照品的加入量对实验结果有直接影响,过大则干扰成分相对减少、真实性变差,过小则产生较大的相对误差,故加入对照品的量要适当。

2. 数据要求　在规定范围内,取同一浓度的供试品,用至少测定 6 份样品的结果进行评价;或设计高、中、低 3 个浓度水平的对照品溶液,每个浓度分别制备 3 份供试品溶液进行测量,至少用 9 个测量结果进行评价,一般中间浓度加入量与所取供试品中待测成分含量之比控制在 1∶1 左右,建议高、中、低浓度对照品加入量与所取供试品中待测成分量之比控制在 1.5∶1、1∶1、0.5∶1 左右。应报告供试品取样量、供试品中含有量、对照品加入量、测定结果和回收率计算值,以及回收率的 RSD 值或可信限。回收率的测定结果一般要求在 95% ~ 105%,其中对于一些前处理较复杂的方法,其回收率要求可略低,但测定结果要在 90% ~ 110% 范围内。回收率的 RSD 值一般应在 3% 以内。

(二) 精密度

精密度(precision)是指在规定的测试条件下,同一个均匀供试品,经多次取样平行测量所得结果之间的接近程度,通常用偏差(d)、标准偏差(SD)或 RSD 表示。精密度是考察分析方法在不同时间、不同操作人员,或在不同实验室所获得的结果的重复性或重现性。涉及定量测定的项目均应验证方法的精密度。精密度包含重复性、中间精密度、重现性。

1. 重复性　重复性(repeatability)系指在相同操作条件下,由同一个分析人员在较短的间隔时间内测定所得结果的一致性。测定方法为在规定范围内,取同一浓度的供试品,分别测定 6 次,用 6 个测定结果进行评价;或设计 3 个不同浓度,每个浓度分别制备 3 份供试品进行测定,用 9 个测定结果进行评价。

2. 中间精密度　中间精密度(intermediate precision)系指在同一个实验室,不同时间由不同分析人员用不同设备测得结果之间的精密度。为考察随机变动因素对精密度的影响,应进行中间精密度试验。变动因素包括不同日期、不同分析人员、不同设备等。

3. 重现性　重现性(reproducibility)系指在不同实验室的不同分析人员所测得结果之间的精密度。当分析方法被法定标准采用时,应进行重现性试验。如建立国家药品质量标准的分析方法时,通过不同实验室的复核检验得出重现性结果。复核检验的目的、过程和重现性结果均应记载下来。应注意重现性试验用的样品本身的质量均匀性和贮藏运输中环境影响因素,以免影响重现性结果。

4. 数据要求　精密度均应报告标准偏差、相对标准偏差或可信限。精密度实验的 RSD 值应小于 3%。

(三) 专属性

专属性(specificity)是指在其他成分(杂质、降解产物等)可能存在的情况下,采用的分析方法能够正确地测定出被测成分的特性。鉴别试验、含量测定等方法均应考察其专属性。如方法专属性不强,应采用多种不同原理的方法予以补充。

含量测定以不含被测成分的供试品(除去含待测成分药材或不含待测成分的模拟复方)进行试验,说明方法的专属性。色谱法和其他分离方法,应附代表性图谱,以说明方法的专属性,并标明相关成分在图谱中的位置,色谱法中的分离度应符合要求。必要时可采用二极管阵列检测和质谱检测,进行色谱峰纯度检查。

(四)检测限与定量限

1. 检测限　检测限(limit of detection,LOD)系指试样中被测物能够被检测到的最低浓度或量。LOD 是一种检验效能的指标,它能反映分析方法定性试验的灵敏度。鉴别试验和杂质限度试验,均应通过测试确定方法的检测限。

(1)常用方法:①直观法,用一系列已知浓度的供试品进行分析,试验得到能被可靠地检测出的最低浓度或量。本法适用于可用直观法直接评价结果的分析方法,通常为非仪器分析方法(显色法、薄层色谱法等),也可用于仪器分析方法。②信噪比法,用已知低浓度供试品测出的信号与空白样品测出的信号(基线噪声)进行比较,计算出能被可靠地检测出的最低浓度或量。一般以信噪比为 3∶1 或 2∶1 时的相应浓度或注入仪器的量确定 LOD 值。本法仅适用于能直观显示信号与基线噪声水平(强度)的分析方法,如高效液相色谱法。

(2)数据要求:无论用何种方法,均应使用一定数量(如 5~6 份)的试样(浓度为近于或等于检测限目标值)进行分析,以可靠地测定检测限。报告应附测试图谱,说明测试过程和检测限结果。

2. 定量限　定量限(limit of quantification,LOQ)是指供试品中被测成分能够被定量测定的最低量,其测定结果应具有一定的准确度和精密度。该验证内容体现了分析方法定量检测的灵敏度。对微量或痕量药物分析、定量测定药物杂质和降解产物时,应确定方法的定量限。

其常用方法与检测限常用方法相同,只是相应的系数(倍数)不同。因有关中药成分定量测定通常选用 HPLC 法,所以多用信噪比法确定定量限,一般以信噪比为 10∶1 时相应的浓度或注入仪器的量确定 LOQ 值。其数据要求是在测试图谱中说明测试过程和定量限,以及测试结果的准确度与精密度。

(五)线性

线性(linearity)是指在设计范围内,测试响应值与试样中被测物浓度呈正比关系的程度。线性是定量测定的基础,涉及定量测定的项目,如杂质定量试验和含量测定均需要验证线性。应在规定的范围内测定线性关系。可用对照品贮备液精密稀释或分别精密称样并制备一系列对照品溶液的方法进行测定,至少制备 5 个不同浓度的对照品溶液。以测得的响应信号作为被测物浓度的函数作图,观察其是否呈线性,再用最小二乘法进行线性回归。必要时,响应信号可经数学转换,再进行线性回归计算。

线性关系考察的数据应包括回归方程、相关系数(r)、线性图(或其他数学模型)。

(六)范围

范围(range)是指分析方法能够达到一定精密度、准确度和线性,测试方法适用的最高和最低限浓度或量的区间。范围是规定值,应在试验研究开始前确定验证的范围和试验方法。

范围应根据分析方法的具体应用和线性、准确度、精密度结果及要求确定。含量测定、溶出度或释放度等涉及定量测定的检测项目均需要对范围进行验证。对于有毒的、具有特殊功效或药理作用的成分,其范围应大于被限定含量的区间。溶出度或释放度中的溶出量测定,范围应为限度的±20%。

线性与范围可通过绘制标准曲线来确定。通常是在一定条件下,分别精密制备至少 5 个不同浓度的供试品(或对照品)进行测定,用作图法或计算回归方程得标准曲线。用相关系数(r)来衡量标准曲线的线性度,并控制 $r \geqslant 0.999$,但薄层色谱扫描定量中 $r \geqslant 0.995$ 即可。

(七)耐用性

耐用性(robustness)是指测定条件有小的变动时,测定结果不受影响的承受程度,为使方法可为常规检查提供依据,开始研究分析方法时,就应考虑其耐用性。耐用性反映当测定结果的偏差在可接受范围内时,测定条件的最大允许变动范围。若测试条件要求苛刻,结果就会因条件的微小变化而受到影响,此类情况应在方法中清楚写明,并注明可以接受变动的范围。

供试品典型的变动因素包括被测溶液的稳定性、样品的提取次数或时间等。薄层色谱法中典型的变动因素有不同厂牌的薄层板、点样方式、薄层展开时温度及相对湿度的变化等。液相色谱法中变动因素有流动相的组成、比例和 pH 值,不同厂牌或不同批号的同类型色谱柱、柱温、流速及检测波长等;气相色谱法中变动因素有不同类型的担体、柱温、进样口或检测器温度,不同厂牌或批号的色谱柱、固定相等。经试验,应说明小的变动能否满足设计的系统适用性试验,以确保方法有效。

第三节 定量分析的模式和表示方法

一、定量分析的模式

1.测定单一成分 中药组成复杂,所含化学成分众多,有效成分及作用机理不甚清楚,结合中药基础研究的现状,对中药的定量分析多采用单一成分定量分析的模式。测量指标则选择对控制中药质量有益的化学成分。测定方法主要有高效液相色谱法。

(1)测定主要活性成分:对主要有效成分较为清楚的中药,选择其有效成分进行测量,能直接、有效地反映该中药的质量。

(2)测定主要标志性成分:对有效物质不明确,但所含主要化学成分清楚的中药,可通过对主要化学成分的含量控制来评价其质量;对贵重或毒剧药,可对其标志性成分或毒性成分进行含量控制,确保其安全有效。

采用单一成分定量分析,具有指标明确、分析数据精确可靠的优点,但中药是由多成分发挥临床治疗作用,该定量方法不能全面地反映中药综合作用的特点,存在一定的不足。同时,对于在中成药中有意掺入标示成分的情况,如在含有黄连的中药成方制剂中添加小檗碱,在含有银杏叶的中药成方制剂中添加槲皮素等,采用单一成分定量难以有效控制药物质量。

2.测定类别成分 对明确某一类别成分是活性组分或主要化学组分的中药,可采用对该类组分进行总量控制以评价其质量,如测定八角茴香中总挥发油、半夏中总有机酸等。测定方法主要有化学分析法、分光光度法等。

3. 测定类别成分和单一成分　对有效成分数量较多、有效部位明确的中药,可采用同时测定某一类别成分和单一或多种成分的定量模式。此模式克服了单纯使用类别成分总量控制、单一成分控制质量的不足,较为符合中药多成分综合作用的特点。如《中国药典》(2020年版)要求对附子苯甲酰新乌头原碱、苯甲酰乌头原碱、苯甲酰次乌头原碱采用高效液相色谱测定;要求细辛挥发油和细辛脂素分别采用挥发油测定法和高效液相色谱法测定。

4. 测定多成分　中药发挥临床疗效往往是多种成分协同作用的结果,对中药进行多成分同时定量分析,相比于只测单一成分定量能更全面地控制中药质量,是目前中药质量控制较为理想的一种模式,可较真实地反映中药的内在质量。测定方法主要有高效液相色谱法、气相色谱法、毛细管电泳法等。如对于黄连,《中国药典》(2005年版)仅测定小檗碱的含量,而小檗碱并非黄连的专属性成分,三颗针、黄柏等多种中药材中均含有小檗碱,因此以小檗碱作为黄连质量控制的唯一定量指标,其专属性较差。《中国药典》(2020年版)采用高效液相色谱一标多测技术,即用一个盐酸小檗碱对照品同时测定小檗碱、表小檗碱、黄连碱、巴马汀4个生物碱的含量,规定小檗碱不得少于5.5%、表小檗碱不得少于0.80%、黄连碱不得少于1.6%、巴马汀不得少于1.5%,使可控成分的含量限度要求为9.6%,既体现了有效成分、多指标成分质量控制的要求,又减少了对照品的消耗,同时从整体上体现了黄连有别于黄柏等其他药材的化学特征。

应该注意的是,无论采用哪种定量模式,选择测定成分时,应首先根据中药的功能主治或活性试验结果来选择专属性成分、活性成分,避免选择专属性较差或与功能主治无关的指标成分或低活性的微量成分;同时,所选定量的化学成分一般应为样品中原有成分,不应该是水解产物或者其他次生代谢产物。当单一成分不能反映该药的整体活性时,应采用多成分或多组分的检测方法。

二、定量分析结果的表示方法

《中国药典》(2020年版)凡例指出药材和饮片、植物油脂和提取物的含量(%)均按重量计;中药制剂的含量,除另有规定外,一般按每一计量单位(1片、1丸、1袋、1毫升等)的重量计。中药成分的含量限度,有以下四种表示方法。

1. 规定下限　规定下限是中药定量分析结果中最常用的表示方法。如人参含人参皂苷 Rg_1 和人参皂苷 Re 的总量不得少于 2.25%;大黄含总蒽醌以芦荟大黄素、大黄酸、大黄素、大黄酚和大黄素甲醚的总量计,不得少于 1.5%;天麻含天麻素不得少于 0.20%;双黄连口服液每支含黄芩以黄芩苷计,不得少于 160mg;十全大补丸含酒白芍以芍药苷计,水蜜丸每 1g 不得少于 0.55mg,小蜜丸每 1g 不得少于 0.40mg,大蜜丸每丸不得少于 3.6mg。

2. 规定上限　为保证中药安全性,对中药中的毒性成分,必须规定上限。例如细辛含马兜铃酸 I 不得超过 0.001%;千里光含阿多尼弗林碱不得超过 0.004%。

3. 规定范围　对于中药所含既是有效又是毒性的成分,应规定其含量范围。如川乌含乌头碱、次乌头碱和新乌头碱的总量应为 0.05%~0.17%;罂粟壳含吗啡应为 0.06%~0.40%;七厘胶囊每粒含朱砂以硫化汞计应为 26.0~31.0mg;九分散每袋含马钱子以士的宁计,应为 4.5~5.5mg。

4. 规定标示量　如华山参片含生物碱以莨菪碱计,应为标示量的 80.0%~120.0%。

第四节 化学分析法

化学分析法是以物质的化学反应及其计量关系为基础的分析方法,包括滴定分析法和重量分析法。

一、滴定分析法

滴定分析法(titrimetric analysis method)是将已知准确浓度的标准溶液(滴定剂)滴加到被测物质的溶液中,滴定到达终点时,根据标准溶液的浓度和体积,计算出被测物质含量的方法。滴定分析法具有仪器设备简单、操作快速、结果准确等优点;灵敏度较低是其缺点,因此,在中药质量分析中主要用于常量(含量1%以上)组分分析。

(一)原理与方法

根据化学反应类型不同,滴定分析法可分为酸碱滴定法、沉淀滴定法、配位滴定法和氧化还原滴定法等;滴定方式包括直接滴定、返滴定、置换滴定和间接滴定等,滴定终点可采用指示剂或仪器方法(如电位滴定法、光度滴定法等)来确定;滴定分析通常在水溶液中进行,在水以外的溶剂中进行滴定的分析方法,称为非水滴定法。

1. 酸碱滴定法 以酸碱中和反应为基础的滴定分析方法,适用于测定中药所含的生物碱类、有机酸类和内酯类等成分的含量。对于 $K \cdot C \geqslant 10^{-8}$ 的酸、碱组分,可在水溶液中直接滴定,例如《中国药典》(2020 年版)收载的山楂中总有机酸含量测定,也可采用返滴定法或双相滴定法;如《中国药典》(2020 年版)收载的半夏中总有机酸含量测定,颠茄草中总生物碱的含量测定,止喘灵注射液中总生物碱含量测定。而对于 $K \cdot C < 10^{-8}$ 的弱有机酸、生物碱或在水中溶解度很小的酸、碱,采用间接滴定法或非水滴定法,如《中国药典》(2020 年版)收载的北豆根片总生物碱的含量测定。

2. 沉淀滴定法 以沉淀反应为基础的滴定分析方法,包括银量法、四苯硼钠法、亚铁氰化钾法和硫氰酸铵法等,其中以银量法较为常用,主要用于生物碱、生物碱的氢卤酸盐、矿物药中的无机成分及含有卤素的其他类中药成分的含量测定。例如《中国药典》(2020 年版)收载的大青盐中氯化钠的含量测定,杏苏止咳颗粒中氢氰酸的含量测定,保赤散、小儿金丹片、一捻金、七厘胶囊、保赤散等含朱砂中药制剂中硫化汞的含量测定。

3. 配位滴定法 以配位反应为基础的滴定分析方法,以 EDTA 法最为常用,在中药成分分析中主要适用于鞣质、生物碱,以及含有 Ca^{2+}、Mg^{2+}、Fe^{2+}、Hg^{2+} 等无机离子的矿物类药的含量测定。例如《中国药典》(2020 年版)收载的煅石膏中硫酸钙的含量测定,石决明、花蕊石、牡蛎、钟乳石、蛤壳等矿物药中碳酸钙的含量测定。

4. 氧化还原滴定法 以氧化还原反应为基础的滴定分析方法,包括铈量法、碘量法、溴量法和高锰酸钾法等,适用于酚类、糖类及矿物药的测定。例如《中国药典》(2020 年版)收载的云芝中总糖的含量测定,皂矾中含水硫酸亚铁的含量测定,昆布中碘的含量测定,轻粉中氯化亚汞的含量测定,雄黄中二硫化二砷的含量测定。

(二)滴定分析法的计算

1. 滴定度 滴定度(titer)是指 1ml 滴定剂相当于被测组分的质量(g 或 mg),以 $T_{T/A}$ 表示,T 为滴定剂,A 为被测物质,单位为 g/ml 或 mg/ml。《中国药典》(2020 年版)一般采用后者。对于任一滴定反应,有式 2-2。

$$tT + aA \rightarrow cC + dD \qquad (\text{式 2-2})$$

式中,C、D 为生成物,当滴定到达化学计量点时,$t$mol T 恰好与 $a$mol A 完全作用,则待测物质 A 的质量 m_A 的计算公式为式 2-3。

$$m_A = \frac{a}{t} \cdot C_T \cdot V_T \cdot M_A \qquad (\text{式 2-3})$$

式中,C_T 和 V_T 分别为滴定剂 T 的浓度(mol/L)和体积(L),M_A 为 A 物质的摩尔质量(g/mol)。在滴定分析中,体积常以 ml 为单位,则式 2-3 可写为式 2-4。

$$m_A = \frac{a}{t} \cdot C_T \cdot V_T \cdot \frac{M_A}{1\,000} \qquad (\text{式 2-4})$$

此时,根据滴定度的定义可得滴定度(T)的计算通式为式 2-5。

$$T = \frac{a}{t} \cdot C_T \cdot \frac{M_A}{1\,000} \qquad (\text{式 2-5})$$

式中,C_T 为滴定剂 T 的摩尔浓度(mol/L),M_A 为 A 物质的摩尔质量(g/mol)。

2. 百分含量的计算 滴定分析法测定药物含量时,常用直接滴定法和返滴定法。

(1)直接滴定法:即当滴定剂和被测物的化学反应能满足滴定分析反应基本条件时,可以直接用滴定液滴定被测物质并计算含量的方法,计算公式为式 2-6。

$$\text{含量}(\%) = \frac{T \times V \times F}{W} \times 100\% \qquad (\text{式 2-6})$$

式中,V 为供试品消耗滴定液的体积(ml);W 为供试品的质量(g 或 mg);T 为滴定度(g/ml 或 mg/ml);F 为浓度校正因子,即滴定剂的实际浓度与所规定浓度的比值,实际工作中,为了提高测定结果的准确度,F 以略大于 1 为宜。

(2)返滴定法:亦称剩余滴定法、回滴定法,当反应速率较慢或反应物溶解性较差或为固体时,滴定液加入到样品后反应无法在瞬间定量完成,此时可先加入过量的滴定液 T_1,待其与被测药物定量反应完全后,再用另一滴定液 T_2 回滴剩余的滴定液 T_1。同时做空白试验,计算公式为式 2-7。

$$\text{含量}(\%) = \frac{T \times (V_0 - V) \times F}{W} \times 100\% \qquad (\text{式 2-7})$$

式中,V_0 和 V 分别为空白和供试品消耗 T_2 的体积(ml);F 为 T_2 的浓度校正因子。

二、重量分析法

重量分析法(gravimetric analysis method)是通过合适方法将被测组分从样品中分离并转化成

能够称量的形式,通过称量的重量来确定被测组分含量的一种方法。

重量分析法根据分离原理不同,分为挥发重量法、萃取重量法和沉淀重量法。

1. 挥发重量法　利用被测组分的挥发性将其从样品中分离,通过称量样品减失的质量或吸收剂增加的质量来计算该组分含量的方法。可直接用于具有挥发性或能定量转化为挥发性物质成分的测定,《中国药典》(2020 年版)中药材纯度检查项目中的水分、灰分、干燥失重、炽灼残渣的测定均利用挥发重量法原理。

2. 萃取重量法　利用被测组分在互不相溶两相溶剂中溶解度的不同进行分离、去除溶剂后称重测量的方法。如《中国药典》(2020 年版)收载昆明山海棠片中总生物碱的测定。

3. 沉淀重量法　是将被测成分定量地转化为难溶化合物的重量分析法。如《中国药典》(2020 年版)收载的西瓜霜润喉片中西瓜霜的含量测定,地奥心血康胶囊中甾体总皂苷的含量测定,益母草片中益母草浸膏的含量测定。

第五节　光谱分析法

一、紫外 - 可见分光光度法

紫外 - 可见分光光度法(ultraviolet-visible spectrophotometry, UV-Vis)是通过测定被测组分在紫外 - 可见区(200～800nm)的特征吸收建立的光谱分析方法。紫外 - 可见分光光度法仪器设备简单、操作简便、具有较高的灵敏度和精密度,是中药分析中单一成分或类别成分(总成分)含量测定的常用方法之一。

(一)基本原理

紫外 - 可见分光光度法定量分析的依据是 Lambert-Beer 定律,即式 2-8。

$$A = \lg 1/T = Ecl \qquad\qquad (式2-8)$$

式中,A 为吸光度,T 为透光率,E 为吸收系数,c 为溶液的浓度(mol/L),l 为液层厚度(cm)。

吸收系数(E)是指吸光物质在单位浓度及单位厚度时的吸光度,因溶液浓度单位不同,有两种表达方式:摩尔吸收系数(ε)和百分吸收系数($E_{1cm}^{1\%}$)。摩尔吸光系数(ε)是指溶液浓度为 1mol/L,液层厚度为 1cm 时的吸光度;百分吸收系数($E_{1cm}^{1\%}$)指溶液浓度为 1%(即 1g/100ml),液层厚度为 1cm 时的吸光度。《中国药典》(2020 年版)定量分析时采用后者。

(二)定量测定方法

紫外 - 可见分光光度法在定量测定时可以采用单波长法和多波长法,其中多波长法又称计算分光光度法。在《中国药典》(2020 年版)中常用的定量分析方法主要为吸收系数法、标准曲线法、对照品比较法等。

1. 吸收系数法　是通过测定供试品溶液在规定波长下的吸光度(A),根据被测成分的吸收系数 $E_{1cm}^{1\%}$,计算其含量的方法,即式 2-9。

$$含量(\%)=\frac{A_x}{E_{1cm}^{1\%}\times m\times100}\times100\%\qquad(式2\text{-}9)$$

式中，A_x为样品吸光度，m为供试品取样量，$E_{1cm}^{1\%}$样品在测定波长下的吸光系数，可以从相关手册或文献中查到，也可自行测定。

该方法对仪器设备要求较高，需对仪器波长、空白吸收、杂散光等进行检查和校正。由于中药成分复杂、干扰因素较多，一般不采用吸收系数法进行定量分析。《中国药典》(2020年版)中，仅有岩白菜素及紫草中羟基蒽醌总色素的含量测定采用了本方法。

2. 标准曲线法　又称工作曲线法或校正曲线法。测定时首先配制一系列不同浓度的对照品溶液(或称标准溶液)，在相同条件下分别测量吸光度；以浓度为横坐标、相应的吸光度为纵坐标，绘制吸光度 - 浓度(A-c)标准曲线，建立回归方程；在相同的条件下测定供试液的吸光度，从标准曲线或回归方程中求出被测成分的浓度。《中国药典》(2020年版)中，总生物碱、总黄酮、总皂苷、总酚酸、总多糖和铁盐等成分的含量测定常使用本方法，如川贝母、平贝母中总生物碱的含量测定，山楂叶、天南星、半枝莲、沙棘、槐花中总黄酮的含量测定，麦冬中总皂苷的含量测定，冬葵果中总酚酸的含量测定，玉竹、灵芝、昆布、金樱子、枸杞子、铁皮石斛、海藻、黄精中总多糖的含量测定。标准曲线法操作相对麻烦，但是对仪器精密程度要求不高，对于不适合使用吸收系数法的供试品，可以获得较为准确的测量结果。

采用标准曲线法应该注意：①制备标准曲线时一般需要5~7个浓度的对照品溶液，所得标准曲线不得随意延长，其回归线性方程的相关系数(r)不得小于0.999；②供试液浓度应在标准曲线线性范围内；③供试液和对照品溶液应使用相同的溶剂和试剂，并在相同条件下测定。

3. 对照品比较法　配制供试品溶液和相同条件的对照品溶液，在选定波长处，分别测其吸光度，根据其比例关系计算被测组分浓度或含量的方法，即式2-10。

$$c_{样}=\frac{A_{样}}{A_{对}}\times c_{对}\qquad(式2\text{-}10)$$

式中，$c_{样}$和$c_{对}$分别为供试品溶液和对照品溶液的浓度，$A_{样}$和$A_{对}$分别为供试品溶液和对照品溶液的吸光度。

需要注意的是采用该方法定量分析时，方法学考察时制备的标准曲线必须通过原点。对于常规检测，为了提高分析工作效率，不必每次都作标准曲线，但需将对照品溶液的浓度处在供试品溶液中被测成分浓度的100%±10% 范围内，以保证测量结果的准确度。《中国药典》(2020年版)中，华山参与产复康颗粒中总生物碱、淫羊藿中总黄酮、灯盏细辛注射液中总咖啡酸酯、降脂通络软胶囊中姜黄素类化合物的含量测定采用了本方法。

二、荧光分析法

荧光分析法(fluorimetry)是利用某些物质吸收电子辐射能量后发射荧光的特性进行定性、定量分析的光谱分析法。荧光分析法具有高灵敏度(检出限可达 10^{-12}~10^{-10}g/ml)、高选择性、试样量少等优点，适合于微量或痕量组分的分析；缺点为干扰因素较多，需严格控制实验条件。由于中药许多成分本身具有荧光或能转化为荧光衍生物，故可采用荧光法测定。

（一）基本原理

1．荧光激发光谱与发射光谱　　发射荧光的物质分子都具有两个特征光谱，即激发光谱和发射光谱（荧光光谱）。它们是荧光分析中定性与定量的依据和基本参数。

（1）激发光谱指不同激发波长的辐射能量引起物质发射某一波长荧光的相对效率。测定样品对每一波长的激发光所发射的荧光强度，以激发光波长为横坐标、荧光强度为纵坐标作图，得荧光物质的激发光谱。

（2）发射光谱指在所发射的荧光中各种波长组分的相对强度。当处于基态单线态的物质分子吸收了一定频率的紫外 - 可见光后，可以跃迁到激发单线态的各个不同振动能级，然后经过振动弛豫、内转换等到达第一激发态的最低振动能级，如果以发射光量子的方式，跃迁回到基态各个振动能级时，此发射的光辐射即称为荧光。因此，一般荧光的波长比激发光波长要长些。从激发光谱上可找到发生荧光最强时的激发光波长，以此进行激发，将物质发射的荧光通过单色器分光，测定每一个波长的荧光强度，以荧光强度对荧光波长作图，得荧光光谱。

比较同一物质的激发光谱和发射光谱可发现两者之间呈现"镜像对称"，如图2-1所示。

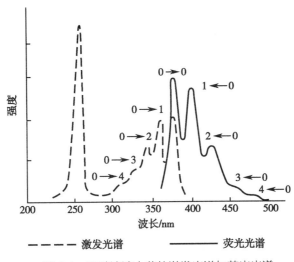

● 图 2-1　乙醇溶液中蒽的激发光谱与荧光光谱

2．荧光强度及其影响因素

（1）荧光强度：荧光是由物质吸收电磁辐射能量激发后产生的，因此荧光强度与该溶液中荧光物质吸收光能的程度及荧光量子效率有关。如果入射光的强度为 I_0，透过光的强度为 I，荧光量子效率为 Φ_f（定义为荧光物质发射出的光量子数与其吸收光量子总数之比），则荧光强度 F 计算公式为式2-11。

$$F = \Phi_f(I_0 - I) \tag{式2-11}$$

根据 Lambert-Beer 定律（式2-12）：

$$I = I_0 10^{-\varepsilon cl} \tag{式2-12}$$

可得式2-13：

$$F = \Phi_f I_0(1 - 10^{-\varepsilon cl}) = \Phi_f I_0(1 - e^{-\varepsilon cl}) \tag{式2-13}$$

对于很稀的溶液，若投射到试样溶液上被吸收的激发光不到2%，即 $\varepsilon cl \leqslant 0.05$ 时，式2-13可化简为式2-14：

$$F = 2.303\Phi_f \varepsilon c l = Kc \qquad\qquad (\text{式 2-14})$$

从上式可以看出，在稀溶液中，荧光强度（F）与溶液浓度（c）呈线性关系，此即荧光法定量分析的依据，其线性范围一般在$10^{-5} \sim 100\mu g/ml$之间；当$\varepsilon c l > 0.05$时，荧光强度（F）与溶液浓度（c）不呈线性关系，不可用上式计算。

（2）荧光与分子结构的关系：能发射荧光的物质同时具备两个条件，即物质有强的紫外-可见吸收和较高的荧光效率。凡具有双键共轭体系及刚性平面结构，且在$200 \sim 800nm$波长范围内有强吸收的物质分子，通常具有荧光特性。物质分子所含共轭体系中双键数越多，荧光强度越强；具有相同共轭双键长度的分子，其刚性和共平面性越大，荧光效率越大；分子中取代基的性质和位置也会对荧光强度产生影响，直接与π电子体系连接的供电子基团，如—OH、—NH$_2$、—NHR、—NR$_2$、—OR 等能增加分子的π电子共轭程度，可使荧光增强；吸电子基团如—COOH、—C—O、—NO$_2$、—NO、—N—N—等，能使荧光减弱或熄灭。而与π电子体系相互作用较小的取代基和烷基对分子荧光影响不明显。

（3）影响分子荧光的环境因素：物质分子所处的外部环境也会对荧光及其强度产生影响。影响分子荧光的环境因素包括温度、溶剂、溶液酸度、荧光熄灭剂、散射光等。温度对荧光强度影响较为显著，一般情况下荧光强度随体系温度降低而增强；另外，溶剂的黏度、极性和溶液的pH值等也会产生不同的影响；荧光淬灭剂，如重原子、顺磁性物质、溶解氧等会使荧光强度降低，甚至熄灭或破坏荧光强度与浓度之间的线性关系；溶液中的散射光也会对荧光产生影响。

（二）定量测定方法

荧光分析法与紫外-可见分光光度法定量方法基本相同，灵敏度前者比后者更高，所以荧光法一般用于微量或痕量成分的分析。常用的定量分析方法主要为标准曲线法、比例法等。

1. 标准曲线法　用已知量的标准物质经过和试样相同方法处理后，配成一系列标准溶液，测定其荧光强度，以荧光强度F对标准溶液浓度c作标准曲线（或计算回归方程），在相同条件下测定试样溶液的荧光强度，由标准曲线（或回归方程）求出试样中荧光物质的含量。

2. 比例法　当标准曲线通过原点时，可选择线性范围，用比例法测定。取已知量的对照品，配成标准溶液（c_s），测定其荧光强度（F_s），然后在相同条件下测定试样溶液的荧光强度（F_x），按比例关系（式2-15）计算试样中荧光物质的含量（c_x）。此法常需用空白溶液的荧光强度（F_0）校正。

$$\frac{c_x}{c_s} = \frac{F_x - F_0}{F_s - F_0} \quad\text{或}\quad c_x = \frac{F_x - F_0}{F_s - F_0}c_s \qquad\qquad (\text{式 2-15})$$

（三）在中药分析中的应用

1. 直接荧光法　对中药中含有的本身具有荧光性质的化学成分，可经提取分离后，用直接法测定，如白芷中莨菪亭、伞形花内酯等的含量测定。

2. 化学诱导荧光法　利用氧化还原、水解、缩合、络合、光化学反应等化学方法，使一些自身不能产生荧光的物质转变为荧光化合物，从而用荧光法测定。

3. 制备荧光衍生物　对于无荧光或荧光较弱的物质可选择适当的荧光试剂与其生成具有特异荧光的衍生物,再进行测定。

4. 荧光淬灭法　利用某些物质可以使荧光物质的荧光淬灭的性质,间接地测定其含量,如苦杏仁苷的荧光淬灭法测定。

三、原子吸收分光光度法

原子吸收分光光度法(atomic absorption spectrophotometry, AAS)是指在蒸气状态下的待测元素基态原子对特征电磁辐射进行吸收后,通过特征电磁辐射减弱程度(吸光度)分析元素定量的方法,又称原子吸收光谱法。该方法具有以下优点:①灵敏度高,其绝对检出限可达到 10^{-14} g;②选择性好,每种元素谱线特征明显,通常共存元素相互不产生干扰;③操作简便快速,测定范围广,能直接测定的元素可达 70 多种。方法的不足之处是测定不同元素需用不同光源(空心阴极灯),并且定量分析时工作曲线的线性范围较窄。目前,原子吸收分光光度法已经广泛应用于中药中重金属、毒害元素及微量元素的测定中。

(一)基本原理

待测元素光源发射的特征谱线经过试样原子化产生的原子蒸气时,被待测元素的基态原子所吸收,通过测定特征谱线强度减弱程度(即待测元素对特征谱线的吸光度),计算试样中待测元素的含量。吸光度与原子蒸气中待测元素的基态原子数间的关系遵循 Lambert-Beer 定律(式 2-16):

$$A = KN_0 l \qquad\qquad (式 2-16)$$

式中,N_0 为单位体积基态原子数,l 为光程长度,K 为与实验条件有关的常数。

式 2-16 表示吸光度与蒸气中基态原子数呈线性关系,当常用的火焰温度低于 3 000K,测定波长小于 600nm 时,原子绝大多数为基态原子,可以用基态原子数 N_0 代表原子总数 N,N 与待测元素浓度 c 有确定的关系 $N = ac$,a 为比例常数,则:

$$A = Kacl \qquad\qquad (式 2-17)$$

式 2-17 为原子吸收分光光度法定量的基本关系式。

(二)定量测定方法

1. 标准曲线法　对试样成分比较清楚时最常采用的是标准曲线法。根据对试样溶液中待测元素的大致含量的估算,配制一系列具有相同基体而不同浓度的待测元素的标准溶液(至少 5 份),浓度递增,以空白溶液为参比,分别测定吸光度 A(取每个浓度 3 次吸光度读数的平均值),以 A 与相应浓度(或含量)c 作标准曲线或计算回归方程。在相同条件下和相同标准曲线线性范围内,测定试样溶液的吸光度,取 3 次读数的平均值,由标准曲线或回归方程求得试样中被测元素的浓度或含量。《中国药典》(2020 年版)收载的水蛭等药材中重金属及有害元素检查,以及健脾生血颗粒、益气维血颗粒等制剂中铁的含量测定采用了本方法。

2. 标准加入法　当试样基质影响较大,又没有纯净的基质空白,或测定纯物质中极微量的元素时,可采用标准加入法。即取若干份(通常为 4 份)相同体积的试样溶液,除第 1 份外分别依次精密加入不同浓度的待测元素的标准溶液,将所有试样稀释至相同体积,分别测定其吸光度 A,以吸光度 A 与相应的待测元素标准溶液加入量(c)作图,并反向延长,此线与浓度轴交于 c_x,如图 2-2 所示,c_x 即为所取试样溶液中待测元素的浓度或含量,再以此计算出样品中待测元素的含量。

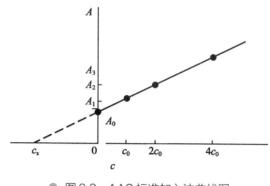

● 图 2-2 　 AAS 标准加入法曲线图

四、电感耦合等离子体原子发射光谱法

电感耦合等离子体原子发射光谱法(inductively coupled plasma atomic emission spectrometry,ICP-AES)是以等离子体为激发光源的原子发射光谱分析方法。ICP-AES 法的优点为:①分析速度快,ICP-AES 法干扰低、时间分布稳定、线性范围宽(从常量到痕量元素),能够一次同时读出多种被测元素的特征光谱,同时对多种元素进行定性和定量分析;②分析准确度和精密度较高,ICP-AES 法是各种分析方法中干扰较小的一种,一般情况下其相对标准偏差≤10%,当分析物浓度超过 100 倍检出限时,相对标准偏差≤1%;③测定范围广,几乎可以测定所有紫外和可见光区的谱线,被测元素的范围大。

(一)基本原理

即样品由载气(氩气)引入雾化系统进行雾化后,以气溶胶形式进入等离子体的中心通道,在高温和惰性气体中被充分蒸发、原子化、电离和激发,使所含元素发射各自的特征谱线。根据各元素特征谱线的存在与否,对所含元素进行定性鉴别分析;根据特征谱线的强度与试样中被测元素的浓度关系进行定量分析。

(二)仪器结构

电感耦合等离子体原子发射光谱仪由样品引入系统、电感耦合等离子体光源、色散系统、检测系统以及数据处理系统、冷却和气体控制系统等组成。

1. 样品引入系统　按样品状态可以以气体、液体或固体形式进样,通常采用液体方式进样。样品引入系统由两大部分组成:一是样品提升部分,为蠕动泵或自提升雾化器;二是雾化部分,包括雾化器和雾化室。

2. 电感耦合等离子体光源　电感耦合等离子体(inductively coupled plasma,ICP)光源由高频发生器和等离子炬管组成。高频发生器采用石英晶体作为振源,经电压和功率放大,产生具有一定功率和频率的信号,用来产生和维持等离子体放电;ICP 炬管为三层同心石英管,从内到外分别通载气、辅助气和冷却气(均为氩气),试样由载气从中心管带入焰炬;辅助气用来维持等离子体,流量约为 1L/min;冷却气以切线方向从外管引入,流量为 10~15L/min,以保护石英管不被烧熔。

其工作原理是:负载线圈由高频电源耦合供电,产生垂直于线圈平面的交变磁场,使通过高频装置的氩气电离,则氩离子和电子在电场作用下又会使其他氩原子碰撞,产生更多的离子和电子,形成涡流。强大的电流产生高温,瞬间使氩气形成温度可达 10 000K 的等离子体焰炬。由载气引入的样品即在此蒸发、分解、激发和电离。

3.色散系统　通常采用光栅或光栅与棱镜组合。

4.检测系统　多为光电转换器,它是利用光电效应将不同波长光的辐射能转化成电信号。常见的光电转换器有光电倍增管和固态成像系统两类,固态成像系统具有多谱线同时检测、检测速度快、动态线性范围宽和灵敏度高等特点。

5.冷却和气体控制系统　冷却系统包括排风系统和循环水系统,其功能主要是有效地排出仪器内部的热量。循环水温度和排风口温度应控制在仪器要求范围内。要保持气体控制系统稳定正常地运行,氩气的纯度应不小于99.99%。

(三)定量测定方法

1.供试品溶液的制备　供试品消解所用试剂一般是酸类,包括硝酸、盐酸、高氯酸、硫酸、氢氟酸以及混合酸(硝酸:盐酸为 4:1 等),纯度应不低于优级纯。其中硝酸引起的干扰最小,是供试品溶液制备的首选酸。试验用水应为去离子水(电导率不小于 18MΩ·cm)。制备供试品溶液时应同时制备空白试剂,标准溶液的介质和酸度应与供试品溶液保持一致。

对于固体样品,除另行规定,一般称取 0.1~3g 样品,结合实验室条件以及样品基质类型选用合适的消解方法。消解方法有微波消解法(所需试剂少、消解效率高,为首选方法)、敞口容器消解法和密闭容器消解法,样品消解后根据待测元素含量定容至适当体积后即可进行测定。对于液体样品,可根据样品的基质、有机物含量和待测元素含量等情况,选用直接分析、稀释或浓缩后分析、消化处理后分析等不同的测定方式。

2.测定法　《中国药典》(2020 年版)收载了标准曲线法和标准加入法两种测定方法。

(1)标准曲线法:在选定的分析条件下,测定不少于 3 个不同浓度的待测元素的标准系列溶液(标准溶液的介质和酸度应与供试品溶液一致),以分析线的响应值为纵坐标、浓度为横坐标,绘制标准曲线,计算回归方程。一般要求相关系数应不低于 0.99。然后测定供试品溶液,从标准曲线或回归方程中查得相应的浓度,计算样品中各待测元素的含量。在同样的分析条件下进行空白试验,根据仪器说明书的要求扣除空白干扰。

如果采用内标校正的标准曲线法,则具体做法如下:在每个样品(包括标准溶液、供试品溶液和试剂空白)中添加相同浓度的内标元素,以标准溶液待测元素分析线的响应值与内标元素参比线响应值的比值为纵坐标、浓度为横坐标,绘制标准曲线,计算回归方程。利用供试品中待测元素分析线的响应值和内标元素参比线响应值的比值,从标准曲线或回归方程中查得相应的浓度,计算样品中含待测元素的含量。

（2）标准加入法：取同体积的供试品溶液 4 份，分别置 4 个同体积的量瓶中，除第 1 个量瓶外，在其他 3 个量瓶中分别精密加入不同浓度的待测元素标准溶液，分别稀释至刻度，摇匀，制成系列待测溶液。在选定的分析条件下分别测定，以分析线的响应值为纵坐标、待测元素加入量为横坐标，绘制标准曲线。将标准曲线延长交于横坐标，交点与原点的距离所对应的量，即为供试品取用量中待测元素的量，再以此计算供试品中待测元素的含量。

3．干扰和校正　电感耦合等离子体原子发射光谱法测定中通常存在的干扰主要分为两类：一类是光谱干扰，包括连续背景干扰和谱线重叠干扰；另一类是非光谱干扰，包括化学干扰、电离干扰、物理干扰等。干扰的消除和校正通常可采用空白校正、稀释校正、内标校正、背景扣除校正、干扰系数校正、标准加入等方法。

第六节　色谱分析法

色谱分析法（chromatography）是基于混合物的各组分在体系中的物理化学性能差异（如吸附、分配差异等）而进行分离和分析的方法。根据流动相和固定相的不同，分为气相色谱法和液相色谱法；按吸附剂及其使用形式可分为柱色谱、纸色谱和薄层色谱；按吸附力可分为吸附色谱、离子交换色谱、分配色谱和凝胶渗透色谱。应用比较广泛的包括高效液相色谱法（high performance liquid chromatography，HPLC）、气相色谱法（gas chromatography，GC）等。色谱法分离效率高、分离速度快、灵敏度高，是中药复杂体系分析的主要手段。

一、高效液相色谱法

高效液相色谱法（HPLC）是在经典液相色谱法的基础上，引入气相色谱的理论，采用高效色谱柱、高压流动相及高灵敏度在线检测器而实现高效、快速分离分析的方法，是现在中药各类成分定量分析最常用的方法。

（一）基本原理

塔板理论、速率理论和分离度称为色谱的三大理论，是色谱理论的基础，是反映样品中各组分彼此分离的热力学因素、动力学因素和总分离效能指标。

1．塔板理论　反映溶质在两相中分配行为对分离的影响，用理论板数 n 或理论板高 H 来表示，衡量色谱柱的柱效，即式 2-18、式 2-19：

$$H = \frac{L}{n} \tag{式 2-18}$$

$$n = \left(\frac{t_R}{\sigma}\right)^2 = 5.54\left(\frac{t_R}{W_{1/2}}\right)^2 = 16\left(\frac{t_R}{W}\right)^2 \tag{式 2-19}$$

式中，n 为理论板数，L 为柱长；t_R 为组分的保留时间，σ、$W_{1/2}$、W 分别为组分的标准差、半峰宽和峰宽。当 t_R 一定时，则 H 越小，n 越大，柱效越高，分离性能越好。

2. 速率理论　反映动态过程溶质区带的扩宽对分离的影响。HPLC 中流动相为液体,黏度大,且柱温低,纵向分子扩散项(B/U)可以忽略不计,即式 2-20：

$$H = A + CU \qquad\qquad （式 2-20）$$

式中,$C = C_m + C_{sm} + C_s$。三者分别为组分在流动相、静态流动相、固定相中的传质阻抗系数,当用化学键合相为固定相时,$C_s = 0$,则 $C = C_m + C_{sm}$。

因此,HPLC 法采用小粒度、均匀的固定相填料及低黏度、低流速的流动相可提高柱效。

3. 分离度　分离度是指相邻两组分色谱峰保留值之差与两个组分色谱峰峰底宽总和的一半的比值,以 R 表示(式 2-21)。

$$R = \frac{t_{R_2} - t_{R_1}}{(W_1 + W_2)/2} = \frac{2(t_{R_2} - t_{R_1})}{W_1 + W_2} \qquad\qquad （式 2-21）$$

式中,t_{R_2} 为相邻两峰中后一峰的保留时间,t_{R_1} 为相邻两峰中前一峰的保留时间,W_1 及 W_2 为此相邻两峰的峰宽。分子反映色谱分离的热力学因素,分母反映色谱分离的动力学因素,因此,分离度 R 是色谱柱的总分离效能指标。两溶质保留时间相差越大,色谱峰越窄,分离越好。

HPLC 法分离度的影响因素可用分离方程来描述,即式 2-22：

$$R = \frac{\sqrt{n}}{4}\left(\frac{\alpha - 1}{\alpha}\right)\left(\frac{k_2}{k_2 + 1}\right) \qquad\qquad （式 2-22）$$

从分离度方程可以看出,影响分离度的因素有容量因子 k、分离因子 α 和理论板数 n,可通过改变 k、α 和 n 三个参数提高分离度。k 和 α 与组分及两相的性质有关,也与柱温有关,在 HPLC 法中的 k 值可通过改变流动相的极性来解决;α 可通过改变固定相和流动相来实现,而调整流动相的极性更加方便;n 主要由色谱柱本身的特性和操作条件决定。因此,为了提高 HPLC 分离度,最好选用高效填料(化学键合相)增加 n 并采用梯度洗脱法适当增加 α,达到高效、高速分离的目的。

（二）分析方法

1. 主要模式

（1）液固吸附色谱法：其固定相为固体吸附剂,是根据各组分在固体吸附剂上吸附能力的差异进行分离的。硅胶是 HPLC 最常用的极性固体吸附剂,包括薄壳玻珠、无定型全多孔硅胶、球形全多孔硅胶和堆积硅珠等,适合于分析非极性物质。非极性吸附剂有活性炭、高分子多孔微球（5~10μm）以及碳多孔小球等,对极性物质的分析效果好。

正相色谱的流动相通常以非极性或极性小的溶剂(如正己烷)为基础溶剂,加入适量的极性溶剂(如氯仿、醇、乙腈等)组成二元或多元溶剂系统,必要时可加入微量水分来改善峰形;其洗脱能力随溶剂极性增加而增大,可以通过薄层色谱为先导探索合适的流动相。主要用于分离异构体、极性不同的化合物,也用于分离具有相同极性基团但基团数目不同的样品。凡是能用吸附薄层色谱法成功分离的化合物都可用液固色谱法分离。

（2）化学键合相色谱法：在液液分配色谱法的基础上发展而来,即将固定液与载体以化学键的形式键合在一起,以键合相为固定相进行物质分离的一种液相色谱法;分离机制以分配作用为主,还有部分吸附作用。化学键合相多选用硅胶作为载体,现已成为应用最广、性能最佳的固定相,不仅用于反相、正相色谱,也可用于离子色谱、离子对色谱等技术,特别是反相化学键合相色谱法已成为 HPLC 法中应用最广泛的一个分支,尤其是 C_{18}(octadecylsilyl,ODS)反相化学键合相,可以完成高效液相色谱分析任务的 70%～80%。

硅胶为载体的键合固定相,流动相的 pH 值应控制在 2～8 之间,柱温一般应在 40℃以下。根据流动相的不同,化学键合相色谱法可分为以下几类。

1)反相高效液相色谱法:流动相是以水为基础的溶剂,含有一定比例的甲醇或乙腈等极性调节剂组成二元或多元溶剂系统,主要用于分离非极性至中等极性的各类有机化合物,改变流动相配比可分离极性化合物。

2)离子抑制色谱法:在流动相中加入缓冲溶液,如三乙胺磷酸盐、磷酸盐、醋酸盐等溶液,调节流动相的 pH 值,抑制被分析组分的解离,使有机酸、有机碱性、酚类等易解离的有机化合物得到满意的分离。但调整后流动相的 pH 值需在 2～8 之间。

3)反相离子对色谱法:在含水流动相中加入与溶质离子电荷相反的一种(或几种)离子对试剂,与被分析的组分离子络合形成疏水型离子对化合物,从而控制溶质离子保留行为,改善分离效果。主要用于强极性有机酸和有机碱的分离分析。烷基磺酸盐常作为分离碱性成分的离子对试剂,如戊烷磺酸钠;磷酸四丁基季铵盐常作为分离酸性成分的离子对试剂。离子对试剂的浓度通常为 0.003～0.010mol/L。

(3)超高效液相色谱(ultra performance liquid chromatography,UPLC):指一种采用小颗粒填料色谱柱(粒径小于 2μm)和超高压系统(压力大于 10^5kPa)的新型液相色谱技术。具有超强分离能力、超快分析速度、超高灵敏度等优点。适用于微量复杂混合物的分离和高通量研究,特别适用于中药等复杂组分分析。超高效液相色谱技术的实现,主要依靠以下几个方面的进步①小颗粒、高性能的微粒固定相;②超高压、低系统体积的输液泵;③高速采样的灵敏检测器;④低扩散、低交叉污染的自动进样器,配备针内探头和压力辅助进样技术;⑤色谱工作站配备多种软件平台,能够实现超高液相色谱分析方法与高效液相色谱分析方法的自动转换等。

与 HPLC 的理论及基本原理相同,但更小颗粒的速率理论有所不同:①颗粒度越小,柱效越高,特别是流动相在高线速度时,色谱柱也有较高的效率;②不同的颗粒度有各自最佳的流动相线速度;③颗粒度越小,最高柱效点越向高线速度方向移动,而且有更宽的线速度范围;④当填料的颗粒度低于 2μm 时,不仅柱效更高,而且随着流速的提高在更宽的线速度范围内柱效也不会降低。

(4)空间排阻色谱(size-exclusion chromatography,SEC):是根据试样组分的分子大小和形状不同来实现分离的色谱技术,又称分子排阻色谱法、体积排阻色谱法、分子筛色谱法,主要用于多肽、蛋白质、多糖等生物大分子、高聚物的分离分析。空间排阻色谱常采用一系列已知分子量的标样制作标定曲线,用以测定分子量及分子量分布。

1)分类:以水或缓冲溶液为流动相的凝胶适用于分离水溶性样品,称凝胶滤过色谱;以有机溶剂为流动相的适用于分离非水溶性样品,称凝胶渗透色谱。

2)固定相:按其固定相不同可分为三类。①软质凝胶。例如葡聚糖凝胶、聚丙烯酰胺凝胶及琼脂糖凝胶,不耐压,适用于中、低压色谱,只能在水相常压下使用,用于多肽、蛋白质、多糖等生物大分子的分离分析。②半刚性凝胶。例如二乙烯基苯型凝胶,可承受较高的压力,溶胀作用小,可用有机溶剂如四氢呋喃、丙酮等作流动相,主要用于高聚物分子量的测定。③刚性凝胶。

例如多孔球形硅胶或羟基化聚醚多孔微球,其强度大、耐高压,在水和有机相中不变形,但应避免在 pH>7.5 的碱性介质中使用。

3)流动相:①对样品的溶解性好;②由于高分子量样品的扩散系数小,应尽可能采用低黏度的溶剂;③与使用的凝胶固定相互相匹配,既要使凝胶浸润,又要防止溶胀;④与所使用的检测器相匹配。

(5)离子交换色谱法:利用离子交换原理,结合液相色谱技术,测定溶液中阳离子和阴离子的一种分离分析方法,是利用不同待测离子对固定相亲和力的差别来实现分离的。凡在溶液中能够电离的物质,通常都可用离子交换色谱法进行分离。固定相采用离子交换树脂,树脂上分布有固定的带电荷基团和可游离的平衡离子,待分析物质电离后产生的离子可与树脂上可游离的平衡离子进行可逆交换。适用于无机离子混合物的分离,亦可用于有机物的分离,如氨基酸、核酸、蛋白质等生物大分子,应用范围较广。

1)常用的离子交换剂固定相:①多孔型离子交换树脂,主要是聚苯乙烯和二乙烯苯的交联聚合物,直径约为 5~20μm,有微孔型和大孔型之分;②薄膜型离子交换树脂,在直径约为 30μm 的固体惰性核上凝聚 1~2μm 厚的树脂层;③表面多孔型离子交换树脂,在固体惰性核上覆盖一层微球硅胶,再涂上一层很薄的离子交换树脂;④离子交换键合固定相,用化学反应将离子交换基团键合到惰性载体表面,又根据载体不同分为键合薄壳型和键合微粒载体型,其中键合微粒载体型是一种优良的离子交换固定相,机械性能稳定,用小粒度、高柱压实现高效的快速分离。

2)离子交换色谱法流动相:离子交换色谱法所用的流动相大多数是一定 pH 值和盐浓度(或离子强度)的缓冲溶液。通过改变流动相中盐的种类、浓度和 pH 值可控制容量因子 k 值,改变选择性。如果增加盐离子的浓度,则可降低样品离子的竞争吸附能力,从而降低样品离子在固定相上的保留值。分离有机酸和有机碱时,可通过改变流动相的 pH 值来控制酸碱的离解程度,当组分以分子形式存在时则不被保留,离子分数越高保留值越大。常用的有柠檬酸盐、磷酸盐、甲酸盐、乙酸盐和氨水。在流动相中加入有机溶剂,可减小组分的保留,改变选择性,极性越小保留值越小。常用的有机溶剂有甲醇、乙醇、乙腈和二氧杂环己烷等。

2. 洗脱方式 HPLC 的洗脱方式分为等度洗脱和梯度洗脱。等度洗脱是在同一分析周期内流动相的组成保持恒定,适用于分离分析组分较少、性质差别较小的样品;梯度洗脱是在一个分析周期内按程序改变流动相的组成如溶剂的种类、配比、极性、离子强度、pH 值等,适用于分离分析组分数多、极性差别较大的样品。梯度洗脱依据溶液混合时所处的压力,分为低压梯度和高压梯度。低压梯度是在常压下预先按一定的程序将溶剂混合后再用高压输液泵输入色谱柱,依据梯度洗脱装置所能提供的流路个数,分为二元、三元、四元梯度等;高压梯度是将溶剂用高压泵增压后输入梯度混合室,溶剂混合后送入色谱柱。梯度洗脱的溶剂混合器也称为比例阀。在混合精度上,高压梯度洗脱的精度更高,而低压梯度可采用多元梯度。

3. 检测系统 高效液相色谱检测器通常分为通用型检测器和选择型检测器两类。通用型检测器是对色谱柱流出的所有组分均能进行检测,给出所有流出组分的色谱峰,如蒸发光散射检测器、示差折光检测器等;选择型检测器是根据某一待测组分的性质设计的,只能给出待测组分的色谱峰,检测器的响应值与溶液的浓度、化合物的结构有关,如紫外-可见光检测器、二极管阵列检测器、荧光检测器、电化学检测器及质谱检测器等。

（1）紫外检测器（ultraviolet detector，UV 或 UVD）：适用于在紫外 - 可见区有吸收的物质，对温度和流速变化不敏感，可用于梯度洗脱，具有灵敏度高、噪音低、线性范围宽等优点，是 HPLC 应用最广泛的检测器。主要有可变波长检测器（variable wavelength detector，VWD）和二极管阵列检测器（diode array detector，DAD）。DAD 能同时获得吸光度 - 波长 - 时间三维图谱，既可以定量分析，还可用于定性分析，已成为 HPLC 紫外检测器的最好选择。紫外检测器的不足之处是只能用于对紫外光有吸收的组分的测定，同时要求流动相的截止波长应小于检测波长。

（2）荧光检测器（fluorescence detector，FD）：适用于能产生荧光或经衍生化后能产生荧光的物质，主要用于对氨基酸、多环芳烃、维生素、黄曲霉毒素、甾体化合物及酶等的分析，其灵敏度比 UVD 高、选择性好，适用于痕量分析，是体内药物分析常用的检测器之一。

以激光为激发光源的激光诱导荧光检测器，具有更高的灵敏度，广泛用于痕量和超痕量组分的分析，特别是窄径柱 HPLC 和毛细管电泳对痕量组分的分析；对于高荧光效率的物质，可进行单分子检测。

（3）电化学检测器（electro-chemical detector，ECD）：适用于具有氧化还原活性的化合物，是测量物质电信号变化的检测器，包括极谱、库仑、安培和电导检测器。前三种统称伏安检测器，以安培检测器应用最广，其检出限可达 10^{-12}g/ml，适用于生物化学、生物医学及临床检测中测定生物体液和组织中的儿茶酚胺、多巴胺等胺类化合物、维生素、各种药物及代谢产物，为选择型、质量型检测器；电导检测器主要用于离子色谱，为通用型、浓度型检测器。

（4）示差折光检测器（refractive index detector，RID）：为通用型检测器，利用不同物质折光率的差异对物质进行检测。对大多数物质检测的灵敏度较低，受流动相组成、温度波动影响较大，不适合梯度洗脱；适用于某些不能用选择型检测器检测的组分，如糖类、脂肪烷烃、高分子化合物等。

（5）蒸发光散射检测器（evaporative light scattering detector，ELSD）：通用型检测器，对各种物质几乎有相同的响应，适用于无紫外吸收、无电活性和不发荧光的样品的检测，如糖类、高级脂肪酸、磷脂、维生素、氨基酸、甘油三酯、甾体及某些皂苷类的检测。其工作原理是用惰性载气（如 N_2）将色谱柱流出物引入雾化器雾化，在漂移管中蒸发除去流动相，而样品组分形成气溶胶进入检测室，在强光源或激光照射下，产生散射，用光电二极管检测。目前蒸发光散射检测器广泛用于 HPLC，其适合于梯度洗脱，但检测灵敏度低于紫外检测器，要求流动相的挥发性大于组分的挥发性，且不能含有缓冲盐类。

（三）系统适用性试验

系统适用性试验通常包括理论板数、分离度、重复性和拖尾因子等参数。

1. 色谱柱的理论板数（n）　用于评价色谱柱的柱效，一般为待测组分或内标物质的理论板数。在规定的条件下，测得待测组分或内标物色谱峰的保留时间 t_R 和半峰宽 $W_{1/2}$，按式 2-19 计算色谱柱的理论板数，不得低于各品种项下规定的最小理论板数。

2. 分离度（R）　用于评价待测组分与相邻共存物质之间的分离程度，是衡量色谱系统效能的关键指标。分离度按式 2-21 计算，除另有规定外，定量分析时通常要求 $R \geqslant 1.5$。

3. 重复性　用于评价连续进样中，色谱系统响应值的重复性能。取各品种项下的对照品溶液或加入内标溶液的对照品溶液,连续进样,测得其峰面积值或计算平均校正因子,除另有规定外,其相对标准偏差不大于2.0%。

4. 拖尾因子(T) 用于评价色谱峰的对称性。可按式2-23计算:

$$T = \frac{W_{0.05h}}{2d_1} \qquad （式2-23）$$

式中, $W_{0.05h}$ 为0.05峰高处的峰宽; d_1 为峰尖至峰前沿之间的距离。

除另有规定外, T 值应在 0.95～1.05 之间。特别是采用峰高法定量时,应检查待测组分峰的拖尾因子(T)是否符合规定。

(四) 定量测定方法

HPLC 定量方法有内标法、外标法及一标多测法。由于 HPLC 进样量较大,进样量的误差相对较小,故外标法为常用定量方法之一,其优点是不需知道校正因子。

1. 内标法 内标法是以试样中待测组分和内标物的峰面积比(或峰高比)求试样中组分含量的方法。可以消除仪器不稳定、进样量不准确所产生的误差;如果试样在处理之前加入内标物,则可以消除方法全过程带来的误差。内标法可分为内标标准曲线法和内标校正因子法,HPLC 法中的校正因子要通过测定得到。

在一定浓度的对照品溶液中精密加入适量内标溶液,测量对照品和内标物质的峰面积或峰高,按式2-24计算校正因子(f):

$$f = \frac{A_S / c_S}{A_R / c_R} \qquad （式2-24）$$

式中, A_S 为内标物质的峰面积或峰高, A_R 为对照品的峰面积或峰高, c_S 为内标物质的浓度, c_R 为对照品的浓度。

同法操作,测量供试品中待测成分和内标物质的峰面积或峰高,按式2-25计算待测成分的含量(c_X):

$$c_X = f \cdot \frac{A_X}{A_S' / c_s'} \qquad （式2-25）$$

式中, A_X 为供试品的峰面积或峰高; c_X 为供试品的浓度; A_S' 为内标物质的峰面积或峰高; c_s' 为内标物质的浓度; f 为校正因子。

2. 外标法 外标法是通过与标准品的量作对比,求出试样中某组分含量的方法。外标法可分为外标标准曲线法、外标一点法和外标两点法等,前两种方法最为常用。

(1)外标标准曲线法:配制系列浓度的对照品溶液,分别测定其峰面积 A 或峰高 H,对浓度 c 做工作曲线,利用此曲线或回归方程计算样品的浓度。

(2)外标一点法:用一种浓度的对照品溶液进行对比,求未知试样中某组分含量的方法。

精密称(量)取适量对照品和供试品配制成溶液,分别测量对照品溶液和供试品溶液中待测成分的峰面积(或峰高),计算含量 c_X(式2-26):

$$c_X = c_R \cdot \frac{A_X}{A_R} \qquad （式2-26）$$

外标一点法原则上要求工作曲线通过原点,否则需用外标二点法定量。

3．一标多测法（quantitative analysis of multi-components by single marker） 指在多指标质量评价时，以药材中某一成分（易得、有效）为内标物，建立该成分与其他成分之间的相对校正因子，通过校正因子计算其他成分含量的质量控制方法。适用于对照品难获取或不稳定的情况下同类多成分的同时测定。

其原理是：在一定的线性范围内，成分的量（质量或浓度）与检测响应成正比，即 $W=fA$。假设某个样品中含有 i 个成分，则（式2-27）：

$$W_i/A_i=f_i(\ i=1,\ 2,\ \cdots,\ k,\ \cdots,\ m\ )\qquad（式2-27）$$

式中，A_i 为成分的峰面积，W_i 为成分的浓度。

选取其中一成分 k 为内标，则 k 与其他成分 m 之间的相对校正因子为（式2-28）：

$$f_{km}=f_k/f_m=W_k\times A_m/W_m\times A_k\qquad（式2-28）$$

则可知成分 m 的含量为（式2-29）：

$$W_m=W_k\times A_m/f_{km}\times A_k\qquad（式2-29）$$

式中，A_k 为内标物峰面积，W_k 为内标物浓度，A_m 为其他成分 m 的峰面积，W_m 为其他成分 m 的浓度。

二、气相色谱法

气相色谱法（GC）是用气体作为流动相的色谱法。作为流动相的气体称为载气，用来载送样品，对样品和固定相呈惰性。其分析过程是将气化后的试样由载气带入色谱柱，根据各成分在流动相和固定相间作用的不同随载气依次流出色谱柱，经检测器检测，进行定性、定量的分析方法。具有分离效率高、操作简便、灵敏度高等特点。主要用于中药挥发性成分或经衍生化后能气化的物质以及水分、甲醇量、农药残留量、二氧化硫残留量及有机溶剂残留等的测定；不适于挥发性差、遇热易分解破坏及不具挥发性物质的分析。

（一）仪器要求及条件选择

气相色谱仪由载气源、进样系统、分离系统、温控系统、检测器和数据处理系统组成。

1．载气 常用的载气有氮气（N_2）、氢气（H_2）、氦气（He）等，最常用的载气是 N_2 和 H_2。载气的选择应考虑其对柱效率的影响、检测器的要求及供试品的性质，N_2 的相对分子质量大，扩散系数小，柱效率相对较高，常用作氢火焰离子化检测器（FID）的载气；H_2 的导热系数大，热导检测器（TCD）普遍选用 H_2 作载气，有利于提高灵敏度。除另有规定外，常用载气为 N_2，其具有安全、价廉、适用广泛等特点。

载气的流速会影响分离效率和分析时间，一般填充柱宜控制在 20～80ml/min，毛细管柱宜控制在 1～10ml/min，依据色谱柱类型、被测物性质及分离情况等因素进行选择。

2．进样系统 进样系统包括进样装置和气化室，其作用是将样品导入、气化，然后进行色谱分离。进样方式一般有溶液直接进样、自动进样和顶空进样（headspace sampling，HS）等。

溶液直接进样最为常用，采用微量注射器、微量进样阀或有分流装置的气化室进样。在检测器灵敏度足够的前提下，尽量减少进样量，通常以塔板数下降10%作为最大允许进样量。对于填充柱,气体样品为 0.1~1ml,液体样品为 0.1~1μl。毛细管柱需用分流器分流进样,分流后的进样量为填充柱的 1/100~1/10。此外,进样速度要快,进样时间要短,注意留针时间和室温的影响,以准确控制进样量。

顶空进样是将供试品置于密闭容器中,恒温加热至供试品中挥发性组分在非气态和气态之间达至平衡,由进样器自动吸取一定体积的顶空气体进行色谱分析。不仅可用于分析液体、半固体(如血液、黏液、乳浊液等)样品,还可用于分析固体样品中痕量易挥发成分。

3.分离系统　GC 法分离系统涉及色谱柱和固定相。色谱柱有填充柱(packed column)和毛细管柱(capillary column)。固定相有两种:一是固定液涂敷在载体上,使其形成液膜薄层,为气液色谱;二是固体吸附剂,为气固色谱。

气固色谱固定相一般仅限于非极性活性炭、弱极性氧化铝、强极性硅胶、分子筛、高分子多孔小球等多孔型固体,中药分析中常采用聚合物高分子多孔小球,如水分及含羟基化合物(醇)的测定。固体吸附剂的吸附容量大、k 值比气液色谱的大,适合分析 FID 难检测的气体或对 TCD 响应差的惰性气体和低沸点有机化合物,如 H_2、O_2、N_2、CO、CO_2 和 CH_4 等。

气液色谱固定相由固定液或固定液和载体组成。固定液的选择一般遵循"相似相溶"原则,即固定液的性质和待测成分的性质(如官能团、极性等)有某些相似性时,其分配系数大,选择性高。①分离非极性化合物,应选非极性固定液,如角鲨烷、甲基硅油等,各成分按沸点顺序出柱,低沸点成分先出柱;若有极性成分,则相同沸点的极性成分先出柱。②分离中等极性化合物,选中等极性固定液,如邻苯二甲酸二壬酯等,仍按沸点顺序出柱,但对沸点相同的极性与非极性成分,非极性成分先出柱。③分离极性化合物,选用极性固定液,如 β, β- 氧二丙腈等,各成分按极性顺序出柱,极性弱的成分先出柱。④分离复杂样品,若成分沸点差别较大,可选非极性固定液;若极性差别较大,可选择极性固定液。⑤分离醇、胺、水等强极性和易形成氢键的成分,通常选择极性或氢键型固定液,如腈醚和多元醇等,不易形成氢键的先出柱。⑥对于未知样品,首先使用不同极性的毛细管柱初分离,可以确定样品中成分的峰数、极性范围等,确定极性后再细分选择何种固定液的色谱柱。

4.温控系统

(1)柱温及固定液配比的选择:柱温选择的基本原则是在使最难分离的成分分离度达到要求的前提下,尽可能采用较低柱温,但以保留时间适宜及不拖尾为度。首先,要控制在固定液的最高使用温度和最低使用温度范围之内;其次,在实际工作中一般选择柱温在接近或略低于成分平均沸点的温度;最后,对于成分复杂、沸程宽的样品,需要采用程序升温。

固定液配比是指固定液在载体上的涂渍量,一般指固定液与载体的质量比,配比通常为 5%~25%,分析工作中通常倾向于使用较低的固定液配比。不同试样分析的柱温和固定液配比的选择见表 2-1。

表2-1　不同试样分析的柱温和固定液配比

试样沸点	气体等低沸点样品	100~200℃	200~300℃	300~400℃
柱温	室温~100℃	150℃	150~200℃	200~250℃
固定液配比	15%~25%	10%~15%	5%~10%	1%~3%

（2）气化室（进样口）温度：气化室温度取决于样品的挥发性、沸点范围、稳定性及进样量等因素。一般要求气化室温度为样品的沸点或稍高于沸点，以保证瞬间气化，但不超过沸点 50℃以上，以防分解。对一般色谱分析，气化室温度应高于柱温 30~50℃。

（3）检测室温度：检测室温度一般需高于柱温，以免色谱柱流出物在检测器中冷凝而污染检测器。通常可高于柱温 30℃左右或等于气化室温度，不得低于 150℃。

5. 检测器

（1）氢火焰离子化检测器（flame-ionization detector，FID）：对含碳有机化合物具有很高的灵敏度，检测限达 10^{-12}g/g，适合于痕量有机化合物的分析，是中药成分分析中广泛应用的质量型检测器。其原理是利用有机物在氢火焰的作用下化学电离而形成离子流，通过测定离子流强度进行检测，但检测时样品被破坏。

一般用 N_2 作载气，H_2 为燃烧气，空气为助燃气。使用时需要调整三者的混合比例，使检测器灵敏度达到最佳。

（2）热导检测器（thermal conductivity detector，TCD）：通用型检测器，对无机化合物和有机挥发物均可测定，主要用于药物中水分的测定。缺点是灵敏度较低。其原理是根据被测成分与载气的热导率不同来检测成分浓度的变化，载气与被测成分的导热系数相差越大则灵敏度越高，因此选择导热系数大的 H_2 或 He 作载气。

（3）电子捕获检测器（electron-capture detector，ECD）：具有高选择性的浓度型检测器，适用于痕量电负性元素或有机物如卤素、硫、氧、硝基、羧基、氰基等的检测，灵敏度高，检测下限为 10^{-14}g/ml，较多应用于农副产品、食品、药品和环境中有机氯农药残留量的测定。常采用超纯 N_2（99.999%）或 Ar 作为载气。

（4）热离子化检测器（thermionic detector，TID）：早期也称为碱火焰电离检测器（alkali flame ionization detector，AFID）、氮磷检测器（nitrogen phosphorous detector，NPD），多用于含微量氮、磷化合物的分析，可用于中药有机磷类农药残留量的检测。其原理是在 FID 的喷嘴和收集极之间放置一个含有碱金属硅酸盐的陶瓷或玻璃珠，使含氮、磷的化合物受热分解并产生大量电子，信号增强，灵敏度提高，具有较宽的线性范围。不适合与涂有卤素、磷或氮的固定液填料配合使用，且避免使用以三氯甲烷为溶剂的样品。

（5）火焰光度检测器（flame photometric detector，FPD）：质量型检测器，对含磷、硫化合物有高选择性和高灵敏度，适用于含磷、含硫的农药等有机化合物的测定。其原理为含氮、磷的化合物在富氢火焰中燃烧生成化学发光物，产生的特征波长的发射光可以通过光度计定量测定。

（6）光离子化检测器（photo-ionization detector，PID）：非破坏性的浓度型检测器，对大多数有机物都有响应信号，尤其对芳香化合物、H_2S、PH_3、N_2H_4 有较高的灵敏度，广泛用于环境监测、商品检验和石油化工等领域。其原理是对紫外光解离低电离势化合物产生的离子进行检测。目前，PID 作为一种通用型兼选择型的检测器，已经成为常用的气相色谱检测器，尤其是便携式 GC 仪。

（二）系统适用性试验

GC 的系统适用性试验与 HPLC 法相同。

（三）定量分析法

气相色谱法的定量分析方法有内标法、外标法、归一化法、标准溶液加入法。由于 GC 进样量小,进样量不易准确控制,使用内标法可抵消仪器稳定性差、进样量不准等带来的误差,故内标法为常用定量方法之一,其关键是内标物的选择。

1. 内标法　内标法是在样品中加入一定量的内标物,根据待测物和内标物的重量校正因子、质量及其峰面积比,求出待测成分含量和百分含量的一种方法(见式 2-30、式 2-31)。

待测成分含量:

$$\frac{m_i}{m_s} = \frac{f_i A_i}{f_s A_s}$$

（式 2-30）

待测成分在试样中的百分含量:

$$c_i\% = \frac{m_i}{m} \times 100\% = \frac{f_i A_i m_s}{f_s A_s m} \times 100\%$$

（式 2-31）

式中,m_i、m_s、m 分别为待测成分、内标物和试样量,A_i、A_s 为待测成分和内标物的峰面积,f_i、f_s 为待测成分和内标物的重量校正因子。

对内标物的要求:①纯度较高;②不是试样中的成分;③需溶于样品中,并能与样品中各成分完全分离($R \geq 1.5$),但其色谱峰位置应尽量靠近;④内标物与待测成分的理化性质相近,如化学结构、性质及溶解度等;⑤内标物与待测成分加入量也相近。当校正因子未知时,可采用《中国药典》(2020 年版)方法测定校正因子,或采用内标对比法测定。

（1）内标加校正因子法:精密量取加入适量内标物(S)的被测成分对照品(R)溶液,进样,测量对照品和内标物的峰面积,计算相对校正因子;再取加入内标物的供试液,进样,测量待测成分和内标物的峰面积,计算待测成分含量(见式 2-32、式 2-33)。

$$f = \frac{f_R}{f_S} = \frac{m_R/A_R}{m_S/A_S} = \frac{A_S/c_S}{A_R/c_R}$$

（式 2-32）

$$c_X = f \times \frac{A_X}{A_S} \times c_S$$

（式 2-33）

（2）内标对比法:当未知校正因子时可采用此法。称取相同量的内标物,分别加入到对照品溶液和同体积的样品溶液中,进样,按式 2-34 计算,即得试样溶液中待测成分的含量。

$$\frac{(A_i/A_S)_{样}}{(A_i/A_S)_{标}} = \frac{(c_i\%)_{样}}{(c_i\%)_{标}} \quad 或 \quad (c_i\%)_{样} = \frac{(A_i/A_S)_{样}}{(A_i/A_S)_{标}}(c_i\%)_{标}$$

（式 2-34）

2. 外标法　用待测成分的纯品作对照品,比较在相同条件下对照品与样品中待测成分的色谱峰面积或峰高进行定量的方法称为外标法。外标法分为工作曲线法和外标一点法。外标一点法即用一种浓度的对照品溶液和供试品溶液在相同条件下,等体积平行多次进样,根据其峰面积均值计算含量,即得式 2-35:

$$c_{样} = \frac{A_{样}}{A_{标}} \times c_{标}$$

（式 2-35）

外标法不需用校正因子,但要求进样的重现性和操作条件等的稳定性好。

3. 归一化法　当样品中所有成分在一个分析周期内都能流出色谱柱并产生响应信号,同时各成分的校正因子已知时,可用校正面积归一化法定量分析。即式 2-36:

$$c\% = \frac{m_i}{\sum m_i} \times 100\% = \frac{f_i A_i}{\sum f_i A_i} \times 100\% \qquad (式\,2\text{-}36)$$

当样品中的各成分为同系物或性质接近时,重量校正因子亦相近,因此(见式 2-37):

$$c\% = \frac{A_i}{\sum A_i} \times 100\% \qquad (式\,2\text{-}37)$$

归一化法的优点是简便、操作条件的变化对结果影响小,但要求所有成分都能出峰。易产生误差,不适用于微量杂质的测定。

4. 标准溶液加入法　精密称(量)取待测成分对照品,配成适当浓度的对照品溶液,精密量取一定量加入到供试品溶液中,测定待测成分量,然后减去加入的对照品量,即得供试品溶液中待测成分含量。或按式 2-38 进行计算:

$$\frac{A_{is}}{A_X} = \frac{c_X + \Delta c_X}{c_X} \qquad (式\,2\text{-}38)$$

则待成分的浓度 c_X 为(见式 2-39):

$$c_X = \frac{\Delta c_X}{(A_{is}/A_X) - 1} \qquad (式\,2\text{-}39)$$

式中,c_X 为供试品中待测成分的浓度;A_X 为供试品中待测成分的色谱峰面积;Δc_X 为所加入已知浓度的待测成分对照品的浓度;A_{is} 为加入对照品后成分的色谱峰面积。

由于气相色谱法的进样量小,一般仅数微升,故为减小误差,定量分析时以尽可能采用内标法为宜;在保证分析误差的前提下,采用自动进样器进样的也可采用外标法测定;当采用顶空进样时,可采用标准溶液加入法以消除基质效应的影响;当不同定量方法结果不一致时,应以标准溶液加入法结果为准。

三、薄层色谱扫描法

薄层色谱扫描法(thin layer chromatography scanning,TLCS)是在薄层色谱法(TLC)的基础上,用薄层扫描仪对薄层色谱中有紫外或可见吸收的斑点或经照射能激发产生荧光的斑点进行扫描后定量分析的方法,又称原位定量薄层色谱扫描法。由于是在薄层板上直接测定,故具有设备简单、操作简便、测量灵敏度高(可达纳克级)等优点,可用于中药生物碱、香豆素、黄酮、皂苷、强心苷、糖类等成分的定量分析,但定量分析结果易受各种实验条件和操作技术如薄层板性能、点样技术、色谱分离效果、显色稳定性、扫描方式等影响。

(一)基本原理

供试品经薄层分离后,用长宽可以调整的一束波长、强度一定的光,辐射到薄层板上并对整个斑点进行扫描,通过测定斑点对光的吸收强度或被斑点反射的光束的强度变化或斑点所发出的荧光强度进行定量分析。TLCS 法分为薄层吸收扫描法和薄层荧光扫描法。

1. 薄层吸收扫描法　用紫外-可见光的单色光对薄层板上色谱斑点进行扫描,根据获得的图谱及积分数据进行定量的方法。适用于在紫外-可见区有吸收的物质,或经衍生化后生成有吸收的物质。根据光测定方式的不同,分为反射法和透射法两种。其中以反射法应用最为普遍,是将光束照射到薄层板上,测定斑点对光的反射强度的定量方法。根据扫描方式的不同,分为直线式扫描和锯齿式扫描,吸收扫描法多选择锯齿式扫描;根据光学系统的不同,分为单波长法和双波长法,以后者为多用,其在一定程度上可以消除背景影响。

2. 薄层荧光扫描法　通过仪器对斑点吸收紫外 - 可见光后发射的荧光强度扫描得到的吸收光谱及积分数据进行定量的方法。适合于本身具有荧光或经过适当处理后可产生荧光的物质。光源用氙灯或汞灯,一般采用直线式扫描。对于能产生荧光的物质,可直接采用荧光扫描法测定;对于在254nm 或365nm 附近有紫外吸收,而不能产生荧光的物质,可采用荧光薄层板(F_{254} 或 F_{365})分离,以荧光熄灭法测定。荧光测定法专属性强,灵敏度比吸收法高 1～3 个数量级,最低可测到 10～50pg 样品,但适用范围较窄。

(二) 含量测定

TLCS 法的定量方法主要有内标法和外标法,《中国药典》(2020 年版)仅采用外标法。薄层吸收扫描法测定含量时,待测成分的量与吸光强度不成直线关系,但在较狭窄的范围内,曲线近似为一条直线,可以采用外标一点法或外标两点法定量。如果在测定范围内工作曲线回归线性关系较差,可根据不同仪器采用不同的方法校正。实验时应根据薄层板及供试品性质正确选择散射参数,防止校正不足或校正太过。

除另有规定外,薄层色谱扫描法含量测定要采用市售薄层板或机械制备板;由于薄层板间差异较大,应采用随行标准法,即供试品与对照品溶液应交叉点于同一薄层板上,外标两点法供试品点样不得少于 4 个,对照品每一浓度不得少于 2 个,该法点样量必须准确;扫描时应沿展开方向自下而上扫描,不得横向扫描。

四、高效毛细管电泳法

高效毛细管电泳(HPCE)法是以毛细管为分离通道,以高压直流电场为驱动力,根据样品中各成分间迁移速度和分配行为上的差异而实现分离和分析的一类新型液相分离技术,是经典电泳技术和现代微柱分离技术相结合的产物。HPCE 以毛细管代替平板凝胶,与经典电泳相比:①分离效率高,能达百万理论塔板数;②分析时间短,甚至几十秒至十几分钟即可完成样品的分离分析;③微量,只需纳升级的进样量;④成本低,仅用几毫升缓冲溶液和价格低廉的毛细管;⑤样品预处理简单、应用范围广泛,从无机小分子到生物大分子、从带电物质到电中性物质都可进行分离分析。

(一) 基本原理

1. 电泳与电渗

(1) 电泳(electrophoresis):指带电粒子在电场中的定向移动。单位时间内迁移的距离称为电泳速率(u_{ep}, cm/s)。

电泳淌度[μ_{ep}, cm^2/(V·s)]是指单位电场强度下带电粒子的电泳速率,即带电粒子的电泳速率 u_{ep} 和场强 E 的比值等于电泳淌度。对于给定的粒子、分离介质和温度,电泳淌度是一常数(式 2-40)。

$$\mu_{ep} = \frac{u_{ep}}{E} \qquad\qquad (\text{式 2-40})$$

式中,E 为电场强度,即单位距离的电压降(V/cm)。

电泳淌度与粒子受到的电场力成正比,与通过分离介质时的摩擦力成反比。当电场力与摩擦力相对平衡时,其以稳定速度运动,对于球形粒子(式 2-41):

$$\mu_{ep} = \frac{q}{6\pi r\eta} \qquad\qquad (\text{式 2-41})$$

式中,q 为离子电荷,r 为离子半径,η 为介质黏度。电荷大、半径小的带电粒子具有较大的电泳淌度,与介质的黏度 η 成反比。

电泳淌度的差异是电泳分离的基础,与带电离子受到的作用力有关。带电粒子的电泳淌度仅与 q、r、η 有关,是粒子的特有属性。

(2)电渗流:毛细管内电解质溶液在外加电场的作用下,发生定向移动的现象,称为电渗现象;电渗现象中,整体移动的液体称为电渗流(electroosmotic flow,EOF)。以电场力驱动产生的 EOF 是具有平流型的塞流,不会引起区带展宽,而 HPLC 中以泵压力产生的液流是抛物线状的层流,这是 HPCE 分离效率高于 HPLC 的重要原因之一。

电渗流的大小可用电渗速率(u_{eo})和电渗淌度(μ_{eo})表示,即 $u_{eo} = \mu_{eo} E$。

(3)表观淌度(μ_{ap}):在电渗流存在的情况下,带电粒子被观测到的淌度是带电粒子电泳淌度和电解质溶液的电渗淌度的矢量和,称为表观淌度。即 μ_{ap} 是电泳淌度 μ_{ep} 和电渗淌度 μ_{eo} 的矢量和(式 2-42)。

$$\mu_{ap} = \mu_{ep} \pm \mu_{eo} \qquad\qquad (\text{式 2-42})$$

2. 分析参数

(1)迁移时间:样品成分从进样口迁移到检测窗所用的时间(t_m,s),也称为保留时间。

$$t_m = \frac{l}{u_{ap}} = \frac{l}{(\mu_{ep} + \mu_{eo})E} = \frac{l \cdot L}{\mu_{ap} \cdot V} \qquad\qquad (\text{式 2-43})$$

式中,l 为毛细管有效长度(即从进样口到检测器之间的长度,cm);L 为毛细管总长度(cm);E 为电场强度(V/cm);V 为操作电压(V),$V = EL$。

由于中性物质的 $\mu_{ap} = \mu_{eo}$,迁移时间仅靠电渗流贡献,从中性标记物的出峰时间可以测定其电渗淌度,从成分的表观淌度中扣除电渗淌度即可求出有效淌度。

(2)理论板数:HPCE 亦用理论板数(n)表示分离柱效。理想条件下,HPCE 中溶质的纵向扩散是引起溶质峰变宽的唯一因素,纵向扩散项 $\sigma^2 = 2Dt_m$,D 为成分在区带中的扩散系数,则有式 2-44:

$$n = \left(\frac{l}{\sigma}\right)^2 = \frac{\frac{\mu_{ap}t_m V}{L} \cdot l}{2Dt_m} = \frac{\mu_{ap}Vl}{2DL} \qquad\qquad (\text{式 2-44})$$

$$\text{当 } L \approx l \text{ 时},\ n = \frac{\mu_{ap}V}{2D} \qquad\qquad (\text{式 2-45})$$

与 GC 和 HPLC 一样,电泳的柱效率也可以用电泳谱的保留时间和峰底宽数据求出(式 2-46):

$$n = 5.54\left(\frac{t_m}{W_{1/2}}\right)^2 = 16\left(\frac{t_m}{W}\right)^2 \qquad\qquad (\text{式 2-46})$$

式中，t_m 为成分的迁移时间，W 和 $W_{1/2}$ 分别为成分的峰宽和半峰宽。

（3）分离度：指表观淌度相近的两种成分分开的程度，则有（见式 2-47）：

$$R = \frac{\sqrt{n}}{4}\left(\frac{\Delta\mu}{\bar{\mu}}\right) = 0.177\frac{\Delta\mu}{\bar{\mu}}\sqrt{\frac{\mu_{ap}Vl}{DL}} \approx 0.177\Delta\mu\sqrt{\frac{V}{D(\bar{\mu}+\mu_{eo})}} \qquad （式 2-47）$$

式中，$\Delta\mu$ 为相邻两区带的电泳淌度之差；$\bar{\mu}$ 为两溶质的平均电泳淌度；$\Delta\mu/\bar{\mu}$ 代表分离的选择性。可见，影响 R 的因素有工作电压、毛细管柱有效长度与总长度的比、有效淌度差和溶质的扩散系数。理论上，使被分析物的有效淌度差变大、电压变大、有效柱长接近总柱长、选取扩散系数小的成分，能提高分离度。

分离度也可按谱图直接计算（见式 2-48）：

$$R = \frac{2(t_{m_2} - t_{m_1})}{W_1 + W_2} \qquad （式 2-48）$$

式中，R 为分离度；t_{m_1}、t_{m_2} 和 W_1、W_2 分别为相邻两成分的迁移时间和峰宽。

（二）主要分离模式

按照毛细管柱内的分离介质和分离原理，HPCE 的主要分离模式有毛细管区带电泳（capillary zone electrophoresis，CZE）、毛细管凝胶电泳（capillary gel electrophoresis，CGE）、胶束电动毛细管色谱（micellar electrokinetic capillary chromatography，MECC）、毛细管等电聚焦（capillary isoelectric focusing，CIEF）、毛细管等速电泳（capillary isotachophoresis，CITP）和毛细管电色谱（capillary electrochromatography，CEC）等，其中 CZE、CGE 和 MECC 是毛细管电泳三种经典的分离模式。各种分离模式及应用见表 2-2。

表 2-2 高效毛细管电泳的主要分离模式及应用

分离模式	分离原理	适用性
CZE	基于溶质的淌度差异进行分离，带电粒子的迁移速度为电泳和电渗流速的矢量和。阳离子两种效应的运动方向一致，在负极最先流出；阴离子两种效应的运动方向相反，在负极最后流出；中性粒子无电泳现象，受电渗流影响，在阳离子后流出	最基本、应用最广的分离模式，适于分析多种离子和带电粒子，不能分离中性物质
CGE	将聚丙烯酰胺等在毛细管柱内交联生成凝胶，其具有多孔性，类似分子筛的作用，使溶质按分子大小进行分离。能够有效减小组分扩散，所得峰形尖锐，分离效率高	用于蛋白质、多肽、核糖核酸、寡聚核苷酸、DNA 片段的分离和测序、聚合物酶链式反应产物的分析
MECC	是电泳和色谱技术相结合的产物，以电渗流驱动，以胶束为准固定相的一种电动色谱。在缓冲溶液中加入大于临界胶束浓度的离子型表面活性剂，形成胶束，在电场力的作用下胶束在柱中移动，电泳流和电渗流的方向相反，且比同向的缓冲溶液的电渗流流速慢，形成了一个快速引动的缓冲相和慢速移动的胶束相。各成分因在胶束相和流动相间分配系数的不同而分离	能够分离不带电荷的中性化合物，唯一一种既能分离带电成分又能分离中性物质的 CE 模式，亦适合于手性化合物的分离；不能用于极性很强和疏水性很强的成分的分离
CIEF	基于不同蛋白质或多肽之间等电点的差异分离生物大分子的电泳技术。毛细管内充有两性电解质，当施加直流电压时，管内将建立一个由阳极到阴极逐步升高的 pH 值梯度，通过等电聚焦，不同等电点的成分浓缩在不同的等电点处，形成聚焦带而彼此分离	可以分离等电点相差 0.01 的两种蛋白质，用于测定蛋白质的等电点或分离异构体；还可以鉴别蛋白质的纯度或分析蛋白质的变异体

分离模式	分离原理	适用性
CITP	与 CZE 一样,基于各成分电泳淌度不同进行分离。其是使用两种淌度不同的 CZE 缓冲液分别作为前导离子(充满毛细管)和尾随离子,被分析试样的淌度全部位于两者之间,以相同的速度移动、不同的淌度通过检测器	常用作其他 HPCE 分离模式的柱前浓缩手段,对痕量成分在柱上浓缩可达几个数量级
CEC	在毛细管壁上键合或涂渍 HPLC 固定液,以含有机物的缓冲液为流动相,以电渗流为驱动力,试样成分在两相间的分配为分离机理的电动色谱过程;选择性好,兼具电泳和液相色谱的分离机制	应用范围与 HPLC 基本相同,可用于药物、手性化合物和多环芳烃的分离分析,对复杂的混合物具有强大的分离能力

(三)仪器和检测方法

高效毛细管电泳仪主要由高压电源、毛细管柱、两个缓冲溶液池、进样系统、检测系统和数据处理系统组成。

1. 高压电源　工作电压是影响柱效、分离度和分析时间的重要参数。在毛细管电泳中,电压为 0~30kV 稳定、连续可调的直流电压。常用的电压为 30kV,电流为 200~300μA。

2. 毛细管柱　理想的毛细管柱应该是化学惰性和电惰性的,能透过可见光和紫外光。最常用的石英毛细管柱,外有聚酰亚胺涂层防止毛细管柱弯曲时断裂,在检测端除去聚酰亚胺保护层。毛细管柱一般长度 50~100cm、内径 25~100μm。两端置于缓冲溶液池中。

3. 缓冲溶液池　放置电极和毛细管柱的溶液为缓冲液,在所选的 pH 值范围内应有较强的缓冲能力;在检测波长处应有低的紫外吸收;宜采用离子迁移率小的缓冲溶液以降低所产生的电流;缓冲溶液中可以加入有机溶剂或表面活性剂作为改性剂;缓冲液在使用前应脱气处理。

4. 进样系统　毛细管柱的容量很小,允许的进样量在纳升级,一般采用无死体积进样。进样方式主要有电动进样、流体力学进样和扩散进样。流体力学进样也称虹吸进样、流动进样、压力进样、重力进样和压差进样,是最常用的电泳进样技术。通常最简单的做法是抬高毛细管柱进样端的液面或降低出口端缓冲溶液池的位置,产生虹吸现象。

5. 检测器　当采用光学检测时,对检测器的灵敏度要求很高,通常采用柱上的在线检测。目前常用的检测器有紫外检测器、激光诱导荧光检测器、电化学检测器、质谱检测器等。

(四)系统适用性试验

系统适用性试验是为了考察所配置的毛细管分析系统和设定的参数是否适用,其目的与方法同 HPLC,相关的计算和要求亦相同。特别要注意进样精度和不同荷电溶质迁移速度的差异对分析精密度的影响。

第七节　联用技术

联用技术是指通过一种称为"接口"的装置将两种或两种以上分析技术在线联用的方法,可对单一模式不能完全分离的成分进行进一步的分离和分析。联用技术分为两大类:色谱 - 色谱联

用技术和色谱 - 光谱联用技术。色谱 - 色谱联用可以提高分离与分辨能力,色谱 - 光谱(或质谱)联用可以提高信息识别和检测能力。

一、色谱 - 色谱联用技术

两种或多种色谱法的联用技术称为二维色谱法(two-dimensional chromatography)或多维色谱法(multi-dimensional chromatography)。色谱 - 色谱联用技术是采用匹配的接口将不同的色谱连接起来,第一级色谱中未分离的成分由接口转移到第二级色谱中,第二级色谱仍有未分开的成分,也可继续通过接口转移到第三级色谱中。理论上,可以通过接口将任意级色谱连接起来,直至将有机混合物样品中所有的成分都分开。但实际上,一般只要选用两个合适的色谱联用就可以满足对绝大多数有机混合物样品的分离要求。因此,一般的色谱 - 色谱联用都是二级色谱,也称二维色谱。根据流动相的差异,常见的色谱 - 色谱联用技术有气相色谱 - 气相色谱联用(GC-GC)、高效液相色谱 - 高效液相色谱联用(HPLC-HPLC)、高效液相色谱 - 气相色谱联用(HPLC-GC)等。

(一) GC-GC 联用技术

GC-GC 联用技术亦称多维气相色谱法(multi-dimensional gas chromatography, MDGC)

1. 操作模式　包括传统二维色谱技术和全二维色谱技术。传统二维色谱技术仅是通过接口将前一级色谱的某一组分简单地传递到后一级色谱中继续分离,这是普通的二维色谱,一般用"C+C"表示;通常用来提高对复杂样品中目标物的分离效率。接口不仅承担将前一级色谱的组分传递到后一级色谱中,而且还承担前一级色谱的某些组分的收集式聚集作用,这种二维色谱称作全二维色谱(comprehensive two-dimensional gas chromatography, GC×GC),一般用"C×C"表示;具有分辨率高和峰容量大等特点,更适合用于全成分分析。全二维分离需满足三个条件:①各维色谱应具有完全不同的分离机制;②第一维色谱中的所有样品组分都被转移到第二维色谱及检测器中;③高维色谱的分离速度应快于低维色谱的分离速度,避免已分开的成分在高维色谱分离中重新混合。

2. 柱型　按串联柱型,一般多以填充柱作为预柱、毛细管柱为主柱,有时在主柱前加一个冷阱,变成预柱 - 冷阱 - 主柱系统,从而提高色谱系统的分离和浓缩痕量成分的能力。

3. 调制器　是全二维气相色谱的关键部件,主要有阀调制器、热调制器和冷阱调制器。其作用是捕集第一柱分离出的馏分,聚焦后再以脉冲方式发送到第二柱,以和第一柱不同的分离机理进行分离,实际上充当了第二柱进样器的作用。

4. 检测器　GC×GC 要求其检测器的响应速度应非常快,检测器的数据采集频率应为 50～200Hz,目前只有 FID、ECD 和质谱检测器如飞行时间质谱(TOF-MS)能被采用。而飞行时间质谱是 GC×GC 最理想的检测器,传统的四级杆质谱扫描速度慢,不能满足分析要求。

(二) HPLC-HPLC 联用技术

HPLC-HPLC 联用技术又称多维液相色谱法(multidimensional liquid chromatography, MDLC)。与多维气相色谱法类似,是将同种色谱不同选择性分离柱或不同类型色谱分离技术组合,构成联用系统,从而实现复杂样品充分分离的一种技术。根据对进样样品中完成分析的成分数量分为部分模式和整体模式。部分模式即"中心切割法"，不能得到样品的全部组分信息，不利于对未知样品成分进行操作，必须先在第一维分离模式中用标准物进行实验来设计切换程序；整体模式即全多维液相色谱（comprehensive MDLC），是对注入第一维色谱柱的全部样品或者是能够代表所有组分的部分样品进行后续的分离，能得到全部成分的保留信息，可以对复杂体系中的未知样品进行分析。液相色谱联用已被广泛用于各种复杂样品的分析，特别是样品的预处理和样品的分离提纯。

MDLC 的关键是接口切换技术。通过选择适当的接口，实现对多种具有不同分离机理的高效液相色谱（HPLC），包括亲水作用色谱（HILIC）、反相液相色谱（RPLC）、体积排阻色谱（SEC）、强阳离子交换色谱（SCX）、强阴离子交换色谱（SAX）等的偶联，并完成将第一维分离的样品组分有效地转移到第二维柱系统中。常用的接口切换技术有样品环储存切换技术、捕集柱切换技术、平行柱交替分析切换技术等。针对不同的色谱柱系统，可选择合适的切换接口形式，为了达到更好的切换与分离效果，不同的切换技术也可以组合使用。目前主要是采用多道阀切换技术，即不管是哪种接口形式，接口中选用的阀一般有 4、6、8、10、12 通道等，改变色谱柱与色谱柱、进样器与色谱柱、色谱柱与检测器之间的连接，改变流动相流向。

1. 样品环储存切换技术　第一维洗脱产物使用两个样品环交替地储存转移到随后维度系统中，通过改变样品环的体积可以改变随后维度的进样体积，常用于整体模式的微柱二维液相色谱系统中。样品环的体积由第一维色谱柱的流速和随后维度色谱柱的运行及平衡时间决定。

2. 捕集柱切换技术　利用捕集柱预先捕集第一维洗脱产物，可以方便地控制其中需要的组分进入第二维系统中，常用于部分模式。

3. 平行柱交替切换技术　在第二维中使用两支或多支色谱柱，当其中的一支色谱柱进样时，第二支色谱柱正在洗脱。更适用于由常规柱组成的多维液相色谱系统。

（三）其他色谱 - 色谱联用技术

其他色谱 - 色谱联用技术还包括 LC-GC、SFC-SFC、SFC-CGC、LC-SFC、LC-CE、HPLC-TLC 等。其中，LC-GC 的接口采用保留间隙技术；LC-CE 的接口为阀采样环接口和横向流通接口；HPLC-TLC 的接口采用的是喷雾接口。

注意：①两级色谱的柱容量应当尽可能地相互匹配。如果难以达到匹配水平，应选择柱容量大的色谱作为前一级色谱。②两级色谱虽然都可以选择适合各自特点的检测器，但为了保证后一级色谱的有机成分的分离检测，前一级色谱应当选择非破坏性检测器，而不能选择破坏样品成分的检测器等。若前一级色谱必须用破坏样品成分的检测器才能检测，则只能采用分流的方法。

二、色谱 - 质谱联用技术

色谱 - 质谱联用装置包括气相色谱 - 质谱联用（GC-MS）、液相色谱 - 质谱联用（LC-MS）、超临界流体色谱 - 质谱联用（SFC-MS）及毛细管电泳 - 质谱联用（CE-MS）等技术。

（一）高效液相色谱 - 质谱联用技术

高效液相色谱 - 质谱联用技术（HPLC-MS 或 LC-MS）是以液相色谱作为分离系统，质谱仪为检测系统的分析技术。样品在质谱部分和流动相分离,被离子化后,经质谱的质量分析器将离子碎片按质量分开,经检测器得到质谱图。主要用于不挥发性化合物、极性化合物、热不稳定化合物、大分子量化合物(包括蛋白、多肽、多聚物等)的分析测定。

HPLC-MS 联用仪主要由液相色谱仪、接口(含离子源)、质量分析器、检测器、真空系统和数据处理系统组成。

1. 液相色谱仪　LC-MS 中的液相色谱仪与普通的液相色谱仪组成相同,只是由质谱单元完成检测。

2. 接口与离子化方式　LC-MS 的接口主要有传送带、热喷雾、粒子束和电喷雾接口等,其作用是:①将流动相及样品气化;②分离除去大量流动相分子;③完成对样品分子的电离,得到带有样品信息的离子,被质谱检测。

(1)电喷雾电离(electrospray ionization, ESI):电喷雾电离是指样品溶液在电场及辅助气流的作用下形成带电喷雾,在电场力作用下穿过气帘,从而雾化、蒸发溶剂、阻止中性溶剂分子进入后端检测,形成样品气相离子的电离技术。

ESI 是一种软电离方式,即便是分子量大、稳定性差的化合物,也不会在电离过程中发生分解,适合于离子型和极性、高相对分子质量化合物的测定,最大特点是容易形成多电荷离子,可以测量大分子量的蛋白质,喷雾后即是气相离子,不适于非极性化合物的分析。对于分子量在 1 000 以下的小分子,通常是生成单电荷离子,少量化合物有双电荷离子。谱图中只有准分子离子,通常很少或没有碎片离子。对流动相的流速有一定限制,在高盐浓度下离子的形成受到抑制。

(2)大气压化学电离(atmosphere pressure chemical ionization, APCI):结构与 ESI 结构大致相同,只是在 APCI 喷嘴的下游放置针状电极,可产生高电压放电,使空气和溶剂中某些中性分子电离,产生 H_3O^+、N_2^+、O_2^+、O^+ 等离子,与分析物分子进行离子 - 分子反应,使分析物分子离子化生成准分子离子,即$(M+H)^+$ 或 $(M-H)^-$。APCI 主要产生的是单电荷离子,并且很少有碎片离子。其适用于中等极性、相对分析质量小于 1 000 的化合物的离子化。有些分析物由于极性或结构等原因,用电喷雾电离不能产生足够多的离子,APCI 比 ESI 的离子产率高,可以认为是 ESI 的补充。

(3)基质辅助激光解析电离(matrix-assisted laser mesorption ionization, MALDI):基质辅助激光解析电离可使热敏感或不挥发的化合物由固相直接得到离子。待测物质的溶液与基质的溶液混合后蒸发,使分析物与基质成为晶体或半晶体,用一定波长的脉冲式激光进行照射时,基质分子能有效地吸收激光的能量,使基质分子和样品分子进入气相并得到电离。适用于生物大分子,如肽类、核酸类化合物,可得到准分子离子峰,碎片离子和多电荷离子较少,适宜与飞行时间分析器结合使用。

(4)快原子轰击(fast-atom bombardment, FAB):快原子轰击离子化是将经强电场力加速后的惰性气体如氩气、氙气、氦气或其他合适的气体的中性原子束去轰击能溶于甘油等基质中的样品表面,使之解析、离子化。电离过程中不必加热气化,适用于分析大分子量、难气化、热稳定性差的样品,如肽类、低聚糖、抗生素、有机金属配合物、表面活性剂等。

3. 质量分析器　位于离子源和检测器之间,是质谱仪的核心,依据不同方式将离子源产生的样品离子按其质荷比(m/z)顺序分开并排列。不同类型的质量分析器构成不同类型的质谱仪,LC-MS 联用仪器需要体积小的质量分析器。

（1）四级杆质量分析器（quadrupole mass analyzer）：由四根平行的圆柱形电极组成。电极分为两组，分别加上直流电压和具有一定振幅、频率的交流电压，形成一个四级电场。一个电场只允许一种 m/z 的离子通过，最终到达检测器。按一定规律改变所加电压或频率，可使不同 m/z 的离子依次到达检测器而分离。

（2）三重四级质量分析器（triple quadrupole mass analyzer）：具有多种扫描功能的 MS/MS 分析方法。将三组四级杆质量分析器串接，其中第一组和第三组是质量分析器，中间一组是活化室。其可通过母离子、子离子、中性丢失三种扫描方式，由"母离子找子离子"获得碎片离子或"子离子找母离子"获得前体离子，以及中性基团相关质量的离子，确定各离子的归属，研究离子的碎裂途径，用于化合物的结构分析。

（3）离子阱质量分析器（ion trap mass analyzer）：亦称"四级离子阱"，其原理和质量扫描方式与四级杆质量分析器相似。其由环形电极和上、下两个端盖电极构成三维四级场。在环形电极和端盖电极上加上高频电压，特定 m/z 离子在阱内一定轨道上稳定旋转，改变端电极电压，不同 m/z 的离子飞出阱到达检测器。离子阱质谱有全扫描和选择离子扫描功能，可实现二次或多次质谱（MS^n）分析。

（4）飞行时间分析器（time-of-flight analyzer）：其核心部分是一个无场的离子漂移管，加速后的离子具有相同的动能，不同质量的离子因飞行速度不同而实现分离。m/z 小的离子漂移运动的速度快，最先通过漂移管；m/z 大的离子漂移运动的速度慢，最后通过漂移管。适合于生物大分子，可以进行准确质量测定，并能够进一步获得分子离子或碎片离子的元素组成；灵敏度高，扫描速度快，结构简单，分辨率随 m/z 的增大而降低。

4．检测器　质量分析器分离并加以聚焦的离子束，按 m/z 的大小依次通过狭缝，到达收集器，经接收放大后被记录。质谱仪的检测主要使用电子倍增器，也有的使用光电倍增管。

5．LC-MS 的主要信息　LC-MS 获得的图谱有两类：质谱图和色谱图，得到的主要信息有总离子流色谱图、单一成分的质谱图和每个质谱图的检索结果；高分辨质谱仪还可以确定化合物的精确分子质量和分子式。可以用于进行定性、定量和结构分析。

（1）总离子流色谱图：在 LC-MS 分析中，经色谱分离流出的成分不断进入质谱，质谱连续扫描进行数据采集，每一次扫描得到一张质谱图，将每一张质谱图中所有离子强度相加，得到一个总的离子流强度。总离子流强度的变化正比于流入离子源的色谱成分的变化，因而总离子流强度与时间或扫描数变化关系曲线就是待测物生物色谱图，称为总离子流色谱图。图中每个峰表示样品的一个成分，峰面积与该成分的含量成正比，可用于定量。

（2）质谱图：由总离子流色谱图每一个成分的色谱峰还可以得到相应成分的质谱图。如果两个色谱峰相互干扰，应尽量选择不发生干扰的位置得到质谱，或经过扣除本底来消除其他成分的影响。

（3）质量色谱图：质量色谱图是由全扫描质谱中提取一种质量的离子得到的色谱图，因此又称为提取离子色谱图。由于其是由一种质量的离子得到的，如果化合物的质谱中不存在这种离子，也就不会出峰。一个样品中可能只有几个甚至一个化合物出峰，利用此特点可以识别具有某种特征的化合物，也可以通过选择不同质量的离子绘制质量色谱图，使正常色谱不能分开的成分实现分离，以便进行定量分析。

6．应用

（1）样品溶液的准备：样品必须滤过，盐浓度高的样品应预先进行脱盐处理。未知样品分析时浓度一定要小,且按由低到高的规律。混合样品一般不宜采用直接进样方式分析。采用直接进样方式时,样品溶液的浓度一般不宜高于20μg/ml。

（2）分析条件的选择和优化

1）接口的选择:ESI 适合于中等极性到强极性的化合物分子,特别是在溶液中能预先形成离子的化合物和可以获得多个质子的大分子（如蛋白质）;APCI 不适合可带多个电荷的大分子,其优势在于弱极性或中等极性的小分子的分析。

2）正、负离子模式的选择:正离子模式适合于碱性样品,可用乙酸或甲酸对样品加以酸化,样品中含有仲胺或叔胺时可优先考虑使用正离子模式;负离子模式适合于酸性样品,可用氨水或三乙胺对样品进行碱化,样品中含有较多的强负电性基团,如含氯、溴和多个羟基时可尝试使用负离子模式。

3）流动相的选择:色谱流动相一般选择色谱纯甲醇、乙腈、异丙醇等;水应充分除盐,如超纯水或多次石英器皿重蒸水;流动相的添加剂,如甲酸铵、乙酸铵、甲酸、乙酸、氨水、碳酸氢铵应选择分析纯级以上的试剂;LC-MS 接口避免进入不挥发的缓冲液,避免含磷和氯的缓冲液,含钠和钾的成分必须 1mmol/L 以下,慎用三氟乙酸;挥发性酸、碱的浓度应控制在 0.01%～1%（V/V）之间。

4）流量和色谱柱的选择:不加热 ESI 的最佳流速是 1～50μl/min,应用 4.6mm 内径色谱柱时要求柱后分流,目前大多采用 1～2.1mm 内径的微柱;APCI 的最佳流速约 1ml/min,常规的 4.6mm 内径色谱柱最合适。色谱柱通常为反相 ODS 柱,常采用小于 100mm 的短柱。

（3）定性分析:单级质谱分析可以测定待测物的质谱图,串联质谱分析可以获得待测物的质谱,高分辨质谱可以获得分子离子的元素组成,结合待测化合物的其他分子结构的信息,可以推测出未知待测物的分子结构。

（4）定量分析:根据总离子色谱图或质量色谱图中色谱峰面积与相应成分的含量成正比,可用外标法和内标法进行定量分析,内标法具有更高的准确度。内标物可以是待测化合物的结构类似物或稳定同位素标记物。

（二）气相色谱 - 质谱联用技术

气相色谱 - 质谱联用技术是利用气相色谱对混合物的高效分离能力和质谱对纯成分的定性分析能力而将两者结合的一种技术,可提供复杂混合物的定性和定量信息。适宜分析小分子、易挥发、热稳定、能气化的化合物。主要有色谱单元、接口、质谱单元和数据处理系统。

1. 色谱单元　色谱部分和一般的 GC 基本相同。一般情况下均使用小内径、薄涂层的键合或交联的熔融石英毛细管柱。

2. 接口　联用技术的关键是接口技术,要解决压差和将载气与被分析成分分离的问题,理想的接口是除去全部载气而使试样毫无损失地进入质谱仪。常见接口类型:①直接导入型接口,载气只为氦气或氢气,无样品浓缩功能,主要用于小径毛细管柱;②开口分流型接口,通过设置旁路,排除过量的色谱流出物,适合于内径较大的毛细管柱;③分子分离器接口,如喷射式分子分离器,可用于填充柱,也可用于毛细管柱。

GC-MS 还可以采用不分离载气的方法,即化学电离法。联用时可直接将载气作为反应气体,省去复杂接口。将试样蒸气引入含有过量反应气体的电离室内，电子轰击反应气体使之电离并与试样分子发生分子离子反应而形成准分子离子。

3. 离子源　GC-MS 常用的电离模式是电子轰击离子化（electron impact ionization, EI）、化学离子化（chemical ionization, CI）和大气压化学电离（APCI），对非极性物质和中等极性物质进行离子化。

（1）电子轰击离子化：采用高速（高能）电子束冲击样品，使分子失去价电子电离成分子离子，分子离子又进一步碎裂成各种碎片离子、中性离子或游离基，即可得到相应的分子离子与碎片离子峰。EI 源应用最为广泛，谱库最完整，主要用于挥发性样品的电离。

（2）化学离子化：引入一定的反应气进入离子化室，在一定能量的电子流作用下电离或裂解，生成的离子和样品分子发生离子 - 分子反应而产生样品准分子离子的一种"软"电离方法。最强峰为准分子离子峰 M+1 峰，而碎片离子峰较少，谱图简单。不适用难挥发试样。

（3）其他类型的离子源：还有场致离子源（field ionization, FI）、场解吸附源（field desorption, FD）、解析化学电离源（desorption chemical ionization, DCI）等。还可以采用复合离子源，如电子轰击源与化学电离源（EI-CI）、电子轰击源与场致电离源（EI-FI）等，可同时获得两种电离方式下的质谱图。

4. GC-MS 的主要信息　同 LC-MS 一样，可以得到总离子流色谱图、质谱图和质量色谱图。GC-MS 得到质谱图后可以通过计算机检索对未知化合物进行定性分析。目前 GC-MS 中应用最广泛的是 NIST 库和 Willey 库，前者现有标准化合物谱图 13 万张，后者有近 30 万张。此外，还有毒品库、农药库等专用谱库。

（三）毛细管电泳 - 质谱联用技术

毛细管电泳 - 质谱联用技术（electrophoresis-mass spectrometry, CE-MS）是将毛细管电泳与质谱联用的分离技术。

1. 仪器结构　在各种 CE-MS 联用中，区带毛细管电泳（CZE）最常用，其他应用较少。任何一种类型质谱仪均可与 CE 联用，但四级杆质谱联用最常见。电子喷雾离子化（ESI）是质谱首选的离子源：①ESI 可用于检测多种高质量的带电分子；②从 CE 分离出来的分子经过接口可以直接进入质谱仪。

2. 接口技术　是实现 CE-MS 联用的关键所在，所有接口的目标都是获得稳定的雾流和高效的离子化。目前 CE-ESI-MS 接口主要分为同轴液体鞘流、鞘液接口和无鞘液接口三种类型，同轴液体鞘流接口是最常见的连接 CE 与 ESI-MS 的方法。该接口是一个同心的不锈钢毛细管套在电泳毛细管末端，鞘内充有鞘液，再在此不锈钢套外套一个同心的钢套，鞘内通鞘气，鞘液与毛细管电泳缓冲液液体在尖端混合，同时被鞘气雾化。鞘液流量通常为每分钟数纳升至数微升之间，但却显著高于 CE 流速。由于鞘液的稀释作用，雾流稳定性得到改善。理想的鞘液缓冲液盐浓度应在高分离（高盐浓度）和高雾化（低盐浓度）间优化。由于鞘液在雾化过程中也完全蒸发，鞘液的稀释并不显著降低检测灵敏度，但混合液体的体积应尽可能小，以避免谱带展宽。

3. 样品预浓缩　CE 由于受进样量限制，对一些含量较低的物质的检测灵敏度仍显不足，因此有必要对样品在分离前进行预浓缩。浓缩的方式有三种，即在线（On-Line）预浓缩、线内（In-Line）预浓缩、线外（Off-Line）预浓缩。依据浓缩原理分为两类：①基于电泳的预浓缩，主要有样品堆积（sample stacking）、场放大进样（field-amplified injection，FAI）、等速电泳进样（isotachophoresis，ITP）等；②基于层析原理的预浓缩，主要有固相吸附层析、液液分配层析、中空纤维层析、免疫亲和层析等。

（四）质谱联用技术

串联质谱法（MS/MS 或 MSⁿ）是指两级及以上质量分析的组合，可以分为空间串联和时间串联。空间串联是两个以上的质量分析器联合使用，两个分析器间有一个碰撞活化室，如最经典的二级串联质谱为三级四级杆串联质谱，第一级质量分析器（MS^1）选取前体离子，送入碰撞室活化、裂解，产生的碎片离子再由第二级质量分析器（MS^2）分析，获得 MS/MS 谱。时间串联只有一个质量分析器，主要是通过离子阱或傅里叶变换离子回旋共振（FT-ICR）技术形成。

通过接口技术，可以实现多种不同原理质量分析器组成的串联质谱。如四级杆 - 飞行时间串联质谱（Q-TOF）、四级杆 - 离子阱质谱（Q-ion trap）、飞行时间 - 飞行时间质谱（TOF-TOF）等。串联质谱法可分为子离子扫描、母离子扫描、中性丢失扫描、选择反应检测等模式。可用于未知化合物结构分析、复杂混合体系中待测物鉴定、分子碎片裂解途径阐明以及低浓度生物样品定量分析等。

三、电感耦合等离子体 - 质谱联用技术

电感耦合等离子体 - 质谱（inductively coupled plasm-mass spectrometry，ICP-MS）是利用电感耦合等离子体（ICP）作为离子源，以质谱进行检测的无机多元素分析技术。主要用于多种元素的同时测定，并可与其他色谱分离技术联用，进行元素价态分析。被分析样品由载气（氩气）引入雾化系统雾化后，以气溶胶形式进入等离子体中心区，在高温和惰性气体中去溶剂化、气化解离和电离，转化成带正电荷的正离子，经离子采集系统进入质谱仪，根据质荷比进行分离，根据元素质谱峰强度测定样品中相应元素的含量。

本法灵敏度高、谱线简单、干扰少、精密度高，适用于各类药品中从痕量到微量元素的分析，尤其是痕量重金属元素的测定。

（一）ICP-MS 联用仪结构

电感耦合等离子体质谱仪由样品引入系统、电感耦合等离子体离子源（ICP 离子源）、接口及离子聚焦系统、质量分析器和检测系统等组成，其他支持系统有真空系统、冷却系统、气体控制系统、计算机控制及数据处理系统等。

1. 样品引入系统　ICP 要求所有样品以气体、蒸气和细雾滴的气溶胶或固体小颗粒的形式进入中心通道气流中。按样品的状态不同分为液体气溶胶、气体或固体粉末进样系统，通常采用液体气溶胶进样系统的气动雾化方式，其主要组成包括蠕动泵、雾化器、雾化室等部分。样品溶液经蠕动泵送入雾化器，在载气作用下形成小雾滴并进入雾化室，大雾滴碰到雾化室壁后被排除，只有小雾滴可进入等离子体离子源，再由载气带入 ICP 离子源。雾化室应保持稳定的低温环境，并应经常清洗。

2. 电感耦合等离子体离子源　其作用是产生等离子体焰炬并使样品离子化。电感耦合等离子体的"点燃"，需具备持续稳定的高纯氩气（纯度应不小于99.99%）、炬管、感应圈、高频发生器、冷却系统等条件。样品气溶胶被引入等离子体离子源，在6 000～10 000K的高温下，发生去溶剂、蒸发、解离、原子化、电离等过程，转化成带正电荷的正离子。

3. 接口及离子聚焦系统　接口系统的功能是将等离子体中的样品离子有效地传输到质谱仪，并使工作系统由常压状态过渡到真空状态，是ICP和MS联用的关键部件。接口包括采样锥和截取锥，两锥体由镍或铂制成，同轴，相距6～7mm。采样锥的作用是把来自等离子体中心通道的载气流，即离子流大部分吸入锥孔，进入第一级真空室（10^{-2}Pa）并被冷却，截取锥的作用是选择来自采样锥孔的膨胀射流的中心部分，并让其通过截取锥进入下一级真空室（10^{-4}Pa），正离子与电子、分子等在此分离且被加速。

位于截取锥后面高真空区里的离子聚焦系统的作用是将来自截取锥的离子聚焦到质量滤过器，阻止中性原子进入并消除来自ICP的光子通过。

4. 质量分析器与检测器　质量分析器通常为四级杆分析器，可以实现质谱扫描功能，将不同质荷比的离子分开最终引入检测器。通常使用的检测器是双通道模式的电子倍增器，将离子转换成电子脉冲，然后由积分线路计数。电子脉冲的大小与样品中分析离子的浓度有关，通过与已知浓度的标准比较，实现未知样品中痕量元素的定量分析。双模式检测器采用脉冲计数和模拟两种模式，可同时测定同一样品中的低浓度和高浓度元素。检测低含量信号时，检测器使用脉冲模式，直接记录撞击到检测器的总离子数量；当离子浓度较大时，检测器则自动切换到模拟模式进行检测，以保护检测器，延长使用寿命。测定中应注意设置适当的检测器参数，以优化灵敏度，对双模式检测信号（脉冲和模拟）进行归一化校准。

5. 其他支持系统　真空系统由机械泵和分子涡轮泵组成，用于维持质谱分析器工作所需的真空度。冷却系统的功能为有效地排出仪器内部的热量，包括排风系统和循环水系统，循环水温度和排风口温度应控制在仪器要求范围内。气体控制系统运行应稳定，氩气的纯度应不低于99.99%。

（二）干扰和校正

电感耦合等离子体质谱法测定中的干扰大致可分为两类：一类是质谱型干扰，主要包括同质异位素、多原子离子、双电荷离子；另一类是非质谱型干扰，主要包括物理干扰、基质效应、记忆效应等。

干扰的消除和校正方法有优化仪器参数、内标校正、干扰方程校正、碰撞反应池技术、稀释校正、标准加入法等。

（三）测定方法与应用

1. 测定方法　样品的处理与其他原子光谱类似，一般需溶解制成样品溶液。几乎所有的中药样品都必须采用适当的方法如消化、微波消解等分解有机成分，将待测元素转化成无机态再进行分析。

微波消解法可作为固体样品消解的首选方法，硝酸是样品制备的首选酸；液体样品根据样品的基质、有机物含量和待测元素含量等情况，可选用直接分析、稀释或浓缩后分析、消化处理后分析等不同的测定方式。供试品溶液制备时应同时制备试剂空白,标准溶液的介质和酸度应与供试品溶液保持一致。

对待测元素,目标同位素的选择一般需根据待测样品基质中可能出现的干扰情况,选取干扰少、丰度较高的同位素进行测定;有些同位素需采用干扰方程校正;对于干扰不确定的情况亦可选择多个同位素测定,以便比较。常用测定方法包括以下几种。

(1)标准曲线法:在选定的分析条件下,测定待测元素的 3 个或 3 个以上含有不同浓度的标准系列溶液(标准溶液的介质和酸度应与供试品溶液一致),以选定的分析峰的响应值为纵坐标、浓度为横坐标,绘制标准曲线,计算回归方程,相关系数应不低于 0.99。测定供试品溶液,从标准曲线或回归方程中查得相应的浓度,计算样品中各待测元素的含量。

在同样的分析条件下进行空白试验,根据仪器说明书的要求扣除空白干扰。

(2)内标校正的标准曲线法:在标准溶液、供试品溶液和试剂空白中添加相同浓度的内标元素,以标准溶液待测元素分析峰响应值与内标元素参比峰响应值的比值为纵坐标、浓度为横坐标,绘制标准曲线,计算回归方程。利用供试品中待测元素分析峰响应值和内标元素参比峰响应值的比值,扣除试剂空白后,从标准曲线或回归方程中查得相应的浓度,计算样品中各待测元素的含量。使用内标可有效地校正响应信号的波动,内标校正的标准曲线法为最常用的测定法。

选择内标时应考虑如下因素:待测样品中不含有该元素;与待测元素质量数接近;电离能与待测元素电离能相近;元素的化学特性。内标可以通过在每个样品和标准溶液中分别加入,也可通过蠕动泵在线加入。

(3)标准加入法:取同体积的待测供试品溶液 4 份,分别置 4 个同体积的量瓶中,除第 1 个量瓶外,在其他 3 个量瓶中分别精密加入不同浓度的待测元素标准溶液,分别稀释至刻度,摇匀,制成系列待测溶液。在选定的分析条件下分别测定,以分析峰的响应值为纵坐标、待测元素加入量为横坐标,绘制标准曲线,将标准曲线延长交于横坐标,交点与原点的距离所相应的含量,即为供试品取用量中待测元素的含量,再以此计算供试品中待测元素的含量。此法仅适用于第(1)法中标准曲线呈线性并通过原点的情况。

2. 应用

(1)无机元素分析:中药中无机成分的定性、定量分析;中药生产中引入的 Pb、AS、Hg、Cd、Cu 等元素的定量检测。

(2)元素形态分析:形态是指元素的存在状态,即是游离态还是结合态,是有机态还是无机态,以及存在价态等。

第二章同步练习

第二章知识拓展

(梁 洁 胡亚楠 黄占波)

第三章　中药鉴别分析方法

　　中药鉴别分析是利用植(动)物形态学、解剖学、化学及分子生物学等的技术和方法对中药材与饮片、中药制剂中的组成药味进行定性分析,从而做出真伪的判定。中药鉴别分析是中药分析的首要任务,只有在真伪鉴别合格的情况下,再进行中药的检查与含量测定才有意义。中药鉴别分析的方法主要有性状鉴别、显微鉴别、理化鉴别和DNA分子鉴别等。

第一节　性状鉴别

　　性状鉴别(macroscopic identification)又称"传统经验鉴别"或"经验鉴别",是以眼观、手摸、鼻闻、口尝、水试、火试等简便的方法,对中药的形、色、气、味等外观性状进行鉴别,从而确定中药真伪的方法。性状鉴别法具有简单、快速、实用的特点,虽然新的鉴定方法层出不穷,但是它始终在鉴别分析中占据不可取代的重要地位。

一、中药材性状鉴别

　　中药材性状鉴别的内容,通常包括形状、大小、色泽、表面、质地、断面、气、味、水试、火试等内容。

　　1. 形状　指药材的外观形状。一般来说,药材的形状比较固定,且与药用部位有关,如根类药材多呈圆柱形、圆锥形或纺锤形,皮类药材多呈卷筒状或板片状,果实种子类药材多为类球形或扁球形等。传统的经验鉴别对一些药材的特殊形态有形象的描述术语,如党参根头部有多数瘤状突起的茎痕及芽,习称"狮子盘头",海马的外形特征习称"马头蛇尾瓦楞身"等。

　　2. 大小　指药材的长短、粗细、厚薄或直径。药材的大小一般在一定的幅度范围内,也允许个别高于或低于规定数值的情况。

　　3. 色泽　指在日光下观察的药材颜色及光泽度。药材的色泽一般较为固定,如黄连色黄、丹参色红、紫草色紫、玄参色黑等。药材的色泽发生改变,除了品种问题,也可能是由于贮藏时间过长或贮藏不当而出现的褪色、颜色加深或变色等现象,总之药材的色泽改变通常表明药材的品质发生了变化。

　　4. 表面　指药材表面的特征,是光滑或粗糙,有无皱纹、皮孔、钉刺或毛茸等附属物。如羌活表面环节紧密似蚕、白芷有皮孔样横长突起、枇杷叶下表面密被黄色绒毛、海桐皮外表面有钉状物等,都是重要的鉴别特征。

5. 质地 指药材的轻重、软硬、坚实或松泡,以及黏性、粉性、纤维性、油润性、角质样等质地特征,其与药材的组织构造,所含糖、黏液、淀粉等物质,以及加工方法等有关,如何首乌"体重、质坚实"、南沙参"松泡"、山药"粉性"、当归"油润"等。对富含淀粉或其他多糖类的药材,经蒸、煮等加工后,淀粉或多糖会发生糊化,质地由粉性变为角质样,如红参、天麻等。

6. 断面 指药材折断面的特征,也包括折断时的现象。断面特征反映了药材的内部构造特点,特别是维管束的类型、分泌组织、机械组织的分布等。如根类药材通常具有次生构造,断面上可见一圈形成层环纹,且自中心向外具有放射状纹理;而根类的异型构造也能在断面上表现出来,如何首乌皮部的"云锦花纹"、商陆的"罗盘纹"、牛膝的"筋脉点"都是异型维管束的特征;苍术断面上有多数大型油室,内含红棕色挥发油,习称"朱砂点";杜仲含有橡胶质,折断时断面有致密的白色胶丝;甘草含较多淀粉粒和纤维,折断时有粉尘散落,断面呈不整齐纤维性;黄柏韧皮部纤维发达,断面上纤维呈片层状排列。

7. 气 指某些药材具有的特殊香气或臭气,与药材所含的挥发性成分有关,如当归、川芎、薄荷、广藿香、生姜、砂仁等都具有各自特殊的气,可作为药材的鉴别特征。辨别药材的气时,可直接嗅闻,或在折断、破碎、搓揉或用热水湿润后进行。

8. 味 指药材实际的口尝滋味,与其所含的化学成分有关,如黄连、麻黄等含生物碱类成分,多味苦;山楂、乌梅等含有机酸类成分,多味酸;地榆、五倍子等含鞣质较多,味涩;甘草含甘草甜素、蜂蜜含糖,故味甜;干姜含姜辣素而味辣等。有毒中药多含刺激性成分,通常麻舌而刺喉,如天南星、半夏、盐附子等,在口尝有毒药材时,应注意防止中毒。

9. 水试 利用某些药材在水中或遇水出现沉浮、溶解,以及发生颜色、荧光、透明度、膨胀性、黏性、酸碱性变化等特殊现象,用以鉴别的方法。如沉香沉水,秦皮热水浸出液在日光下显碧蓝色荧光,葶苈子遇水变黏滑等。这些现象常与药材所含的化学成分或组织构造有关。

10. 火试 利用某些药材用火烧能产生特殊的气味、颜色、烟雾、闪光或响声等现象,作为鉴别特征。如海金沙火烧有爆鸣声及闪光;青黛火烧产生紫红色烟雾;沉香燃烧时有浓烟及强烈香气,并有黑色油状物渗出等。

另外,动物类药材多以动物全体或其器官或代谢产物、分泌物入药。动物类药材的鉴别,需应用动物分类学、解剖学知识,对动物各部分如肌肉、骨、皮肤、毛、角等的器官组织形态进行观察。传统的鉴别经验至今仍然是动物药材鉴别重要且有效的手段,一些经验鉴别术语形象地概括了动物药材性状鉴别特点。如"乌金衣"专指天然牛黄表面具有的黑色光亮薄膜;"当门子""顶指""冒槽""银皮""油皮"专指麝香的主要性状特征;"通天眼"特指羚羊角对光透视,上半段中央有一条隐约可辨的细孔直通角尖。

矿物类药材主要观察结晶形状和习性、颜色、透明度、光泽、硬度、脆性、延展性、弹性、磁性、比重、解理、断口、气味等特征。

二、饮片性状鉴别

饮片在加工过程中经过了切制和加入不同辅料炮制,改变了原药材的形状、大小、颜色、气味等诸多性状特征,因此饮片鉴别与完整药材的鉴别有联系,但又不完全等同于完整的中药材。除了药材本身的性状外,辅料和炮制加工过程是影响饮片外观和质量的重要因素,鉴别饮片时要求熟悉各种药材的常见炮制加工方法和所用辅料。

饮片性状的鉴别项目包括形状、大小、色泽、质地、断面特征、气味等。

1. 形状与大小 饮片均经切制成为片或段。常见的片或段有圆片(如白芷、白芍、泽泻等)、长方形片(如葛根、杜仲等)、斜片(如黄芪等)、条状片(多为皮类药材及叶类药材,如丹皮、厚朴、枇杷叶等)、段状片(多为草本类及细长枝条根,如荆芥、紫苏、牛膝等)。果实、种子一般为类圆球形(如五味子,扁圆形;酸枣仁,心形)等,大的果实类常切成类圆形片(如枳壳、枳实、槟榔)等。

中药饮片片型的长短厚薄,是饮片规格、质量的一项重要指标。根据《中国药典》(2020年版)的规定,切制后的片形应均匀、整齐、色泽鲜明、表面光滑、无污染、无泛油、无整体、无枝梗、无连刀、无掉边、无翘边等。片形及大小应符合《中国药典》(2020年版)及《全国中药炮制规范》的规定,片厚0.5mm以下为极薄片,1~2mm为薄片,2~4mm为厚片;段长应为10~15mm;块应为边长8~12mm方块;皮类丝宽2~3mm,叶类丝宽5~10mm。有些地方性的中药炮制规范会有所补充,如片厚2~4mm为中片,4~5mm为厚片,段长5~10mm为短段、10~15mm为中段、30mm为长段等,各地区中药炮制规范具体尺寸略有不同。

2. 色泽 中药饮片的色泽常作为炮制程度及内在质量的标志之一。《中药饮片质量标准通则(试行)》规定,各炮制品的色泽除应符合该品种的标准外,色泽要均匀。炒黄品、麸炒品、蜜炙品等含生片、糊片不得超过2%;炒焦品含生片、糊片不得超过3%;炒炭品含生片和完全炭化者不得超过5%;蒸制品应色泽黑润,内无生心,含未蒸透者不得超过3%;煮制品含未煮透者不得超过2%,煨制品含未煨透者及糊片不得超过5%;煅制品含未煅透者及灰化者不得超过3%等。

3. 质地 与辅料和炮制方法密切相关,一般经蒸煮过的药材质地常出现角质样或油润或带黏性,蜜制的药材常有黏性,麸炒的药材表面有面粉等。

4. 断面 断面特征是饮片鉴别主要的观察点,饮片大多为横切片,药材横切面上的组织构造特征对于饮片鉴别尤为重要,常是区别易混淆饮片的重要依据。具体鉴别内容类似于中药材性状鉴别中的断面鉴别。

5. 气、味 饮片的气和味与炮制方法和辅料有关,蜜制的带有甜味,酒制的有酒味,醋制的有醋味、口尝有酸味等。

中药制剂的性状鉴别主要包括制剂的外观及内容物的形态、颜色、气味等。不同剂型的药物性状鉴别的主要特征不同,一般应按照《中国药典》(2020年版)附录制剂通则项下对应剂型的要求和药品说明书进行鉴别。

第二节 显微鉴别

显微鉴别(microscopic identification)系指利用显微镜观察中药的显微特征,如动植物药的组织、细胞或内含物,矿物药的晶型结构及光学特性等特征,来鉴别中药真伪的方法。

一、显微鉴别的内容

显微鉴别包括组织鉴别、粉末鉴别和显微化学反应。

1. 组织鉴别　通过观察植(动)物器官各种切面上的组织构造、细胞形状、内含物形态等特征来鉴别中药的真伪,适合于能提供完整植(动)物器官的药材样品,常做横切片或纵切片。

2. 粉末鉴别　观察药材粉末中的组织碎片特征、细胞形态及内含物来进行鉴别,适合于破碎的、粉末状的药材、饮片,或含药材原粉的中药制剂的鉴别。粉末制片需根据所观察的显微特征选择不同的封藏液和装片方法。

3. 显微化学反应　将中药的粉末、切片或浸出物,置于载玻片上,滴加某些化学试剂使之产生结晶、沉淀或发生颜色变化,在显微镜下观察反应现象,从而鉴别中药的方法。如黄连粉末滴加稀盐酸,镜检可见针簇状小檗碱盐酸盐结晶析出;丁香切片滴加 3% 氢氧化钠的氯化钠饱和溶液,镜检可见油室内有针状丁香酚钠的结晶析出。显微化学反应还可用于细胞内含物鉴定及细胞壁性质检查。

二、显微制片方法

显微鉴别需将待鉴别的材料制作成相应的显微制片来进行观察。常见的显微制片及其制片方法如下。

1. 组织切片　可作横切片或纵切片。选取中药材、饮片有代表性的部位,经软化处理后,用徒手或滑走切片法,切成 10~20μm 的薄片,必要时可用石蜡包埋后切片或冰冻后切片。主要观察植物器官切面上的组织构造、维管束类型及细胞内含物等特征。

2. 表面制片　鉴定叶、花、果实、种子、全草等类中药时,可取叶片、萼片、花冠、果皮、种皮或草质茎表皮,加适宜的试液,制成表面片,观察表皮细胞、气孔及毛茸的形态。

3. 解离组织片　如需观察细胞的完整形态,尤其是纤维、石细胞、导管、管胞等细胞彼此不易分离的组织,需利用化学试剂使细胞壁的胞间层溶解、细胞彼此分离。如样品中薄壁组织占大部分,木化组织少或分散存在的,可用氢氧化钾法;样品坚硬木化较多或集成群束的,可用硝铬酸法或氯酸钾法。

4. 粉末制片　将待鉴别的材料粉碎成粉末,过四号或五号筛,挑取少许置载玻片上,根据待观察的显微特征,选择不同的封藏液和装片方法。一般用甘油醋酸试液或蒸馏水装片观察淀粉粒,可同时利用偏光显微镜观察未糊化淀粉粒的偏光现象;用稀甘油装片观察糊粉粒、淀粉粒、油滴、树脂等;用水合氯醛液装片,不加热可立即观察菊糖,若加热透化可溶解淀粉粒、蛋白质、叶绿体、树脂、挥发油等,并使已收缩的细胞膨胀、细胞组织清楚,用于观察组织碎片、细胞、导管、石细胞、纤维、晶体等。

5. 花粉粒与孢子制片　取花粉、花药(或小的花朵)、孢子或孢子囊群(干燥供试品浸于冰醋酸中软化),用玻璃棒研碎,经纱布滤过至离心管中,离心,取沉淀加新鲜配制的醋酐与硫酸(9∶1)混合液 1~3ml,置水浴上加热 2~3 分钟,离心,取沉淀,用水洗涤 2 次,取少量沉淀置载玻片上,滴加水合氯醛试液,盖上盖玻片,或加50%甘油与1%苯酚各1~2滴,用品红甘油胶[取明胶1g,加水6ml,浸泡至溶化,再加甘油7ml,加热并轻轻搅拌至完全混匀,用纱布滤过至培养皿中,加碱性品红溶液(碱性品红0.1g,加无水乙醇600ml及樟油80ml,溶解)适量,混匀,凝固后即得],封藏。

6. 磨片制片　坚硬的动物、矿物类药,除可以直接粉碎制成粉末制片外,还可采用磨片法制片。选取厚度约1~2mm的供试材料,置粗磨石(或磨砂玻璃板)上,加适量水,用示指、中指夹住或压住材料,在磨石上往返磨砺,待两面磨平,且厚度约数百微米时,将材料移置细磨石上,加水,用软木塞压在材料上,往返磨砺至透明,用水冲洗,再用乙醇处理和甘油乙醇试液装片。

三、显微观察与结果记录

1. 组织特征的观察与描述　组织特征特别是横切面组织特征的观察与描述,一般是由外向内依次进行,如双子叶植物茎的初生构造由外向内依次为表皮、皮层和中柱三个部分。

在观察与描述中,首先注意各部分的位置、形态、有无其他组织分布等特征。其次应注意各种细胞及其内含物的颜色、形状、大小。颜色是指在显微镜下所见到的颜色。形状一般指在显微切片中所见到的平面形状。大小指在显微镜下用目镜测微尺测量的数据,一般取直径(椭圆形、长方形均量短径),如长度有鉴别意义,可加长度数据。导管、分泌细胞的直径常指外径;分泌腔、分泌道的直径常指内径;当目的物的大小差异很小时,可记载1个数字,如直径约50μm;当目的物的大小有一定差距时,可记载最小值与最大值,如直径为15~40μm(50μm),括号内的数字表示少数目的物的大小数字;若目的物的大小差距很大时,可记载最小值、常见值和最大值,如长20~40~80μm。

2. 粉末特征的观察与描述　粉末制片在显微镜下观察时,可见到多种组织碎片、细胞及内含物的特征。描述方法同上,在描述顺序上,一般可以按照"先多后少"或"先特殊后一般"的原则进行。

3. 显微测量　显微测量是指在显微镜下用目镜测微尺测量细胞和后含物的大小。先将目镜测微尺用载台测微尺标化,计算出每一小格的微米数,应用时将测得目的物的小格数,乘以每一小格的微米数,即得欲测定物的大小。测量微细物体时宜在高倍镜下进行,因在高倍镜下目镜测微尺的每一格的微米数较少,测得的结果比较准确,而测量较大物体时可在低倍镜下进行。

4. 结果记录　显微鉴定结果的记录,除用文字描述之外,还需附图说明。显微特征图分简图与详图两种。简图是指用不同的描绘方式或符号来表示不同的组织结构与分布,按照植物组织各部分的真实构造显示其结构及相关比例,并标明图题和图注。详图是显微镜下所观察目的物的真实图像,可使用显微摄影装置采集,也可用显微绘图法绘制。

第三节　理化鉴别

中药的理化鉴别是指利用物理或化学的方法,对中药中所含主要化学成分或有效成分进行定性分析,以鉴别其真伪。

中药所含化学成分复杂，类型多样，且待测成分含量低，在分析时常常相互干扰。因此，一般应根据待测定成分的结构、性质及共存物的干扰情况，建立专属性强、灵敏度高、简便快速、结果准确的鉴别方法。目前用于中药理化鉴别的方法主要有物理常数测定法、化学反应法、光谱法和色谱法。需要注意的是，由于中药所含化学成分易受药材的品种、产地、采集加工、炮制等多因素的影响，即使同一中药不同批次的样品之间，其理化特征也可能有一定的差异；某些理化鉴别方法的专属性较差，容易出现假阳性或假阴性结果。因此，中药的理化鉴别仍需与性状鉴别、显微鉴别等方法相结合，全面比较，综合评价，才能得到正确的结论。现简要介绍几种常用的中药理化鉴别方法。

一、物理常数法

物理常数包括相对密度、旋光度、折光率、凝固点、熔点、膨胀度、pH 值等，测定某些特定的物理常数对于鉴别挥发油类、油脂类、树脂类、液体类和加工品类药材的真实性和纯度的判定具有重要的意义。

1. 相对密度　指在相同的温度、压力条件下，某物质的密度与水的密度之比。某些中药具有一定的相对密度，药材纯净度变化，相对密度会随之改变，因此测定相对密度，可以检查中药的纯杂程度。如《中国药典》（2020 年版）规定蜂蜜的相对密度应在 1.349 以上，当蜂蜜中含水量过多时，会影响其黏稠度，使相对密度降低。

2. 旋光度　平面偏振光通过含有某些光学活性化合物的液体或溶液时，能引起旋光现象，使偏振光的平面发生旋转。旋转的度数，称为旋光度。旋光度可以用于鉴别或检查光学活性药品的纯杂程度。如《中国药典》（2020 年版）规定八角茴香油在 20℃时的旋光度为 $-2°\sim +1°$。

3. 折光率　指光线在空气中进行的速度与在供试品中进行速度的比值。物质的折光率因温度或入射光波长的不同而改变，透光物质的温度升高，折光率变小；入射光的波长越短，折光率越大。测定折光率可区别不同的油类或检查某些药品的纯杂程度。《中国药典》（2020 年版）对所收载的植物油类提取物都规定了折光率，如规定丁香罗勒油的折光率为 1.530～1.540；八角茴香油的折光率应为 1.553～1.560；广藿香油的折光率应为 1.503～1.513。［注：除另有规定外，《中国药典》（2020 年版）中折光率测定的供试品温度为 20℃。］

4. 凝点　指一种物质由液体凝结为固体时，在短时期内停留不变的最高温度。某些中药具有一定的凝点，纯度变更，凝点亦随之改变。测定凝点可以区别或检查中药的纯杂程度。如《中国药典》（2020 年版）规定八角茴香油的凝点应不低于 15℃。

5. 熔点　指一种物质由固体熔化成液体的温度，熔融同时分解的温度，或在熔化时自初熔至全熔的一段温度。某些化学成分较单一的固体中药具有一定的熔点，测定熔点可以区别或检查中药的纯杂程度。如《中国药典》（2020 年版）规定天然冰片（右旋龙脑）熔点为 204～209℃，艾片（左旋龙脑）熔点为 201～205℃，冰片（合成龙脑、外消旋体）熔点为 205～210℃。

6. 膨胀度　是衡量药材膨胀性质的指标，指按干燥品计算，每 1g 药材在水或其他规定溶剂中，在一定的时间与温度条件下膨胀后所占的体积（ml），主要用于含黏液质、胶质或半纤维素类的药材。药材所含黏液、果胶、树胶等可吸水膨胀，膨胀的程度与其所含黏液、果胶、树胶等物质的量成正比关系,可通过膨胀度进行鉴别。如南葶苈子和北葶苈子从外观性状上较难区分,但南葶苈子的膨胀度较小(不低于3),北葶苈子的膨胀度较大(不低于12),可通过膨胀度鉴别二者;又如哈蟆油的膨胀度应不低于55,其伪品均达不到该限度值,可由此区别。

二、化学反应法

化学反应法是利用中药中含有的化学成分与适宜的试剂发生化学反应,根据所产生的现象(产生特殊气味、发生颜色变化、生成沉淀或结晶等)来判断化学成分的存在,以此鉴别中药的真伪。

对于矿物药或制剂中所含的矿物药,可根据其所含有的阳离子或阴离子的性质,采用《中国药典》(2020年版)"一般鉴别试验"项下的方法进行鉴别。如芒硝的水溶液显钠盐与硫酸盐的鉴别反应。

对于含有机成分的中药,常根据该有机化合物结构中官能团的化学性质进行鉴别。反应多在试管中进行,或在药材切面或粉末上滴加各种试剂进行观察。如含生物碱的药材提取液加入生物碱沉淀试剂可产生橘红色、橙黄色或黄白色沉淀等;含蒽醌的药材提取液遇碱液时溶液可变成橙色、红色或蓝色;含黄酮类的药材醇提液加入镁粉及浓盐酸时溶液可变成橙色、红色等。

为了提高化学反应法鉴别的专属性,应注意:①慎用专属性不强的化学反应,如三氯化铁显色反应、泡沫产生反应等,因为中药中酚类、蛋白质类成分较为普遍存在;②样品应进行必要的纯化处理,根据被鉴别成分和干扰成分的理化性质差异,对样品进行分离、纯化,以除去干扰鉴别反应的物质;③应设计阳性对照和阴性对照试验,对拟定的方法进行专属性考察,防止出现假阳性和假阴性;④应明确化学反应条件,如试液的浓度、反应温度、反应时间及pH值等。

随着分析方法和技术的发展,化学反应鉴别法由于其专属性不强逐渐成为一种辅助的鉴别手段,常与其他鉴别方法相结合来提高其鉴别能力。

三、光谱鉴别法

光谱鉴别法是利用中药特定的吸收、发射、散射等光谱特征,判断中药真伪的分析方法。目前用于中药鉴别的光谱法主要有荧光光谱法、紫外-可见光谱法、红外光谱法、X射线衍射法、质谱法等。由于中药是多成分共存的复杂化学体系,所得光谱的专属性和特征性不强,常规光谱鉴别方法在中药鉴别中的应用受到一定限制。新的光谱技术和化学计量学的应用,可将中药作为一个整体,经适宜的预处理后,测定混合物光谱图,以整体图谱特征作为鉴别的依据。整体图谱反映了中药整体信息特征,避免了单一成分鉴别的片面性,在中药鉴别中的应用已日趋广泛。

(一)荧光光谱法

荧光光谱法是利用中药中的某些化学成分在紫外-可见光的照射下能发射一定颜色荧光的特性,作为中药鉴别的依据。有些本身不具有荧光的成分,经加酸、碱处理或其他化学方法处理后也可产生特征荧光供鉴别之用。常见的方法有以下几种。

1. 直接观察法 将药材或饮片切片直接置于一定波长（254nm 或 365nm）的荧光灯下观察断面或切面的荧光，该法适用于对荧光反应敏感的中药。如《中国药典》（2020 年版）规定，山麦冬的薄片在紫外光灯（365nm）下观察应显浅蓝色荧光。

2. 间接观察法 将中药用适当溶剂浸渍提取后，再进行荧光观察。如《中国药典》（2020 年版）规定，秦皮的热水浸出液在日光下可见碧蓝色荧光；银柴胡的无水乙醇提取液在紫外光灯（365nm）下观察应显亮蓝微紫色的荧光。

3. 荧光显微镜观察法 利用荧光显微镜观察药材的荧光，有时可观察到化学成分在植物组织部位中的分布情况。如黄连含小檗碱，其饮片在紫外灯下显金黄色荧光，特别是在木质部尤为显著，提示木质部中小檗碱含量较高。

4. 色谱 - 荧光观察法 先将样品进行薄层色谱分离，再置荧光灯下观察。此法是薄层色谱常用的检识方法。

荧光光谱法具有灵敏度高、操作简便等特点，适用于具有共轭双键体系及芳香环分子，如香豆素、黄酮、蒽醌等成分的中药鉴别。对于少数中药材或某些化学成分的鉴别具有较好的专属性。《中国药典》（2020 年版）收载的山麦冬、广枣、地枫皮、芦荟、珍珠、茜草、秦皮、银柴胡、香加皮、紫石英、天王补心丹、益气维血颗粒、安神补脑液等均采用了荧光光谱法进行鉴别。

（二）紫外 - 可见光谱法

紫外 - 可见光谱法是利用中药中某些化学成分在紫外 - 可见光区（200～800nm）有特征吸收，产生吸收光谱，根据吸收光谱的特征来鉴别中药的真伪。紫外 - 可见光谱具有加和性，中药的紫外 - 可见光谱是各组分特征吸收光谱叠加而成，对于同一种药材或组分相同的制剂，应具有相同的吸收光谱。《中国药典》（2020 年版）中八角茴香、人工牛黄、阿魏、香加皮、罂粟壳、银柴胡、木香槟榔丸、灯盏花素、穿心莲内酯、岩白菜素、血脂康片（胶囊）、保心片、山楂核精等采用了紫外 - 可见光谱进行鉴别。鉴别前常需对样品进行适当处理，再测定其吸收光谱，以吸收波长、吸收系数或吸光度比值等光谱参数作为鉴别依据。如《中国药典》（2020 年版）收载银柴胡的鉴别，本品甲醇提取液在 270nm 波长处应有最大吸收；西红花的鉴别，本品甲醇提取液在最大吸收波长 458nm 与 432nm 处的吸光度比值应为 0.85～0.90（伪品西红花则无上述特征吸收）。

该方法具有操作简便、快速、样品用量少、易普及等优点，但由于方法本身没有分离能力，故专属性稍差。

（三）红外光谱法

红外光谱法是利用中药中某些化学成分在红外光区有特征吸收，产生吸收光谱，根据吸收光谱的特征来鉴别中药的真伪。中药的红外光谱是其所含成分各基团吸收峰的叠加，但只要中药中各化学成分相对稳定、样品处理方法一致，其红外光谱也应相对稳定，因此具有一定的特征性，可用于中药的鉴别。根据波长范围不同，可将红外光谱分为近红外光谱（波数为 12 500～4 000cm⁻¹）、中红外光谱（波数为 4 000～400cm⁻¹）和远红外光谱（波数为 400～10cm⁻¹）。

1. 中红外光谱 常简称为"红外光谱"。红外光谱法具有取样量小、操作简便迅速等特点，但由于中药所含化学成分的复杂性，各成分吸收峰相互干扰，往往表现出较高的相似度而难以区分，使得单纯的红外光谱法鉴别中药存在一定的局限性。红外光谱鉴别中药的关键是如何将具有差异性的化学成分富集，使其表现在红外光谱上，所以，测定前样品的预处理很重要。样品预处理主要有以下两种方法。

（1）直接粉末法：取中药粉末，与溴化钾在研钵中混合均匀后压片，以红外分光光度计扫描红外光谱图，与对照物红外光谱图谱比较进行鉴别。

（2）溶剂提取法：先采用有机溶剂对中药进行提取，再测定所得到的不同极性的提取物的红外光谱，与对照提取物红外光谱图谱比较进行鉴别。由于中药的化学成分复杂，各物种之间的差异性成分常被含量较大的相似成分遮掩，直接粉末法很难达到鉴别药材的目的，此时可采用多种不同极性的溶剂依次对同一药材或制剂进行提取，得到不同化学极性的部位（提取物），使差异性成分被遮掩的机会大为降低，而在某一极性部分或几部分的红外光谱中表现出来。例如羌活（*Notopterygium incisum* Ting ex H. T. Chang 的根茎和根）在 1 739cm⁻¹、1 428cm⁻¹、1 076cm⁻¹、863cm⁻¹ 和 764cm⁻¹ 处有明显吸收峰，而宽叶羌活（*N. franchetii* H. de Boissieu 的根茎和根）在此处的吸收峰不明显。宽叶羌活在 1 719cm⁻¹、1 607cm⁻¹、1 444cm⁻¹、823cm⁻¹ 和 775cm⁻¹ 处的吸收峰明显，而羌活在此处的吸收峰不明显（图 3-1）。

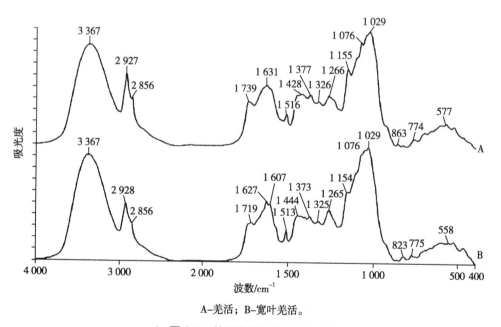

A-羌活；B-宽叶羌活。

● 图 3-1　羌活类药材的红外光谱图

2．近红外光谱　近红外光谱法是应用化学计量学方法将近红外光谱反映的样品结构或性质信息与标准方法测得的信息建立校正模型，从而实现对中药的快速鉴别。

与红外光谱法比较，近红外光谱法有如下特点：①操作简单，样品无须处理，可直接分析，不需要任何化学试剂，不污染环境；②快速高效，分析 1 个样品只需数秒至数十秒，一次测试可以同时测定多种成分和指标；③可在线连续分析，利用不同的光纤探头可实现中药生产工艺的在线连续分析监控。

近红外光谱技术是近期发展最为迅速的中药光谱鉴定技术之一，已经在药材真伪鉴别、有效成分快速测定、中药制剂生产过程在线质量控制等方面得到较多应用。例如，丽江麻黄 *Ephedra likiangensis* Florin 与《中国药典》（2020 年版）收载的 3 种正品麻黄（草麻黄、中麻黄或木贼麻黄）性状相似，容易混淆。利用傅里叶变换近红外光谱仪测得它们的近红外光谱如图 3-2，图中显示出混淆品种丽江麻黄与药典收载麻黄药材具有较强的相似性。选择 6 900～6 500cm⁻¹ 和 5 200～4 700cm⁻¹ 为建模光谱范围，采用 TQ Analyst 8.0 和 Matlab 8.0 等化学计量学计算软件建立的判别分析（discriminant analysis, DA）模型和对向传播人工神经网络（counter propagation artificial neural network, CP-ANN）模型，均可将药典收载麻黄药材与混淆品种丽江麻黄完全准确区分开来（图 3-3，彩图见 ER-3-1）。

ER-3-1

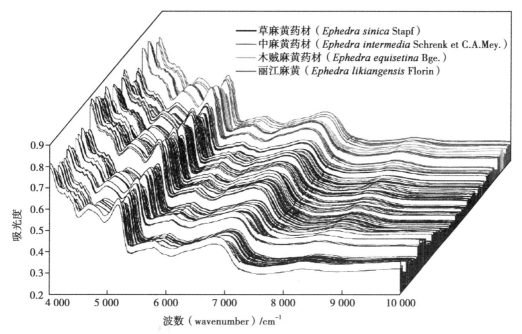

● 图 3-2　36 批药典收载麻黄药材样品和 3 批丽江麻黄的原始 FT-NIRDRS 光谱

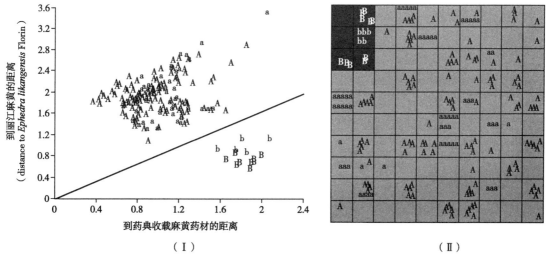

（Ⅰ）　　　　　　　　　　　　　　　　　（Ⅱ）

● 图 3-3　药典收载的麻黄药材与丽江麻黄的鉴别

Ⅰ- 药典收载麻黄药材与丽江麻黄的 DA 鉴别；Ⅱ- 药典收载麻黄药材与丽江麻黄的 CP-ANN 鉴别；A, a- 分别表示药典收载麻黄药材校正集和验证集的样品光谱；B, b- 分别表示丽江麻黄药材校正集和验证集的样品光谱。

（四）X射线衍射法

X射线衍射法是利用中药成分被X射线照射所产生的衍射图谱来对中药进行鉴别的方法。当对某物质（晶体或非晶体）进行衍射分析时，该物质被X射线照射产生不同程度的衍射现象，物质组成、晶型、分子内成键方式、分子的构型、构象等决定该物质产生特有的衍射图谱。如果物质是混合物（如中药材或中药制剂），则所得衍射图是各成分衍射效应的叠加，只要混合物组成恒定，该衍射图谱就可作为该混合物的特征图谱。对于同一种合格的药材，或处方相同、工艺规范、原料药材合格的中药制剂，即可获得相同的衍射图谱；而不同类的中药材或中药制剂由于所含成分不同，其衍射图谱亦各不相同，因此可用于中药材及中药制剂的鉴别。X射线衍射法获得的图谱信息量大、指纹性强、稳定可靠，所需样品少且无损伤。其中X射线衍射傅里叶指纹图谱既能反映中药的整体结构特征，又表现其局部变化，根据衍射图谱的几何拓扑图形及特征标记峰值可实现鉴别。因此在中药鉴别中具有广阔的应用前景。

（五）质谱法

质谱法可提供化合物分子质量和结构的信息，高分辨质谱仪可以测定物质的准确分子质量。在相同的仪器及分析条件下，直接进样或流动注射进样，分别测定对照品和供试品的质谱，观察特定m/z处离子的存在，可以鉴别药物、杂质或非法添加物。由于质谱法与其他检测方法相比，具有高灵敏度、高选择性、快速扫描等特点，使得中药中很多复杂成分能够同时被分析，因而在中药成分分析研究中的应用越来越广泛。实际工作中，多采用色谱-质谱联用仪[如气相色谱-质谱联用（GC-MS）、液相色谱-质谱联用（LC-MS）、超临界流体色谱-质谱联用（SFC-MS）、毛细管电泳-质谱联用（CE-MS）]或串联质谱仪（MS"）。如《中国药典》（2020年版）采用HPLC-MS法鉴别川楝子、苦楝皮、龟甲胶、阿胶等药材。在阿胶鉴别中，采用电喷雾正离子模式（ES I⁺），进行多反应监测（MRM），规定以质荷比（m/z）539.8（双电荷）→612.4和m/z 539.8（双电荷）→923.8离子对提取的供试品离子流色谱中，应同时呈现与对照药材色谱保留时间一致的色谱峰。

四、色谱鉴别法

色谱鉴别法又称层析法，是利用不同物质在流动相与固定相中的分配系数、吸附与解吸附或其他差异而实现分离，是中药化学成分分离和鉴别的重要方法之一。用于中药鉴别的色谱法有薄层色谱法、纸色谱法、气相色谱法、高效液相色谱法等。

（一）薄层色谱法

薄层色谱法系将供试品溶液和对照物品溶液点于同一薄层板上，在相同的条件下展开、显色，将所得供试品与对照物品的色谱图对比分析，即供试品色谱图中，在与对照物品色谱相应的位置上应显相同颜色（或荧光）的斑点，从而对中药进行鉴别的方法。薄层色谱可分为吸附薄层色谱和分配薄层色谱，应用时可根据被测成分的极性大小选择适当的薄层色谱。

薄层色谱法具有操作简便、专属性强、快速、经济、结果直观可视等优点，已成为目前最常用的中药鉴别方法。《中国药典》（2020年版）一部收载薄层色谱法鉴别多达4 300余项。由于薄层色谱是一个半开放系统,影响薄层色谱质量的因素较多,为了保证薄层色谱实验具有良好的重现性、准确性及分离度,必须进行规范化操作。

1. 操作步骤与方法

(1)供试品溶液的制备:薄层色谱法虽具有一定的分离能力,但对于成分复杂多样的中药而言,其分离能力有限,因此有必要对样品进行适当的提取、净化、浓缩,以除去干扰成分和避免背景污染,提高被测成分浓度,获得清晰的色谱图。配制供试液所用的溶剂黏度不宜太大,沸点适中,以利于点样;供试液浓度不宜过浓,否则展开时产生"绕行"现象,导致分离效果不佳或斑点不对称。

(2)对照物的选择:薄层色谱鉴别需要用标准物质作对照。常用的对照物有对照品、对照药材和对照提取物,均由中国食品药品检定研究院统一管理和销售。对照品系指单一化学成分,用于药品检验及仪器校准用的国家药品标准物质。对照药材系指基源明确、药用部位准确的优质中药材经适当处理后,用于中药材(含饮片)、提取物、中成药等鉴别用的国家药品标准物质。对照提取物系指经特定提取工艺制备的含有多种主要有效成分或指标性成分,用于中药材(含饮片)、提取物、中成药等鉴别或含量测定用的国家药品标准物质。一般情况下,选用对照品可满足薄层鉴别的需要,而有些情形则需要结合对照药材或对照提取物才能得到准确真实的实验结果。采用对照药材或对照提取物作为对照物,因其含有的化学成分更多,相当于同时采用多个对照品进行鉴别,故与单一对照品相比,其所得到的色谱图提供的信息量大,提高了鉴别的专属性。如薄层色谱法鉴别三妙丸中的黄柏,仅用小檗碱为对照品,则不能专属性地鉴别出黄柏(含有小檗碱成分的植物较多,如黄连、三颗针等),增设黄柏对照药材作对照,黄柏与其他中药所含化学成分不尽相同,所得色谱亦不相同,可以检验制剂投料的真实性,增加了鉴别的可靠性。

在建立中药制剂的薄层色谱鉴别方法时,必须采用阴、阳对照来验证鉴别方法的专属性。阳性对照液,也称对照药材溶液,系指将制剂中待鉴别某药味的对照药材按制剂供试品溶液的制备方法制成的溶液;阴性对照液系指从制剂处方中减去欲鉴别的某药味,其余各药味按制剂的制法制成阴性制剂,再按与供试品溶液相同的制备方法制成的溶液。若供试品色谱中,在与阳性对照色谱相应的位置上显相同颜色(或荧光)的斑点,而阴性对照色谱中,在与阳性对照色谱相应的位置上未显相同颜色(或荧光)的斑点,即表明该薄层色谱鉴别法具有专属性。

(3)薄层板的选择与制备:薄层板有市售薄层板和自制薄层板,薄层色谱常用的固定相有硅胶 G(含煅石膏)、硅胶 GF$_{254}$(含煅石膏及荧光素 F$_{254}$)、硅胶 H(不含煅石膏)或硅胶 HF$_{254}$,也可用十八烷基键合硅胶、聚酰胺、硅藻土、氧化铝、微晶纤维素等。按固定相粒径大小分为普通薄层板(10~40μm)和高效薄层板(5~10μm),后者的固定相粒度细,分离能力强,可根据样品成分复杂程度和分离难易程度来选用。

1)市售薄层板:又称"预制薄层板",具有固定相涂布厚薄均匀、重现性好等优点。一般临用前应在 110℃活化 30 分钟,聚酰胺薄膜不需活化。铝基片薄层板、塑料薄层板可根据需要进行剪裁,但需注意剪裁后的薄层板底边的固定相层不得有破损。

2)自制薄层板:除另有规定外,将 1 份固定相和 3 份水(或加有黏合剂的水溶液,如 0.2%~0.5% 羟甲基纤维素钠水溶液,或为规定浓度的改性剂溶液)在研钵中按同一方向研磨混合,去除表面的气泡后,倒入涂布器中,在玻璃板(应干燥、光滑、平整,洗净后不附水珠)上平稳地移动涂布器进行涂布(厚度为0.2~0.3mm),取下涂好薄层的玻璃板,置水平台上于室温晾干后,在110℃烘30分钟,随即置于盛有干燥剂的干燥器中备用。使用前检查其均匀度,在反射光及透视光下检视,表面应均匀、平整、光滑,并且无麻点、气泡、破损及污染。

(4)点样:通常在干燥洁净的环境中用点样器或专用毛细管点样于薄层板上,一般点成圆点状;当点样体积较大时,可点成窄细的条带状,以提高薄层的载量,避免因超载而产生拖尾,分离度也可得到改善。普通薄层板点样基线距底边10~15mm,高效薄层板为10mm;原点直径一般不大于3mm,条带宽度一般为5~10mm;点间距离可视斑点扩散情况以不影响检出为宜,普通薄层板一般不少于8mm,高效薄层板为5mm。接触点样时必须注意勿损伤薄层表面。

(5)展开:将点样后的薄层板放入展开缸中,浸入展开剂的深度以距原点5mm为宜,密闭。除另有规定外,一般上行展开8~15cm,高效薄层板上行展开5~8cm,比移值(R_f)应在0.2~0.8之间。待溶剂前沿达到规定的展距后,取出薄层板,晾干。

展开剂多为混合溶剂组成,在展开过程中极性较弱和沸点较低的溶剂于薄层的边缘较易挥发,使得边缘部分的展开剂中极性溶剂的比例增大,从而使得同一成分在边缘部分的R_f比中间部分的大,即产生了边缘效应。当展开剂由几种极性相差较大的溶剂组成,且较强极性溶剂所占的比例较小时,则易发生展开剂的分层。当易发生边缘效应或展开剂分层时,展开前,展开缸需用溶剂蒸气预平衡,可在展开缸中加入适量的展开剂,密闭,一般保持15~30分钟,待溶剂蒸气预平衡后,再迅速放入载有供试品的薄层板,立即密闭,展开。为使展开缸尽快达到溶剂蒸气饱和的状态,可在展开缸的内壁贴上与展开缸高、宽同样大小的滤纸,一端浸入展开剂中,密闭一定时间,使溶剂蒸气达到饱和再如法展开。

必要时,可进行二次展开或双向展开,进行第二次展开前,应使薄层板残留的展开剂完全挥干。双向展开系将样品点在方形薄层板的一角,先沿着一个方向展开,然后将板转90°,再沿着另一方向展开,这种方式主要适用于成分较多、性质比较接近的难分离样品。

(6)显色与检视:有颜色的物质可在可见光下直接检视,无色物质可用喷雾法或浸渍法以适宜的显色剂显色或加热显色。有荧光的物质或显色后可激发产生荧光的物质可在紫外光灯(365nm或254nm)下观察荧光斑点。对于在紫外光下有吸收的成分,可选用硅胶GF_{254}薄层板,展开后,在紫外光灯(254nm)下观察荧光板面上的荧光物质淬灭形成的斑点。

(7)色谱记录与识别:薄层色谱图像一般可采用摄像设备拍摄,以光学照片或电子图像的形式保存,也可用薄层扫描仪扫描或其他适宜的方式记录相应的色谱图。《中国药典》(2020年版)通则0502规定了薄层色谱法的鉴别要求,"按各品种项下规定的方法,制备供试品溶液和对照标准溶液,在同一薄层板上点样、展开与检视,供试品色谱图中所显斑点的位置和颜色(或荧光)应与标准物质色谱图的斑点一致"。

2.系统适用性试验 采用薄层色谱法进行鉴别时,应按各品种项下要求对实验条件进行系统适用性试验,即用供试品和标准物质对实验条件进行试验和调整,应符合该品种的药品标准中规定的要求。

(1)比移值(R_f):指从基线至展开斑点中心的距离与从基线至展开剂前沿的距离的比值(式3-1)。待测物斑点的比移值以0.2~0.8为宜。

$$R_f = \frac{\text{基线至展开斑点中心的距离}}{\text{基线至展开剂前沿的距离}} \qquad (\text{式 3-1})$$

（2）分离度：鉴别时，供试品与标准物质色谱中的斑点均应清晰分离。当薄层色谱扫描法用于限量检查和含量测定时，要求定量峰与相邻峰之间有较好的分离度，分离度的计算公式为式 3-2。

$$R = 2(d_2 - d_1)/(W_1 + W_2) \qquad (\text{式 3-2})$$

式中，d_2 为相邻两峰中后一峰与原点的距离；d_1 为相邻两峰中前一峰与原点的距离；W_1 及 W_2 为相邻两峰各自的峰宽。除另有规定外，分离度应大于 1.0。

（3）检出限：指限量检查或杂质检查时，供试品溶液中被测物质能被检出的最低浓度或量。一般采用已知浓度的供试品溶液或对照标准溶液，与稀释若干倍的自身对照标准溶液在规定的色谱条件下，在同一薄层板上点样、展开、检视，后者显清晰可辨斑点的浓度或量作为检出限。

3. 注意事项　除按上述规范化操作外，还应注意相对湿度和温度对薄层色谱的影响。对于吸附薄层色谱，特别是应用亲水性吸附剂时，空气中的相对湿度以及展开室中的水蒸气必须严格控制，因为水蒸气与吸附剂之间有很强的亲和力，即使微量的水蒸气对色谱分离结果也会产生较大的影响。硅胶薄层吸水速度很快，预先经过活化的薄层板在点样过程中会立即吸附空气中的水蒸气而降低硅胶活性。吸附水蒸气的量决定于点样速度即暴露在空气中的时间和空气的相对湿度。为了得到重现的结果，必须在相同的湿度下展开。因此，实验中必须如实记录相对湿度，并采取相应措施控制相对湿度以利于分离。

【例 3-1】　金银花的薄层色谱鉴别

取本品粉末 0.5g，加甲醇 10ml，超声处理（功率 250W，频率 40kHz）10 分钟，滤过，滤液蒸干，残渣加 5ml 水使之溶解，用乙酸乙酯振摇提取 2 次，每次 10ml，合并乙酸乙酯液，蒸干，残渣加甲醇 2ml 使溶解，作为供试品溶液。另取绿原酸对照品，加甲醇制成每 1ml 含 1mg 的溶液，作为对照品溶液。照薄层色谱法 [《中国药典》（2020 年版）四部通则 0502] 试验，吸取上述两种溶液各 5μl，分别点于同一硅胶 G 薄层板上，以乙酸丁酯：甲酸：水（7:2.5:2.5）的上层溶液为展开剂，展开，取出，晾干，喷以 3% 三氯化铝乙醇溶液，在 105℃ 加热 3~5 分钟，置紫外光灯（365nm）下检视。供试品色谱中，在与对照品色谱相应的位置上，显相同颜色的荧光斑点（见 ER-3-2）。

ER-3-2

（二）纸色谱法

纸色谱法系以滤纸为载体，以滤纸上所含水分或其他物质为固定相，以不与水相溶的有机溶剂为展开剂进行展开的分配色谱法，主要适用于极性物质的分离。

1. 操作方法　按展开剂的展开方式，纸色谱可分为以下几种。

（1）下行法：将供试品溶液用微量注射器或定量毛细管点于点样基线上，一次点样量不超过 10μl。点样量过大时，溶液宜分次点加，每次点加后，待其自然干燥、低温烘干或经温热气流吹干，样点直径为 2~4mm，点间距离为 1.5~2.0cm，样点通常应为圆形。将点样后的色谱滤纸的点样端放在溶剂槽内并用玻璃棒压住，使色谱滤纸通过槽侧玻璃棒自然下垂，点样基线在压纸玻璃棒下数厘米处。展开前，展开缸内用各品种项下规定的溶剂的蒸气使之饱和，一般可在展开缸底部放一装有规定溶剂的平皿,或将被规定溶剂润湿的滤纸条附着在展开缸内壁上,放置一定时间,待溶剂挥发使缸内充满饱和蒸气。然后小心添加展开剂至溶剂槽内,使色谱滤纸的上端浸没在槽内的展开剂中。展开剂即经毛细作用沿色谱滤纸移动进行展开。展开过程中避免色谱滤纸受强光照射,展开至规定的距离后,取出色谱滤纸,标明展开剂前沿位置,待展开剂挥散后,按规定方法检测色谱斑点。

（2）上行法：点样方法同下行法。展开缸内加入展开剂适量,放置待展开剂蒸气饱和后,再下降悬钩,使色谱滤纸浸入展开剂约1cm,展开剂即经毛细作用沿色谱滤纸上升,除另有规定外,一般展开至约15cm后,取出晾干,按规定方法检视。

展开时既可以单向展开,也可进行双向展开。

2. 注意事项　色谱滤纸应质地均匀平整,具有一定机械强度,不含影响展开效果的杂质;也不应与所用显色剂起作用,以免影响分离和鉴别效果,必要时可进行处理后再用。用于下行法时,取色谱滤纸按纤维长丝方向切成适当大小的纸条,离纸条上端适当的距离（使色谱滤纸上端能足够浸入溶剂槽内的展开剂中,并使点样基线能在溶剂槽侧的玻璃棒下数厘米处）用铅笔划一点样基线,必要时,可在色谱滤纸下端切成锯齿形便于展开剂向下移动;用于上行法时,色谱滤纸长约25cm,宽度则按需要而定,必要时可将色谱滤纸卷成筒形。点样基线距底边约2.5cm。

（三）气相色谱法

气相色谱法系采用气体为流动相（载气）流经装有填充剂的色谱柱进行分离测定的色谱方法。在相同的色谱条件下,通过比较供试品色谱中是否呈现与对照品色谱峰相同保留时间的色谱峰来判断待测样品的真伪。

气相色谱法具有分离能力强、灵敏度高、选择性好、分离效率高、快速准确等特点,并可根据被测成分性质或分析要求,选择与多种检测器联用,适用于挥发性成分或衍生物经加热易气化的成分鉴别。如《中国药典》（2020年版）中乳香的GC鉴别：索马里乳香的挥发油色谱中应呈现与 α- 蒎烯对照品溶液色谱峰保留时间相一致的色谱峰;埃塞俄比亚乳香的挥发油色谱中应呈现与乙酸辛酯对照品溶液色谱峰保留时间相一致的色谱峰。含有樟脑、冰片、右旋龙脑、麝香酮、薄荷脑、丁香酚、桂皮醛、水杨酸甲酯、愈创木酚、α- 香附酮等挥发性成分的中药可采用该法鉴别。

【例3-2】　通络祛痛膏中樟脑、薄荷脑、冰片的GC法鉴别

通络祛痛膏是由樟脑、薄荷脑、冰片、当归、川芎、红花和大黄等十四味药组成的橡胶膏剂,处方中樟脑、薄荷脑、冰片的GC法鉴别如下。

色谱条件：色谱柱,HP INNOWAX 毛细管色谱柱（30m×0.320mm×0.25μm）;载气为高纯氮气,流速2ml/min;氢气流速35ml/min,空气流速400ml/min;柱温为140℃,FID检测器温度为250℃,进样口温度为220℃;进样量为1μl。

对照品溶液的制备：取樟脑、薄荷脑和冰片对照品各适量,加乙酸乙酯制成每1ml约含2mg的混合对照品溶液,即得。

供试品溶液的制备：取本品3片,剪成小块,除去盖衬,置250ml圆底烧瓶中,加水150ml,照挥发油测定法（通则2204）,自测定器上端加水使其充满刻度部分,再加甲苯2ml,连接冷凝管,加

热至沸腾,并保持微沸 2 小时,放冷;将挥发油测定器中的液体移至分液漏斗中,测定器用少量乙酸乙酯洗涤并入分液漏斗中,分取上层溶液,置于 25ml 量瓶中,加乙酸乙酯稀释至刻度,摇匀,即得。

分别取供试品溶液和混合对照品溶液适量,进样分析。结果,供试品色谱中,应呈现与混合对照品色谱峰保留时间相同的色谱峰(图 3-4)。

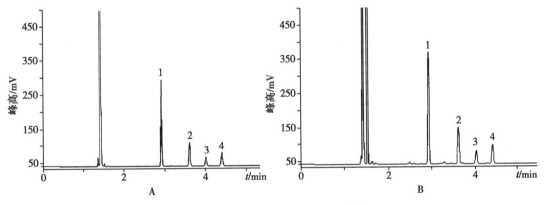

1- 樟脑;2- 薄荷脑;3- 异龙脑;4- 龙脑。

● 图 3-4　混合对照品(A)及通络祛痛膏(B)GC 色谱图

(四)高效液相色谱法

高效液相色谱法系采用高压输液泵将规定的流动相泵入装有填充剂的色谱柱,对供试品进行分离测定的色谱方法。在相同的色谱条件下,通过比较供试品色谱中是否呈现与对照品色谱峰相同保留时间的色谱峰来判断待测样品的真伪。

高效液相色谱法分离能力强,不受样品对热稳定性、挥发性的限制,流动相、固定相可选择的种类多,可与多种检测器联用,所以应用范围比气相色谱更广。药品标准中多采用与该品种含量测定项下相同的色谱条件和方法进行鉴别。《中国药典》(2020 年版)采用该法对乳癖消片(胶囊)、注射用灯盏花素、柏子养心丸、胃脘舒颗粒、复方血栓通胶囊、复方金黄连颗粒等制剂进行鉴别。

第四节　DNA 分子鉴别

DNA 分子鉴别法是指通过直接分析遗传物质 DNA 的多态性来推断物种内在的遗传变异而实现鉴别的方法。与传统中药鉴别方法相比,DNA 分子鉴别法具有准确性高、重现性好、样品用量少、特异性强等特点,且不受样品形态的限制,原药材、饮片、粉末乃至含有生药原粉的中成药(丸剂、散剂等)均可应用,尤其适用于多来源以及商品情况复杂的药材品种鉴别。但该技术也存在一些不足之处,例如对于基源相同而入药部位不同的药材鉴定或经炮制加工后饮片的鉴定等具有一定的局限性。

一、基本操作

（一）提取DNA

中药材在洗净烘干后，加入玻璃砂研磨粉碎，然后加入适量的溴化十六烷基三甲胺（CTAB）或十二烷基磺酸钠（SDS）等表面活性剂的提取缓冲液温浴一段时间，破坏细胞膜，释放DNA到提取缓冲液中。温浴后，加入氯仿和异戊醇的混合液混匀后离心，吸取上清液，除去蛋白质和细胞碎片。此步骤可根据实际情况重复进行2~3次。在吸取的上清液中加入异丙醇或乙醇沉淀DNA，离心沉淀后洗涤。如果下游操作对DNA的纯度要求较高，还需要进一步纯化。洗涤好的DNA风干后，溶解于去离子水或TE缓冲液中，-20℃保存。

除了CTAB法和SDS法，碱裂解法由于方法简单、操作步骤少、不需要使用苯酚等有毒试剂，在中药材DNA提取中的应用越来越广泛。药材粉末在0.2~1.0mol/L的NaOH或KOH溶液中裂解，蛋白质和DNA发生变性。加入中和缓冲液后，DNA分子能迅速复性，并呈溶解状态留于离心后的上清液中。然后吸取上清液作为DNA模板溶液直接进行PCR反应。在实际应用中，可根据生物样品的不同，选择合适的方法进行DNA提取。

（二）PCR扩增

标准的PCR反应体系一般为20μl或50μl，主要由4种dNTP、引物、TaqDNA聚合酶、模板DNA、PCR反应缓冲液和水组成。在进行PCR反应的时候，反应管中依次加入下列溶液：ddH₂O、PCR缓冲液、dNTP、MgCl₂（可选）、正向引物和反向引物、模板DNA、Taq酶。然后，将样品放入PCR仪内，设置反应程序，并启动反应程序。PCR扩增产物可以在4℃短暂保存，如果需要长期保存，则需要置于-20℃环境中。

（三）凝胶电泳检测

运用琼脂糖凝胶电泳法对PCR产物进行检测，胶浓度为1%~2%，可在胶中或Loading Buffer中加入核酸凝胶染色剂GelRed。供试品与对照药材PCR反应溶液的上样量分别为5~10μl，DNA分子量标记上样量为2~5μl。电泳结束后，取凝胶在凝胶成像仪或紫外投射仪上检视。

以上为DNA分子鉴别的基本操作步骤，实际操作时应根据不同的DNA分子鉴别方法进行适当调整。例如，进行聚合酶链式反应-限制性酶切长度多态性分析时，应对PCR扩增产物酶切后，再凝胶电泳分析。如需进行DNA条形码分析，则应对凝胶条带切胶回收，并进行测序分析。

二、主要技术

用于中药DNA分子鉴别的技术有多种，如特异性PCR鉴定、聚合酶链式反应-限制性酶切长度多态性（polymerase chain reaction-restriction fragment polymorphism，PCR-RFLP）、随机扩增多态性标记（randomly amplified polymorphic DNA marker，RAPD）、扩增片段长度多态性（amplified fragment length polymorphism，AFLP）和DNA条形码（DNA barcoding）等。随着技术的发展、成

熟与推广普及,有些技术已进入应用阶段,如《中国药典》(2020年版)中收录了《中药材DNA条形码分子鉴定法指导原则》,并且鉴别蕲蛇、乌梢蛇和川贝母等药均采用DNA分子鉴别法。

(一)特异性PCR鉴定

特异性PCR鉴定是根据正、伪品药材存在碱基差异的特定DNA序列,设计特异性的鉴别引物,进行PCR扩增及其产物检测的方法。由于引物与模板之间的碱基错配可以有效地抑制PCR反应,特异性PCR设计的引物在PCR扩增时只能对来自正品药材DNA模板中特定区域进行有效扩增,对来自混伪品或其他生物DNA模板的同源区域不能扩增,从而能准确鉴别中药正、伪品。特异性PCR鉴别引物设计时所依据的DNA序列信息,除了可以通过对相关物种的目的DNA测序获得外,也可以从GenBank或EMBL等DNA数据库中直接查得。该技术具有操作简单、成本低、重复性好等优点,PCR鉴定条带单一,真伪药材判定标准简单可靠,无须进行测序及软件分析。

(二)聚合酶链式反应-限制性酶切长度多态性

聚合酶链式反应-限制性酶切长度多态性(PCR-RFLP)是由PCR技术与核酸限制性酶切技术相结合而产生的一项分子鉴定技术。其基本原理是利用不同物种中特定核苷酸序列差异所产生的限制性酶切位点变化,通过酶切方法产生不同长度的DNA条带。首先采用PCR扩增不同基源药材的目的DNA,再选择适当的特异性内切酶消化扩增产物,通过凝胶电泳检测,得到有种属特异性的电泳谱带,从而达到品种鉴定的目的。此项技术具有方法简单、特异性较好、需要的DNA量较少等优点,目前在中药材鉴别尤其是近缘种间鉴别方面已有较广泛的应用。

《中国药典》(2020年版)收载川贝母PCR-RFLP鉴定方法,具体操作过程如下。

【例3-3】PCR-RFLP法鉴别川贝母

模板DNA提取:取本品0.1g,依次用75%乙醇1ml、灭菌超纯水1ml清洗,吸干表面水分,置乳钵中研磨成极细粉。取20mg细粉,置1.5ml离心管中,用新型广谱植物基因组DNA快速提取试剂盒提取DNA[加入400μl缓冲液AP1和4μl RNA酶溶液(10mg/ml),涡漩振荡,65℃水浴加热10分钟,加入130μl缓冲液AP2,充分混匀,冰浴冷却5分钟,离心(转速为14 000r/min)10分钟;吸取上清液转移入另一离心管中,加入1.5倍体积的缓冲液AP3/E,混匀,加到吸附柱上,离心(转速为13 000r/min)1分钟,弃去滤过液,加入漂洗液700μl,离心(转速为12 000r/min)30秒,弃去滤过液;再加入漂洗液500μl,离心(转速为12 000r/min)30秒,弃去滤过液;再离心(转速为13 000r/min)2分钟,取出吸附柱,放入另一离心管中,加入50μl洗脱缓冲液,室温放置3~5分钟,离心(转速为12 000r/min)1分钟,将洗脱液再加入吸附柱中,室温放置2分钟,离心(转速为1 2000r/min)1分钟],取洗脱液,作为供试品溶液,置4℃冰箱中备用。另取川贝母对照药材0.1g,同法制成对照药材模板DNA溶液。

PCR-RFLP反应:鉴别引物为5′CGTAACAAGGTTTCCGTAGGTGAA3′和5′GCTACGT-TCTTCATCGAT3′。PCR反应体系,即在200μl离心管中进行,反应总体积为30μl,反应体系包括10×PCR缓冲液3μl,MgCl₂(25mmol/L)2.4μl,dNTP(10mmol/L)0.6μl,鉴别引物(30μmol/L)各0.5μl,高保真TaqDNA聚合酶(5U/μl)0.2μl,模板1μl,无菌超纯水21.8μl。将离心管置PCR仪,

PCR 反应参数为95℃预变性4分钟,循环反应30次(95℃30秒,55~58℃30秒,72℃30秒),72℃延伸5分钟,取PCR反应液,置500μl离心管中,进行酶切反应,反应总体积为20μl,反应体系包括10×酶切缓冲液2μl,PCR反应液6μl,Sma I(10U/μl)0.5μl,无菌超纯水11.5μl,酶切反应在30℃水浴反应2小时。另取无菌超纯水,同法上述PCR-RFLP反应操作,作为空白对照。

电泳检测:琼脂糖凝胶电泳法,胶浓度为1.5%,胶中加入核酸凝胶染色剂GelRed;供试品与对照药材酶切反应溶液的上样量分别为8μl,DNA分子量标记上样量为1μl(0.5μg/μl)。电泳结束后,取凝胶片在凝胶成像仪上或紫外透射仪上检视。供试品凝胶电泳图谱中,在与对照药材凝胶电泳图谱相应的位置上,在100~250bp应有两条DNA条带,空白对照无条带(图3-5)。

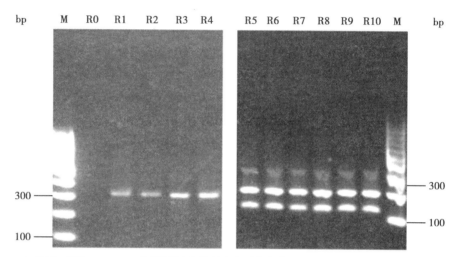

R0- 空白对照;R1~R4- 非川贝母类药材(分别为湖北贝母、平贝母、伊犁贝母、浙贝母);R5~R10- 川贝母类药材(分别为暗紫贝母、甘肃贝母、卷叶贝母、梭砂贝母、太白贝母、瓦布贝母)。

● 图3-5 非川贝母类与川贝母类药材PCR-RFLP电泳图

(三)随机扩增多态性标记

随机扩增多态性标记(RAPD)是以10碱基任意序列的寡核苷酸片段作为单引物,对所研究的基因组DNA进行PCR扩增,以谱带差异反映DNA多态性的分析技术;其利用基因组存在众多反向重复序列,单向随机引物可在反向重复序列区找到结合位点,进行PCR扩增。在不同物种基因组DNA中,这种反相重复序列的数目和间隔的长短不同,可导致这些特定的结合位点分布发生相应的变化,而使PCR扩增产物增加、减少或发生分子量的变化。通过对PCR产物的检测和比较,即可识别这些物种基因组DNA的多态片段。

RAPD是一种特殊的PCR,具有国际通用RAPD引物,无须专门设计。该方法已被广泛用于遗传指纹作图,基因定位,系统进化以及动植物、微生物物种及中药材的鉴定等各个领域。在生药鉴定方面,该方法在人参及其伪品、甘草、黄连、冬虫夏草及其伪品、贝母等药材的鉴定中有应用。

(四)扩增片段长度多态性标记

扩增片段长度多态性标记(AFLP)是RFLP与PCR相结合的产物,是利用PCR技术选择性扩增限制性酶切片段的方法。AFLP 检测的多态性是源于 DNA 序列的改变,包括酶切位点的变化或酶切片段间 DNA 序列的插入与缺失等。该技术将随机性与专一性扩增巧妙结合,并通过变换引物的种类和组合来选择扩增不同的 DNA 片段和数目,此外,还可以通过选用不同的内切酶以达到选择的目的。

AFLP 是一种半随机扩增,所需 DNA 用量少,且具有较高的重复性,可在不知基因组 DNA 序列情况下构建其指纹图谱。指纹图谱多态性丰富,可用来检测种和种以下水平的差异。该技术在遗传多样性、基因追踪及定位、分类与进化、系统发育、品种鉴定等基因组研究领域有较广泛的应用。

(五)DNA 条形码鉴定

DNA 条形码鉴定(DNA barcoding identification)技术是利用一段或几段公认的、相对较短的 DNA 标准序列对生物物种进行快速和准确鉴定的方法。加拿大动物学家保尔·赫伯特(Paul Herbert)在 2003 年首次提出用线粒体中的细胞色素 C 氧化酶亚基 I(CO I 基因)作为动物物种快速鉴定的标记,进而提出为全球生物编码的设想。DNA 条形码的选择标准:①标准的短片段;②要有足够的变异可将物种区分开;③序列两端相对保守,以方便引物的设计。

DNA 条形码鉴定技术只需选用一个或少数几个基因片段即可对某个属、科甚至几十个科的绝大部分物种进行准确鉴定。不受个体形态、大小等特征和完整性的影响,能直接从基因水平上提供丰富的鉴别依据,可以实现对中药材原植物、饮片、粉末以及细胞、组织等材料来源的准确鉴定。鉴定过程快速,重复性和稳定性高。近年来,DNA 条形码技术在中药基源植物及中药材鉴定等方面的应用逐渐广泛。

第三章同步练习

第三章知识拓展

(干国平　赵　杨　李会军)

第四章课件

第四章　中药杂质及有害物质分析

中药所含杂质及有害物质是影响中药安全性、有效性、均一性的主要因素,杂质及有害物质分析是中药质量分析的重要内容。本章主要介绍中药杂质及有害物质分析的一般要求与方法。

第一节　中药杂质及有害物质的种类和来源

一、杂质的种类和来源

中药杂质是指中药中存在的无治疗作用或影响药物稳定和疗效,甚至对人体健康有害的物质。中药中的杂质可由生长、采收、加工、生产和贮藏的多途径引入,按来源可分为以下三类。

1. 药材和饮片中引入的杂质　《中国药典》(2020年版)将药材中混存的杂质分为三类,一是来源与规定相同,但其性状或部位与规定不符的物质,如白果、白扁豆中的果皮和种皮,麻黄中的根,党参、桔梗中的芦头等;二是来源与规定不符的有机质,药材品种复杂,正品药材或饮片中常有源于不同种、但外形相似的品种混入,如西洋参中掺有人参、党参中掺有防风、大黄中混有土大黄等;三是无机杂质,如砂石、泥块、尘土等。

2. 生产制备过程引入的杂质　药材使用受到污染的水清洗,会受到污染物的影响;药材炮制过程吸收水分、炭化或产生药屑等也属于杂质;在中药制剂的生产制备过程中,常需使用溶剂、试剂等,若不能完全除去,它们的残留物就会引入产品;因中药制剂制备中的组分变化引入新的杂质;由中药分离的单体成分制剂,因其多含有与药物组分化学结构、性质相似的组分,有可能因分离不完全而引入药品中成为杂质。此外,粉碎用的机器磨损、制备用的金属器皿或设备等也可能引入某些金属或其他杂质。

3. 贮运过程引入的杂质　中药因贮藏或运输过程保管不当,可能造成产品包装破损、分解、霉变、腐败,甚至鼠咬、虫蛀等现象,导致杂质引入。一些中药制剂受到日光、空气、温度、湿度等外界条件影响或微生物的作用,可能发生水解、氧化、潮解和发霉等变化,产生有关杂质。

根据杂质的属性,可分为一般杂质和特殊杂质。一般杂质是指在自然界中分布比较广泛,在多种药材的采收、加工及制剂的生产、贮运过程中容易引入的杂质,如水分、泥沙、酸、碱、铁盐、硫酸盐等,这类杂质一般无毒,但其含量的高低可以反映药物的纯度高低,并可对生产过程质量控制提供警示信息;特殊杂质是指在该药物的采收、加工生产或贮运过程中引入或产生与该药物本身特性有关的特定杂质,如大黄流浸膏中检出的土大黄苷。

按杂质的理化性质,可分为无机杂质、有机杂质及残留溶剂,国家药品监督管理局、人用药品注册技术要求国际协调会和美国食品药品管理局均采用此种分类方法。

按杂质的毒性大小,又可分为毒性杂质和普通杂质。

二、有害物质的种类和来源

中药的有害物质包括内源性有害物质和外源性有害物质。中药中主要的内源性有害物质是指中药本身所含的具有毒副作用的化学成分。这些化学成分大多为生物的次生代谢产物或矿物类中药的有毒成分。例如菊科、豆科和紫草科植物中含有的吡咯里西啶类生物碱,如千里光碱、野百合碱,其在体内的代谢产物吡咯具有很强的肝毒性作用。另外,马兜铃科植物含有的马兜铃酸,具有肾毒性。中药中的外源性有害物质主要包括残留的农药、有机溶剂、大孔树脂、二氧化硫,以及污染的重金属及有害元素、微生物、黄曲霉毒素等。

第二节　中药杂质的检查方法

从药物质量及安全性、有效性角度考虑,杂质的含量越低越好,但要将其完全除掉,难度大、成本高。因此,在保证药物安全、有效、质量可控的前提下,可允许药物中的杂质在一定限度范围内存在。药物中所含杂质(包括有害物质)的最大允许量,称为杂质(或有害物质)限量。根据药物和杂质及有害物质的理化性质选择检查方法,一般包括限量检查法和定量测定法两种。

一、限量检查法

限量检查法不要求测定杂质的准确含量,只需检查杂质是否超过限量,主要方法有对照法、灵敏度法和筛分法等。

(一)对照法

对照法是指取最大限度量的待检杂质或其他待检物对照品配成对照液,与含一定量供试品的溶液,在相同条件下试验,比较结果,以确定杂质含量是否超过限量,或取供试品一定量,依法检查,测定待检品的某些特征参数与规定的限量比较,以判定其杂质是否超限。采用本法检查时必须注意平行原则,即供试品溶液和对照品溶液必须在完全相同的条件下(如所用仪器、加入试剂及其顺序等)进行检测,所获得的结果才具有可比性。

例如,《中国药典》(2020 年版)朱砂中铁的检查(铁盐检查法),取本品 1g,制备供试品溶液。分别取供试品溶液 10ml 和标准铁溶液 4ml 置于纳氏比色管中,加水使溶液成 25ml,加稀盐酸 4ml

与过硫酸铵 50mg，用水稀释使成 35ml 后，加 30% 硫氰氨酸溶液 3ml，再加水适量至 50ml，摇匀，比较；供试品溶液如显颜色，与标准铁溶液 4ml 制成的对照液比较，不得更深（0.1%）。再如《中国药典》（2020 年版）红花中红色素的检查，本品 80% 丙酮提取液，采用紫外 - 可见分光光度法，在 518nm 的波长处测定吸光度，不得低于 0.20。

（二）灵敏度法

灵敏度法是指在供试品溶液中加入一定量的试剂，在一定反应条件下，观察有无正反应出现，从而判断供试品中所含杂质是否符合限量规定，即以检测条件下反应的灵敏度来控制杂质的限量，以不出现正反应为合格。例如《中国药典》（2020 年版）猪胆粉中还原糖的检查，取本品 10mg，加水 2ml 使溶解，滴加萘酚乙醇溶液（1 → 50）数滴，摇匀，沿管壁缓缓加入硫酸约 0.5ml，两液接界面不得显紫红色环。

（三）筛分法

筛分法是采用物理方法将药材中混存的杂质拣出或筛分出，并计算其在供试品中的含量（%）。筛分法通常用于检查药材和饮片中来源与规定相同，但性状或药用部位与规定不符的杂质，或来源与规定不同的杂质，以及无机杂质，如砂石、泥块、尘土等。检查时，一般取规定量的供试品，摊开，用肉眼或借助放大镜（5～10 倍）观察，将杂质拣出；如其中有可以筛分的杂质，则通过适当的筛子，将杂质分出。药材或饮片中混存的杂质如与正品相似，难以从外观鉴别时，可称取适量，进行显微、化学或物理鉴别试验，证明其为杂质后，计入杂质重量中。个体大的药材或饮片，必要时可破开，检查有无虫蛀、霉烂或变质情况。筛分法检查杂质所用的供试品量，除另有规定外，按药材和饮片取样法称取。例如《中国药典》（2020 年版）中颠茄草的杂质检查，颜色不正常（黄色、棕色或近黑色）的颠茄叶不得过 4.0%，直径超过 1cm 的颠茄茎不得过 3.0%；蒲黄的杂质检查，取本品 10g，称定重量，置七号筛中，保持水平状态过筛，左右往返，边筛边轻叩 2 分钟，取不能通过七号筛的杂质，称定重量，计算，不得过 10.0%。

（四）杂质及有害物质检查的限量计算

杂质及有害物质限量通常用百分之几或百万分之几表示，根据杂质限量的定义，可用式 4-1 计算：

$$\text{杂质（或有害物质）的限量} = \frac{\text{杂质（或有害物质）最大允许量}}{\text{供试品量}} \times 100\% \qquad （式4\text{-}1）$$

由于供试品中所含杂质的最大允许量（S）可通过杂质标准溶液（V）与浓度（c）的乘积表达，所以杂质限量（L）计算式又可写成式 4-2、式 4-3：

$$\text{杂质（或有害物质）的限量} = \frac{\text{标准溶液体积} \times \text{标准溶液浓度}}{\text{供试品量}} \times 100\% \qquad （式4\text{-}2）$$

即：

$$L = \frac{V \times c}{S} \times 100\% \qquad （式4\text{-}3）$$

二、定量测定法

定量测定法是指用规定的方法测定杂质的含量,与规定的限量比较,以判断杂质是否超限。常见的有灰分测定法、干燥失重测定法和水分测定法等。

(一)灰分测定法

中药灰分包括总灰分和酸不溶性灰分。总灰分是指药材或制剂经加热炽灼灰化后遗留的非挥发性灰烬,包括生理灰分(即药物本身所含的各种无机盐类,如草酸钙等)和少量允许存在的外来杂质(泥沙等)。由于中药材生长年限和生态环境不同,其细胞内无机盐的含量不同,规定中药的总灰分限度,对于保证中药的品质和洁净程度有一定意义,但有一定局限性。酸不溶性灰分是指总灰分加稀盐酸处理后得到的不溶性灰分,主要是不溶于盐酸的砂石、泥土等硅酸盐类化合物。由于钙盐等无机物可溶于盐酸,而砂石等不溶于盐酸,因此,酸不溶性灰分的测定对于那些生理灰分本身差异较大,特别是组织中含有草酸钙较多的中药,更能准确表明其中掺杂砂石、泥块等无机杂质的含量。

1. 总灰分测定法 将供试品粉碎,使能通过二号筛,混合均匀后,取供试品 2～3g(如需测定酸不溶性灰分,可取供试品 3～5g),置炽灼至恒重的坩埚中,称定重量(准确至0.01g),缓缓加热,注意避免燃烧,至完全炭化时,逐渐升高温度至 500～600℃,使之完全灰化并至恒重。根据残渣重量,计算供试品中总灰分的含量(%)。

如供试品不易灰化,可将坩埚放冷,加热水或 10% 硝酸铵溶液 2ml,使残渣湿润,然后置水浴上蒸干,残渣照前法炽灼,至坩埚内容物完全灰化。

2. 酸不溶性灰分测定法 取总灰分测定法所得的灰分,在坩埚中小心加入稀盐酸约 10ml,用表面皿覆盖坩埚,置水浴上加热 10 分钟,表面皿用热水 5ml 冲洗,洗液并入坩埚中,用无灰滤纸滤过,坩埚内的残渣用水洗于滤纸上,并洗涤至洗液不显氯化物反应为止。滤渣连同滤纸移至同一坩埚中,干燥,炽灼至恒重。根据残渣重量,计算供试品中酸不溶性灰分的含量(%)。

此项检查主要针对药材和饮片。但对于某些以根、茎等中药饮片粉末为原料的制剂,为了控制外来杂质,也需要检查。例如《中国药典》(2020 年版)中规定三七的总灰分不得过 6.0%,酸不溶性灰分不得过 3.0%,大黄总灰分不得过 10.0%,甘草浸膏总灰分不得过 12.0%。

(二)干燥失重测定法和水分测定法

干燥失重系指药品在常压或减压条件下,经加热或常温干燥至恒重后所减失的重量,通常以百分率表示。《中国药典》(2020 年版)规定供试品连续两次干燥或炽灼后称重的差异在 0.3mg 以下即达到恒重。减失的重量主要为药品在待测条件下失去的水分,也包括其他可挥发性成分或残留溶剂等。由减失的重量和取样量计算供试品的干燥失重。应根据药物的性质、含水等情况,选择适宜的方法测定干燥失重,主要方法有常压恒温干燥法、室温减压干燥法、恒温恒压干燥法等,统称为干燥失重测定法。

中药中水分含量过高,易引起霉变、结块或使其化学成分发生变化等,直接影响药物的质量和疗效,对于此类药材,需对药品中的水分进行限量控制。《中国药典》(2020年版)收载的水分测定方法有费休氏法、烘干法、减压干燥法、甲苯法和气相色谱法五种,以烘干法、减压干燥法和甲苯法常用。烘干法和减压干燥法的原理及操作方法与干燥失重法基本相同,但二者内涵有所不同:干燥失重法可能测定的仅是药品中的水分或其他挥发性物质,也可能是既含水分又包括其他挥发性物质;尽管干燥失重法常用于测定水分,但其测定的仅是在规定条件下药品中可挥发的水分,不能测定所有各种形态的水分如结晶水等。《中国药典》(2020年版)一部各品种项下收载水分检查项约500个,采用烘干法和减压干燥法的总数为400余个,由此可见,干燥失重法在中药水分测定中占有重要地位。甲苯法适用于含挥发性且成分复杂的药品,《中国药典》(2020年版)一部收载甲苯法为70余个。

1. 常压恒温干燥法 / 烘干法　本法用于受热较稳定的药物的干燥失重检查或不含或少含挥发性成分的药品的水分测定。取品种项下规定的供试品适量,捣碎并混合均匀,精密称定,(除另有规定外)于105℃干燥至恒重(干燥失重测定),或在100~105℃干燥5小时,放冷30分钟,精密称定,再在上述温度干燥1小时,放冷,称重,至连续两次称重的差异不超过5mg为止(水分测定)。

应用此方法应注意以下事项。①供试品用量及放置:供试品干燥时,应平铺在扁形称量瓶中,厚度不超过5mm,如为疏松物质,厚度不可超过10mm。放入烘箱或干燥器进行干燥时,应将瓶盖取下,置称量瓶旁,或将瓶盖半开进行干燥;取出时,必须将称量瓶盖好。置烘箱内干燥的供试品,应在干燥后取出置干燥器中放冷,然后称定重量。②干燥温度:一般为105℃,但应根据药物性质及水分是否易于除去等提高或降低干燥温度。如三七总皂苷在80℃干燥至恒重,岩白菜素在130℃干燥至恒重。③干燥时间:除另有规定外,应根据含水量的多少,一般在达到指定温度±2℃下干燥2~4小时或视具体情况相应延长。④易熔化的供试品:供试品如未达规定的干燥温度即融化时,除另有规定外,应先将供试品在低于熔化温度5~10℃的温度下干燥至大部分水分除去后(避免供试品表面结成一层薄膜,使水分不易继续挥发),再按规定条件干燥。

例如《中国药典》(2020年版)西红花干燥失重检查,取本品2g,精密称定,在105℃干燥6小时,减失重量不得过12.0%;鹿角胶水分检查,取本品1g,精密称定,加水2ml,加热溶解后,置水浴上蒸干,使厚度不超过2mm,照烘干法测定,不得过15.0%。

2. 减压干燥法　本法是在减压状态下,水分易于挥发,因此可降低干燥温度,缩短干燥时间,提高干燥效率。根据干燥前后样品减失的重量计算水分的含量。本法适用于干燥含有挥发性成分、常压下高温加热易分解、熔点低或水分难以挥出的药品及贵重药品。在减压条件下,当用减压干燥器(通常为室温)或恒温减压干燥器(温度应按各品种项下的规定设置)时,除另有规定外,压力应在2.67kPa(20mmHg)以下,并持续抽气半小时,室温放置24小时(水分测定)或干燥至恒重(干燥失重测定)。减压操作宜逐渐进行,不可骤然大幅度减压。干燥器中常用的干燥剂为五氧化二磷、无水氯化钙或硅胶。干燥剂应及时更换,使其保持在有效状态。

例如《中国药典》(2020年版)麝香的干燥失重检查,取本品约1g,精密称定,置五氧化二磷干燥器中,减压干燥至恒重,减失重量不得过 35.0%。胆红素的干燥失重检查,取本品约 0.5g,在五氧化二磷 60℃减压干燥 4 小时,减失重量不得过 2.0%。猪胆粉中水分检查,取本品约 0.3g,精密称定,照减压干燥法测定,不得过 10.0%。

3. 甲苯法　本法是利用水和甲苯沸点、密度不同且互不相溶的特性,将含有挥发性成分的药品与甲苯混合蒸馏,药物中的水分和挥发性成分随甲苯全部馏出,挥发性成分可溶于甲苯中,但水分不溶于甲苯而分层;通过带刻度的测定管可直接测出水分的体积,计算水分含量。本法适用于含挥发性成分且成分复杂的药品。

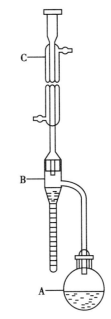

● 图 4-1　甲苯法水分测定装置

仪器装置如图 4-1 所示。A 为 500ml 的短颈圆底烧瓶;B 为水分测定管;C 为直形冷凝管,外管长 40cm。使用前,全部仪器应清洁,并置烘箱中烘干。

测定时,取供试品适量(约相当于含水量 1~4ml),精密称定,置 A 瓶中,加甲苯约 200ml,自冷凝管顶端加入甲苯至充满 B 管的狭细部分。将 A 瓶用适宜方法缓缓加热,待甲苯开始沸腾时,调节温度,使每秒馏出 2 滴。待水分完全馏出,即测定管刻度部分的水量不再增加时,将冷凝管内部先用甲苯冲洗,再用饱和蘸满甲苯的长刷或其他适宜方法,将管壁上附着的甲苯推下,继续蒸馏 5 分钟,放冷至室温,拆卸装置,放置使水分与甲苯完全分离(层),亦可加亚甲蓝粉末少许,使水染成蓝色,以便观察。检读水量,计算供试品的含水量(%)。

为减少因甲苯与微量水混溶引起水分测定结果偏低,在测定前,甲苯需先加少量水充分振摇使达饱和后放置将水层分离弃去经蒸馏后方可使用。

例如《中国药典》(2020 年版)丁香中水分检查,应用本法测定,水分不得过 12.0%。

第三节　重金属及有害残留物分析

一、重金属及有害元素分析

重金属及有害元素是指铅(Pb)、汞(Hg)、镉(Cd)、铜(Cu)、银(Ag)、铋(Bi)、锑(Ti)、锡(Sn)、砷(As)等。重金属元素进入体内会与多种蛋白上的—SH 和—S—S—键牢固结合,使蛋白质变性、酶失去活性,导致组织细胞出现结构和功能上的损害,因此需对药物中的重金属进行检测和控制。

《中国药典》(2020 年版)重金属总量采用硫代乙酰胺或硫化钠显色反应比色法测定;砷盐采用古蔡氏法或二乙基二硫代氨基甲酸银法测定;对单个铅、镉、砷、汞、铜元素的测定,采用原子吸收分光光度法和电感耦合等离子体质谱法。由于中药在种植、生产和加工等过程中可能会引入铝(Al)、铬(Cr)、铁(Fe)、钡(Ba)等金属元素,其含量过高也会带来潜在的危险,因此《中国药典》(2020 年版)增加了对这些元素的检查,方法首选可多元素同时测定的电感耦合等离子体质谱法。

(一)重金属总量检查法

重金属系指在实验条件下能与硫代乙酰胺或硫化钠作用显色的金属杂质,如铅、汞、砷、铜、银、镉、锌、镍、锡、锑、铋等。由于在药品生产中,铅是较容易引入的重金属元素,且铅易在人体内积蓄引起中毒,故检查时以铅为代表。《中国药典》(2020 年版)收载了硫代乙酰胺法、炽灼后的硫代乙酰胺法和硫化钠法三种重金属检查方法。

(二)砷盐检查法

砷盐多由中药在种植、加工、制剂过程中引入,砷为有毒杂质,因此应严格控制其限量。《中国药典》(2020 年版)收载了两种砷盐检查方法,即古蔡氏法和二乙基二硫代氨基甲酸银法。

(三)铅、镉、砷、汞、铜定量测定法

《中国药典》(2020 年版)收载定量测定中药中铅、镉、砷、汞、铜含量主要为原子吸收分光光度法(AAS)和电感耦合等离子质谱法(ICP-MS),用于检测中药材种植、生产、加工等过程中引入的杂质,控制药品质量。

1. 原子分光光度法　可以根据被测元素的不同,选择不同的原子化方法。①火焰原子化法:操作简便,重现性好,但由于其灵敏度和检测限的限制,一般只适用于中药中残留含量相对较高的元素的测定(一般含量应在 5mg/kg 以上),多用于铜的测定。②石墨炉法:应用最为广泛,其样品用量少,测定灵敏度高,采用适宜的基体改进技术和背景校正技术,可消除大部分杂质的干扰,适用于铅、镉、铜的测定。③氢化物发生法:将待测元素在酸性介质中还原成沸点低、易受热分解的氢化物,再由载气导入由石英管、加热器等组成的原子吸收池,在吸收池中氢化物被加热分解,并形成基态原子,氢化物法具有比石墨炉法更好的检测限并且受干扰的程度比较低,适用于砷的测定。④冷原子发生法:基于汞的独特性质,专用于汞的测定。

2. 电感耦合等离子体质谱法　指以等离子体为离子源的一种质谱元素分析方法。主要用于进行多种元素的同时测定,并可与其他色谱分离技术联用,进行元素形态及其价态分析。经前处理过的样品溶液由载气(氩气)引入雾化系统进行雾化后,以气溶胶形式进入等离子体的轴向通道,在高温和惰性气体中被去溶剂化、气化解离和电离,转化为带正电荷的正离子,经离子采集系统进入质量分析器(质谱),根据元素质谱峰强度测定样品中相应元素的含量。

电感耦合等离子体质谱法的优点有灵敏度高,专属性强,动态线性范围宽,适用于各类药品从痕量到微量的元素分析,尤其是痕量重金属元素的测定。

例如《中国药典》(2020 年版)采用原子吸收分光光度法或电感耦合等离子体质谱法测定药材及饮片重金属及有害元素,规定了一致性限量标准:铅不得过 5mg/kg、镉不得过 1mg/kg、砷不得过 2mg/kg、汞不得过 0.2mg/kg、铜不得过 20mg/kg。

二、农药残留量测定法

农药残留是指使用农药后残存于生物体、农副产品和环境中的农药原体、有毒代谢物、降解物和杂质的总称。中药材生产有相当数量为人工种植,为提高药材产量,减少昆虫、真菌和霉菌的危害,在生长过程中常需喷洒农药。此外,土壤中残留的农药也可能引入药材中。因此,对中药材及其制剂中农药残留量进行控制是保障中药安全性的必要条件之一。

(一)农药的种类

农药品种繁多,迄今为止,在世界各国注册的已有1 500多种,其中常用的达300余种。按其化学结构不同,常用农药主要有以下几类:①有机氯类,如六六六、滴滴涕、五氯硝基苯、六氯苯、七氯、艾氏剂、狄氏剂、异狄氏剂等;②有机磷类,如对硫磷、甲基对硫磷、乐果、氧化乐果、敌百虫、甲胺磷、久效磷、乙硫磷、杀扑磷、敌敌畏等;③氨基甲酸酯类,如灭多威、速灭威、残杀威等;④拟除虫菊酯类,如氰戊菊酯、氯氰菊酯、甲氰菊酯、氯氟氰菊酯和溴氰菊酯等。

有机氯类和有机磷类农药的毒性大,降解时间长,其他农药大多残留期较短,因此,在接触农药时间长短未知的情况下,应对中药进行有机氯类和有机磷类农药残留量的检查。拟除虫菊酯类农药是模拟天然除虫菊素组分的化学结构而发展起来的一类农药,目前应用较为广泛,也需进行农药残留量检查。

(二)供试品溶液制备方法

农药种类繁多,中药成分复杂,农药残留的测定是在复杂的背景干扰下的痕量检测。因此,供试品溶液制备不仅要求尽可能完全提取其中的待测成分,还要尽可能除去与干扰目标物分析的成分,减少对检测结果的干扰,降低对色谱柱和检测器等的污染,提高检测的灵敏度和准确性。

样品前处理是农药残留分析的关键,包括提取和净化两方面。残留农药的提取应根据样品类型和农药种类决定所采用的提取方法和溶剂体系。一般根据农药的极性,选择乙腈、丙酮、乙酸乙酯和二氯甲烷等为提取溶剂,采用索氏提取法、超声提取法、回流提取法等提取。近年来,超临界流体萃取、微波辅助萃取、加速溶剂提取、QuEChERS法、基质固相分散等新型提取技术因重现性好、提取效率高,逐渐在农药残留分析中得到广泛应用。传统的农药残留净化常采用液液萃取法、吸附柱色谱法和磺化法等。然而液液萃取法溶剂用量大,萃取时间长;吸附柱色谱法自动化程度低,重复性较差;磺化法净化效果好,但操作存在一定的安全风险,且只能用于六六六等十几种耐酸的有机氯类或其他相似性质农药品种的测定。近年来发展的固相萃取法、固相微萃取法、凝胶渗透色谱法、免疫亲和色谱法和分子印迹技术等,有较好的重现性和较高的自动化程度,提高了农药残留测定的准确度,一定程度上弥补了传统方法的不足。

(三)分析方法

农药残留分析方法可采用气相色谱法、气相色谱-串联质谱法和液相色谱-串联质谱法。

《中国药典》（2020 年版）收载的"有机氯类农药残留量测定法""有机磷类农药残留量测定法"和"拟除虫菊酯类农药残留量测定法"为气相色谱分析方法，"多农药残留量测定法""药材及饮片（植物类）中禁用农药多残留测定法"包括气相色谱 - 串联质谱法和液相色谱 - 串联质谱两个方法。

1. 气相色谱法　气相色谱法已成为农药残留量检测中应用最广泛、技术最成熟的方法。《中国药典》（2020 年版）分别采用气相色谱法确立了"9 种有机氯类农药残留量测定法""22 种有机氯类农药残留量测定法""12 种有机磷农药残留量测定法"和"3 种拟除虫菊酯类农药残留量测定法"。采用弹性石英毛细管柱，固定液根据检测成分可选用非极性的（5% 苯基）甲基聚硅氧烷、中等极性的（14%- 氰丙基 - 苯基）甲基聚硅氧烷或强极性的 50% 苯基 50% 二甲基聚硅氧烷等。测定有机氯农药残留量和拟除虫菊酯类农药残留量使用 ^{63}Ni-ECD 电子捕获检测器，有机磷类农药常使用氮磷检测器（NPD）或火焰光度检测器（FPD）；均采用程序升温的方法，温度范围一般为 70～290℃。如人参中农药残留量照有机氯类农药残留量测定法测定，含总六六六（α-BHC、β-BHC、γ-BHC、δ-BHC 之和）不得过 0.2mg/kg，总滴滴涕（pp'-DDE、pp'-DDD、op'-DDT、pp'-DDT 之和）不得过 0.2mg/kg，五氯硝基苯不得过 0.1mg/kg，六氯苯不得过 0.1mg/kg，七氯（七氯、环氧七氯之和）不得过 0.05mg/kg，艾氏剂不得过 0.05mg/kg，氯丹（顺式氯丹、反式氯丹、氧化氯丹之和）不得过 0.1mg/kg。

2. 质谱法　色谱 - 质谱联用技术对未知残留农药的分析具有确认结构和多成分同时定量的优势，提高了残留检测的定性能力及检测灵敏度，扩大了监测的覆盖范围。其中气相色谱 - 串联质谱法适用于挥发性和半挥发性的有机杀虫剂、除草剂等农药分析，液相色谱 - 串联质谱法适用于低浓度、难挥发、热不稳定和强极性的农药分析，两者结合可相互补充和验证，达到准确定性定量的目的。气相色谱 - 串联质谱方法以 5% 苯基甲基聚硅氧烷为固定液的弹性石英毛细管柱进行色谱分离，以电子轰击源（EI）的三重四级杆串联质谱仪进行检测；液相色谱 - 串联质谱方法以反相 C18 色谱柱（15cm×3mm×3.5μm）进行色谱分离；以电喷雾离子源（ESI）的三重四级杆串联质谱仪进行检测；质谱监测均采用多反应监测（MRM）模式。定量时，采用基质混合对照品制备标准曲线，以内标标准曲线法定量。《中国药典》（2020 年版）采用气相色谱 - 串联质谱检测 74 种农药，液相色谱 - 串联质谱法检测 153 种农药，覆盖了有机氯、有机磷、拟除虫菊酯类、氨基甲酯类、常见杀菌剂和除草剂等共 227 种农药。对于具体药材，可根据该药材所使用农药的情况，选择监测。

三、二氧化硫残留量测定法

硫黄熏蒸是部分中药材粗加工时习用的一种方法，具有防虫蛀、防霉、防腐、改善药材外观性状等作用。但是硫黄熏制过程中，硫黄燃烧生成的二氧化硫残留于药材表面，易与药材中的无机元素生成亚硫酸盐。过量的亚硫酸盐会刺激呼吸系统及消化系统，且硫黄中含有的汞、砷等有害元素也会对人体造成潜在的风险。此外，二氧化硫、亚硫酸盐等可使中药药味变酸，pH 值下降，引起药材中化学成分的变化。如含有内酯结构成分的白芷、当归、川芎等经硫黄熏蒸后，内酯环开环或烯键发生氧化，从而造成药材中该类成分含量降低。又如人参、党参、白芍、天麻等药材含有苷类成分,熏蒸过程产生的亚硫酸导致苷类成分发生水解反应,或与苷类成分上的醇羟基发生酯化反应,生成亚硫酸酯,从而使其活性成分含量降低。因此,有必要通过对药材中二氧化硫残留进行限量控制,进而对硫黄熏蒸过程进行监控,确保药材的安全性。《中国药典》自 2005 年版取消山药、葛根等药材的硫黄熏蒸加工方法,2010 年版新增二氧化硫残留量测定法,2020 年版对山药、牛膝、粉葛、甘遂、天冬、天麻、天花粉、白及、白芍、白术、党参 11 种药材及其饮片的二氧化硫残留限量规定为"不得超过 400mg/kg",对其他中药材及饮片,二氧化硫残留量限量为"不得超过150mg/kg"。

1. 酸碱滴定法　中药材及其饮片中的亚硫酸盐系列物质在酸性条件下经蒸馏转化为二氧化硫,可随氮气流带入到含有过氧化氢的吸收瓶中,过氧化氢将二氧化硫氧化为硫酸根离子,可采用酸碱滴定法测定(以氢氧化钠为滴定液滴定,以甲基红指示剂指示滴定终点),从而计算药材及饮片中的二氧化硫残留量。

2. 气相色谱法　中药材中的亚硫酸盐系列物质在酸性条件下经蒸馏转化为二氧化硫气体,可通过气相色谱分离后经热导检测器进行检测。通常采用含顶空进样的气相色谱仪,样品置于顶空瓶内,生成的二氧化硫气体经顶空平衡后由顶空进样系统注入气相色谱仪,记录色谱图;以亚硫酸钠为对照品溶液,按外标法定量,计算样品中亚硫酸根含量;测得的结果乘以系数 0.507 9,即为二氧化硫含量。

3. 离子色谱法　中药材中的亚硫酸盐系列物质在酸性条件下经蒸馏产生二氧化硫气体,生成的二氧化硫随水蒸气经过冷凝管导入含有 3% 过氧化氢的吸收瓶,被过氧化氢氧化为硫酸根离子。吸收液采用离子色谱柱(如以烷醇季铵为功能基的乙基乙烯基苯基 - 二乙烯基苯聚合物树脂作为填料的阴离子交换柱)分离,电导检测器检测;采用硫酸根标准溶液作为对照品,外标法定量,测定的硫酸根含量按照 $SO_2/SO_4^{2-} = 0.666\ 9$,即可计算药材及饮片中的二氧化硫残留量。

第四节　黄曲霉毒素分析

黄曲霉毒素(aflatoxin, AF)是黄曲霉、寄生曲霉的代谢产物,是目前发现的毒性最大的真菌毒素,有致畸、致突变的风险,并可诱发肝、肾、肺、胃、结肠等部位癌变,对人体及动物器官尤其是肝脏造成严重损害。为了保证用药安全性,应对中药材、饮片及其制剂中黄曲霉毒素的含量进行严格控制。

中药材污染黄曲霉毒素主要与药材品种、产地有关,如薏苡仁、益智仁、柏子仁等含油性大、易霉变的药材;在南方高温、高湿地区,中药在制备、贮藏、运输的过程中,药材如未得到及时处理或者贮藏不当,就容易发生霉变;另外,中药材污染黄曲霉毒素与工艺、剂型也有关系,如豆豉、神曲类发酵过程中极易发生霉变。

黄曲霉毒素的基本结构为二呋喃和香豆素(氧杂萘邻酮),在紫外线照射下能发出荧光,根据荧光颜色、R_f 值及结构等不同,分别被称为黄曲霉毒素 B_1、黄曲霉毒素 B_2、黄曲霉毒素 G_1、黄曲霉

毒素 G_2、黄曲霉毒素 M_1、黄曲霉毒素 M_2 等,目前已明确结构的有 10 多种,其中以黄曲霉毒素 B_1 毒性和致癌性最强。

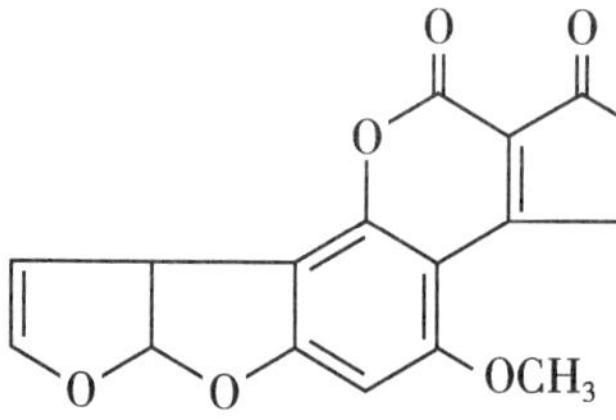

黄曲霉毒素B₁ | 黄曲霉毒素B₂

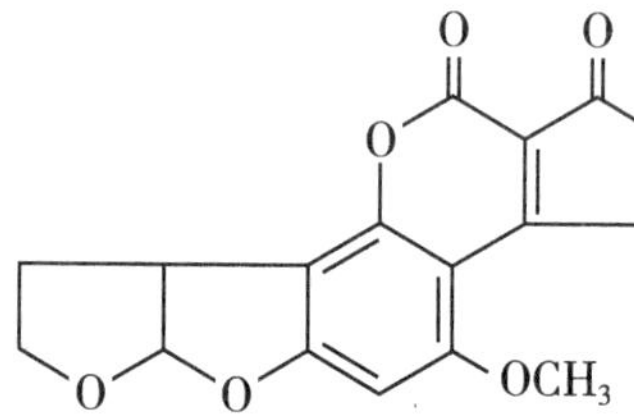

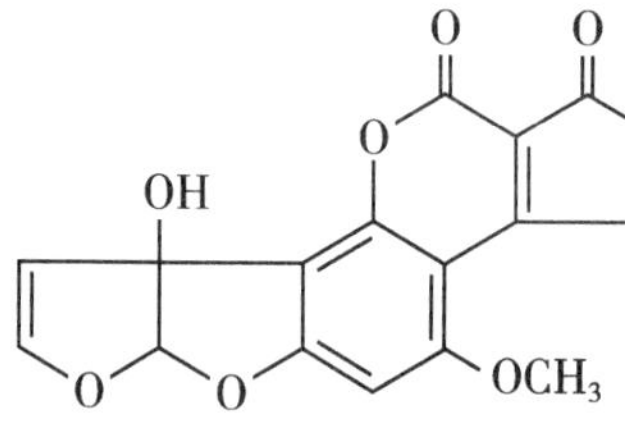

黄曲霉毒素M₁ | 黄曲霉毒素M₂

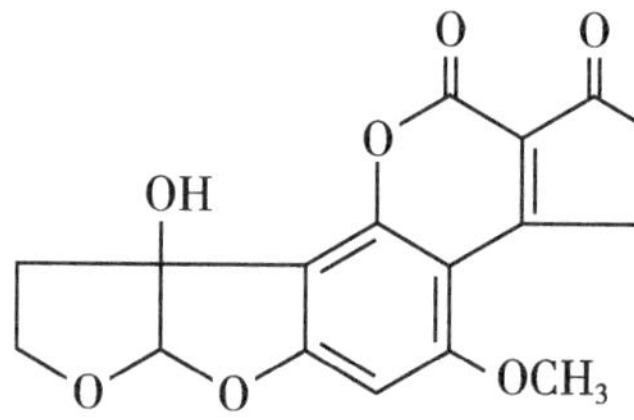

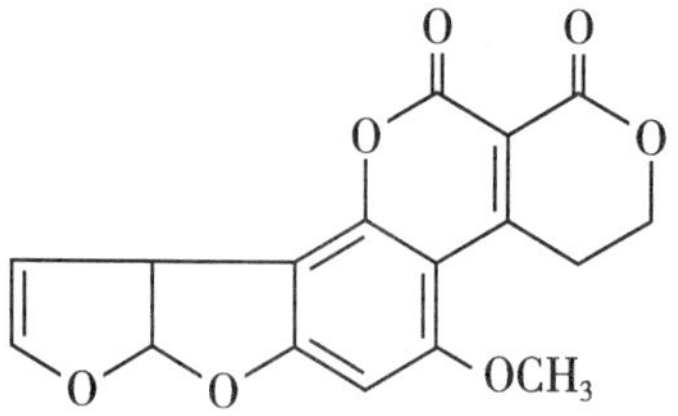

黄曲霉毒素G₁ | 黄曲霉毒素G₂

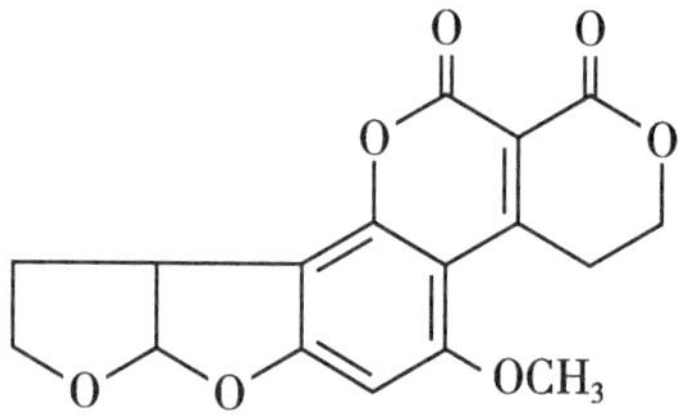

黄曲霉毒素易溶于油、三氯甲烷、丙酮、甲醇等,难溶于水,不溶于石油醚、乙醚和己烷,故应根据其溶解性选择合适的溶剂进行提取。药材中黄曲霉毒素的检测属于痕量分析,因此一般需要进行样品净化,例如将提取液通过接有对黄曲霉毒素 B_1、黄曲霉毒素 B_2、黄曲霉毒素 G_1、黄曲霉毒素 G_2 具有专一性的抗体免疫亲和柱,黄曲霉毒素与相应的抗体发生结合;用水洗脱杂质后,再以甲醇将黄曲霉毒素从柱上洗脱下来,从而达到净化目的。

黄曲霉毒素的检测方法有免疫亲和 - 高效液相色谱法、微柱色谱法、薄层色谱法、荧光分析法和免疫化学分析法(酶联免疫吸附法、放射免疫测定法、免疫亲和 - 荧光光度法)、毛细管电泳法、分子排阻色谱法等。《中国药典》(2020 年版)采用高效液相色谱 - 柱后衍生 - 荧光检测器法和高效液相色谱 - 串联质谱法测定药材、饮片及制剂中的黄曲霉毒素,对桃仁、僵蚕等 19 种药材中的黄曲霉毒素 B_1、黄曲霉毒素 B_2、黄曲霉毒素 G_1、黄曲霉毒素 G_2 的限量进行检查,规定每 1 000g 药材含黄曲霉毒素 B_1 不得过 5μg,含黄曲霉毒素 B_1、黄曲霉毒素 B_2、黄曲霉毒素 G_1、黄曲霉毒素 G_2 的总量不得过 10μg。

1. 高效液相色谱法 - 柱后衍生 - 荧光检测器法　黄曲霉毒素具有紫外吸收,在紫外线照射下能产生荧光,经柱后衍生化,其荧光增强,最小检出量可达到 0.2μg/kg,提高检测灵敏度。柱后衍生法主要有电化学衍生法和光化学衍生法。电化学衍生法是在液相色谱柱后与荧光检测器间接入衍生系统,目前常用碘衍生或溴衍生。光化学衍生法则是接入光化学反应池(波卡为254nm),仪器连接及操作方便。分析时,荧光检测器激发波长 $\lambda_{ex}=360nm$(或365nm),发射波长 $\lambda_{em}=450nm$。配制黄曲霉毒素 B_1、黄曲霉毒素 B_2、黄曲霉毒素 G_1、黄曲霉毒素 G_2 的系列对照溶液,以外标标准曲线法计算含量。

2. 高效液相色谱-串联质谱法 采用电喷雾离子源(ESI)三重四极杆串联质谱仪,在正离子模式下以多反应监测模式(MRM)监测。高效液相色谱-串联质谱法灵敏度高,专属性强,能提高对假阳性、假阴性的辨别能力,可用于黄曲霉毒素 B_1、黄曲霉毒素 B_2、黄曲霉毒素 G_1、黄曲霉毒素 G_2 的准确定量,并可同时筛查多种黄曲霉毒素。当荧光检测器检出阳性结果但无法进行光谱验证时,建议采用质谱法进行验证。但由于质谱易受基质干扰产生基质增强或减弱效应,实验时应考察基质效应,或采用基质标准曲线进行定量计算。

开展黄曲霉毒素限量检测实验,尤其是接触到黄曲霉毒素对照品时,应有相应的安全、防护措施,并不得污染环境。残留有黄曲霉毒素的废液或废渣的玻璃器皿应置于专用贮存容器(含10%氯酸钠溶液)内,浸泡24小时以上,再用清水将玻璃器皿冲洗干净。

第五节 内源性有害物质分析

中药中的内源性有害物质是指中药本身所特有的具有毒副作用的化学成分。对含有这类成分的中药使用不当时,会对机体组织产生一定的危害作用,甚至威胁人的生命安全。因此,内源性有害物质的检测也是中药质量评价的一项重要内容。

《中国药典》(2020年版)共收载83种毒性药材及饮片,其中矿物来源有5种,分别是红粉、朱砂、轻粉、硫黄、雄黄;动物来源有8种,分别是斑蝥、全蝎、金钱白花蛇、蜈蚣、蕲蛇、蟾酥、土鳖虫、水蛭;植物来源有70种。83种毒性药材及饮片中按毒性分级来计,大毒有10种、有毒有42种、小毒有31种。其中,大毒的中药饮片包括川乌、马钱子、马钱子粉、天仙子、巴豆、巴豆霜、红粉、闹羊花、草乌和斑蝥。

一、有毒生物碱类成分分析

含有毒生物碱类成分中药包括乌头、附子、马钱子、山豆根、藜芦、雷公藤等。

1. 乌头碱类成分 乌头类药材中含有二萜类双酯型生物碱,如乌头碱(aconitine)、中乌头碱(又称新乌头碱,mesaconitine)、次乌头碱(hypaconitine)等。这类双酯型生物碱毒性大,其中乌头碱毒性最强。乌头类药材经过炮制或煎煮,双酯型生物碱由于乙酰酯键发生水解形成单酯型生物碱,毒性减小而活性保留,但其炮制品仍需控制毒性成分的含量,如制川乌、附子及制剂均要测定其中双酯型生物碱(乌头碱、次乌头碱、新乌头碱)的含量。常用的检查方法有高效液相色谱法、薄层色谱法、比色法等。

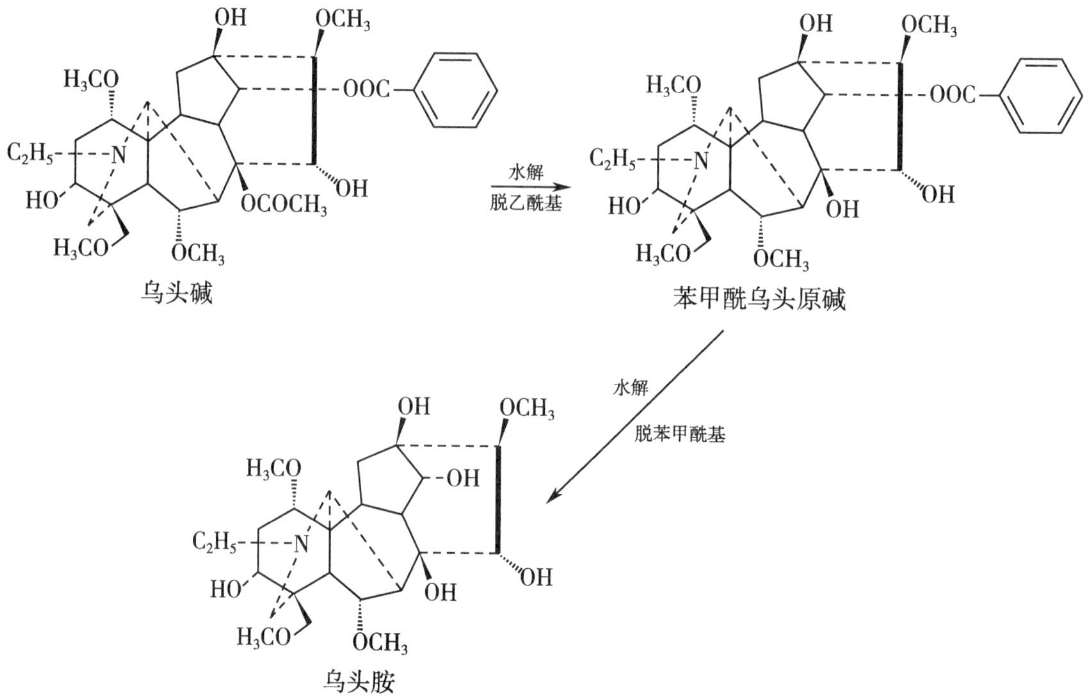

乌头碱炮制水解原理

《中国药典》(2020 年版)中对制川乌中双酯型生物碱的检查:采用高效液相色谱法,以乌头碱、次乌头碱及新乌头碱为对照品,测定三种成分的含量,以三种成分总量计为制川乌中双酯型生物碱的量。规定制川乌中含双酯型生物碱以乌头碱($C_{34}H_{47}NO_{11}$)、次乌头碱($C_{33}H_{45}NO_{10}$)及新乌头碱($C_{33}H_{45}NO_{11}$)的总量计,不得过 0.040%。

2. 马钱子碱　马钱子含有多种生物碱,主要有马钱子碱(brucine)和士的宁(又称番木鳖碱,strychnine),其中士的宁毒性最大。在马钱子中士的宁既是有效成分又是毒性成分,且有效剂量和中毒剂量非常接近。虽然马钱子经炮制后明显降低其毒性成分含量,但为保障药物使用安全,马钱子饮片和含马钱子药材的中药制剂应进行士的宁的检查。常用的检测方法有薄层色谱法、高效液相色谱法、毛细管电泳法、液相色谱 - 电喷雾离子阱质谱联用等。

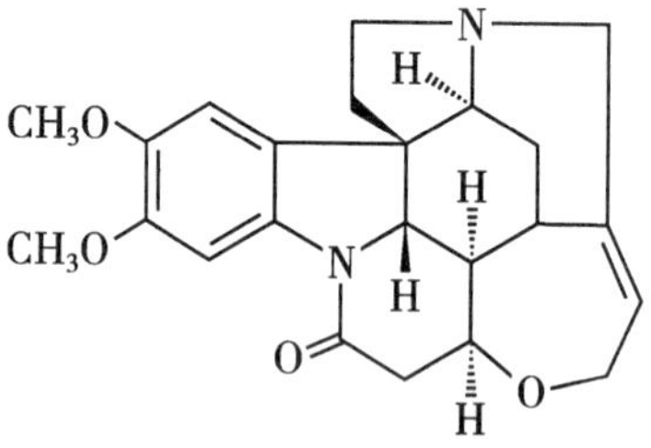

马钱子碱 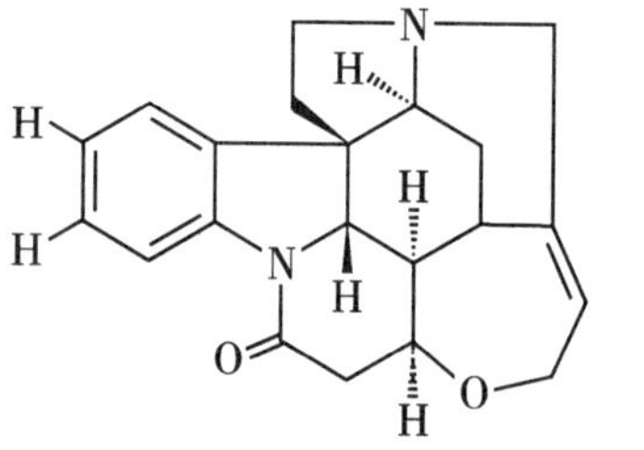　　　　　　　士的宁

《中国药典》(2020 年版)采用高效液相色谱法对马钱子、马钱子粉及含马钱子的部分制剂在含量测定项下对士的宁含量范围进行了规定,规定按干燥品计算,马钱子中含士的宁($C_{21}H_{22}N_2O_2$)的含量应为 1.20% ～ 2.20%,马钱子碱($C_{23}H_{26}N_2O_4$)不得少于 0.80%。另外对含马钱子的跌打镇痛膏采用薄层色谱法对其中士的宁的限度进行检查。

3. 吡咯里西啶生物碱　吡咯里西啶生物碱（pyrrolizidine alkaloids, PAs）是一类具有 1, 2 位双键的不饱和酯，已发现的该类生物碱的结构达 400 多种，是重要的植物来源的肝毒性成分。该类成分本身没有毒性，但其在体内（主要是肝脏）的代谢产物——代谢吡咯（metabolic pyroles）具有很强的亲电性，引起各种毒性反应，具有潜在的致癌危险，甚至死亡。含吡咯里西啶类生物碱的植物主要存在于菊科（Compositae）、紫草科（Boraginaceae）、豆科（Leguminosae）、兰科（Orchidaceae），其他少量分布于厚壳科（Ehretiaceae）、玄参科（Scrophulariaceae）、夹竹桃科（Apocynaceae）、毛茛科（Ranunculaceae）、百合科（Liliaceae）等。

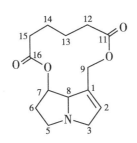 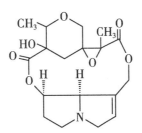

吡咯里西啶类生物碱　　　　　　　　　　阿多尼弗林碱

阿多尼弗林碱（adonifoline, ADO）为药材千里光中特征的吡咯里西啶类生物碱。《中国药典》（2020 年版）对千里光药材中阿多尼弗林碱采用高效液相色谱 - 质谱法进行检查，规定不含阿多尼弗林碱或含阿多尼弗林碱（$C_{18}H_{23}NO_7$）不得超过 0.004%。

4. 莨菪烷类　莨菪烷类生物碱具有解除痉挛、减少分泌、缓解疼痛、散大瞳孔等作用，是颠茄、华山参、山莨菪、天仙子、洋金花等茄科类中药材的主要有效成分。但相关的莨菪烷类生物碱安全范围比较小，超出安全用量时可能出现不良反应。《中国药典》（2020 年版）规定洋金花的用量为 0.3～0.6g；华山参的用量为 0.1～0.2g。含以上药材的中药制剂也有必要进行限度检查，常用的检查方法有薄层扫描法、离子对色谱法、高效液相色谱法等。如《中国药典》（2020 年版）采用高效液相色谱法检查复方苦参肠炎康片（处方含颠茄流浸膏）中莨菪碱的限量，分别精密吸取硫酸阿托品对照品溶液（0.1mg/ml）与复方苦参肠炎康片供试品溶液各 5μl，注入液相色谱仪，供试品色谱中，在与对照品色谱峰保留时间相对应的位置上出现的色谱峰应小于对照品色谱峰或不出现色谱峰。

二、马兜铃酸类成分分析

马兜铃酸是一类含有硝基的菲类有机酸，主要成分有马兜铃酸Ⅰ、Ⅱ等，其中马兜铃酸Ⅰ的毒性最强，马兜铃酸Ⅱ的毒性次之，二者均具有肾毒性，长期或过量服用易导致癌症或肾衰竭。马兜铃酸广泛存在于马兜铃科植物中，如马兜铃属中药马兜铃、天仙藤、关木通、广防己、青木香等，以及细辛属等的一些植物中。由于马兜铃酸的肾毒性，为保障临床用药的安全，我国已取消了关木通、广防己、青木香的药品标准；而细辛也由以全草入药，修订为以根及根茎入药。马兜铃酸常用的测定方法主要有薄层色谱法、高效液相色谱法、液相色谱 - 串联质谱法等。

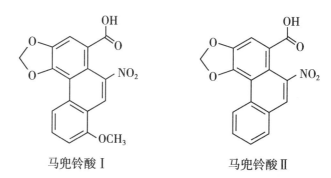

马兜铃酸 I　　　　　　　　　　马兜铃酸 II

《中国药典》(2020 年版)采用高效液相色谱法对细辛中马兜铃酸 I 的限量进行检查,规定本品按干燥品计算,含马兜铃酸 I($C_{17}H_{11}NO_7$)不得过 0.001%。

三、其他毒性成分分析

1. 强心苷类成分　强心苷类成分可兴奋心脏异位自律点和抑制传导系统,甚至导致因心室纤颤、循环衰竭而致死。含有强心苷的药材有夹竹桃、香加皮、罗布麻、金线莲、黑骨藤等。桑寄生 *Taxillus chinensis*(DC.)Danser 为桑寄生科植物桑寄生的干燥带叶茎枝,但由于其为半寄生性植物,寄生在夹竹桃科植物的桑寄生可能会含有强心苷类成分,因此需要对药材中的强心苷进行检查。《中国药典》(2020 年版)检测桑寄生中强心苷应用显色法,取供试品浓缩液点于滤纸上,滴加碱性 3,5- 二硝基苯甲酸溶液,不得显紫红色。

2. 皂苷类成分　商陆、土牛膝、木通等含有皂苷类成分。皂苷的毒性主要是对局部有强烈刺激作用,并能抑制呼吸、损害心脏,部分尚有溶血作用。如商陆中所含的商陆皂苷甲(esculentoside A)是商陆中含量最高的皂苷,其毒性主要是对胃肠道有强烈刺激作用,对交感神经有刺激作用,对肝肾也具有一定毒性作用;土牛膝中所含皂苷具有肾毒性,可导致肾功能衰竭。这类成分常采用高效液相 - 蒸发光散射法进行检测。

3. 贝壳杉烯苷类成分　苍耳子中所含的水溶性苷类如苍术苷(atractyloside)和羧基苍术苷(carboxyatractyloside)等,是贝壳杉烯苷类成分,与苍耳子的肝毒性有关。这类成分常采用高效液相色谱法进行检测。

4. 氰苷类成分　杏仁、桃仁、瓜蒂、郁李仁等药材中均含氰苷(cyanogenic glycosides)类成分。苦杏仁苷为氰苷类化合物的代表,也是常用中药材苦杏仁、桃仁、郁李仁的有效成分,苦杏仁苷主要通过体内酶解生成氢氰酸而产生药理活性,小剂量氢氰酸可以镇咳平喘,但大剂量会导致中毒。该类成分可采用高效液相色谱法、顶空气相色谱法、气相色谱 - 质谱联用等方法进行检测。

5. 银杏酸类成分　银杏酸是水杨酸 6- 烷基或 6- 烯基衍生物,其苯环六位上的侧链碳原子数可为 13～19,侧链双键数可为 0～3,如白果新酸、白果酸、氢化白果酸、氢化白果亚酸、白果二酚等,广泛存在于银杏叶和白果外种皮中,在外种皮中的含量最高,具有抗肿瘤、抗病毒、抗炎、抗氧化等药理作用,但同时具有细胞毒性、致敏、致突变和致癌的特性,被确认为有害化合物。近年来,国内外用银杏酸的含量作为银杏叶提取制剂质量标准中一个重要控制指标,《美国药典》要求银杏酚酸含量(质量分数)控制在 5ppm 以下。

《中国药典》(2020年版)采用高效液相色谱法检查银杏叶提取物中总银杏酸的含量,以白果新酸为对照,外标法计算总银杏酸含量,规定银杏叶提取物中含总银杏酸不得过5mg/kg。

6.毒性蛋白类成分　此类有毒中药包括苍耳子、巴豆、蓖麻油等。毒蛋白类有毒成分能损害心、肝、肾等内脏及引起脑水肿,尤以肝损害为重。如苍耳子油中的毒蛋白、巴豆油中含有的毒性球蛋白等。蓖麻子中的蓖麻毒蛋白是蓖麻毒素中毒性最强的一种,是一种细胞原浆毒,可以阻断蛋白质或细胞DNA的合成,可使肝脏坏死,并有凝集和溶解红细胞及麻痹呼吸中枢、血管运动中枢的作用。蓖麻毒蛋白通用的检测方法有红血细胞凝集法、紫外吸收法等,也可采用高效液相色谱法测定其中的蓖麻毒蛋白和蓖麻碱。此外,对毒蛋白的快速检测还可采用酶联免疫吸附法(ELISA法)。

7.无机成分　含砷化合物的雄黄、砒石等及含汞化合物的朱砂、轻粉等都属于矿物药,朱砂主要成分为HgS,雄黄主要成分为As_2S_2,这些药物既具有效性又具有毒性。现代研究表明,朱砂、雄黄在人体内的毒性程度与在体内产生的可溶性砷、汞的量以及可溶性砷、汞在体内的存在价态有关。通常可采用液相色谱-串联电感耦合等离子质谱法对不同价态的砷、汞进行检测。

第四章同步练习

第四章知识拓展

(平欲晖　李　菁　高　雯)

第五章 中药成分分析

中药治疗疾病的物质基础是其所含的化学成分,包括黄酮类、醌类、皂苷类、生物碱类等。各种成分的结构特征和理化性质不同,其定性和定量分析方法也有很大差异。本章重点介绍中药各类成分分析方法。

第一节 黄酮类成分分析

黄酮类(flavonoids)化合物是中药的一类重要有效成分,具有多方面生物活性,如黄芩苷(baicalin)、木犀草素(luteolin)等具有抗菌、消炎作用;银杏叶总黄酮、葛根素(puerarin)、槲皮素(quercetin)、山奈酚(kaempferol)等具有扩张冠状动脉、增加血流量、降低心肌耗氧量等作用,临床用于治疗冠心病;芦丁(rutin)、橙皮苷(hesperidin)、d- 儿茶素(d-catechin)等具有降低毛细血管脆性和异常的通透性,可用作毛细血管性出血的止血药及治疗高血压及动脉硬化的辅助治疗药;杜鹃素(farrerol)、川陈皮素(nobiletin)等具有止咳、祛痰和扩张气管等作用;水飞蓟宾(silybin)等具有保肝作用,用于治疗急 / 慢性肝炎、肝硬化及多种中毒性肝损伤等疾病。

一、结构与理化性质

黄酮类化合物泛指由两个苯环(A- 环与 B- 环)通过三个碳原子相互连接、具有 C_6—C_3—C_6 结构的一系列化合物。在植物体内大部分与糖结合成苷,一部分以游离形式存在。黄酮类化合物根据连接 A- 环和 B- 环的中央三碳链的氧化程度、三碳链是否构成环状结构、3 位是否有羟基取代以及 B- 环(苯基)连接的位置(2 或 3 位)等结构特点进行分类(表 5-1)。

黄酮类化合物的溶解度因结构及存在状态不同而有很大差异。一般游离苷元难溶或不溶于水,易溶于甲醇、乙醇、乙酸乙酯等有机溶剂及稀碱水溶液中。其中黄酮、黄酮醇等平面性强的分子,因分子间排列紧密、引力较大,故难溶于水;二氢黄酮及二氢黄酮醇等非平面性分子,由于分子间排列不紧密、引力降低,有利于水分子进入,溶解度稍大;花色苷元(花青素)类虽也为平面性结构,但因以离子形式存在,具有盐的通性,故亲水性较强,水溶度较大。黄酮苷类化合物易溶于水、甲醇、乙醇等强极性溶剂中。黄酮类化合物因分子中多具有酚羟基,故显酸性,酸性强弱依据酚羟基数目及位置不同也不同。利用这些理化性质可以提取、纯化黄酮类成分。

黄酮类化合物结构类型与分布见表 5-1。

表 5-1　黄酮类化合物的结构类型与分布

结构类型	基本结构	代表化合物	分布
黄酮 （flavones）	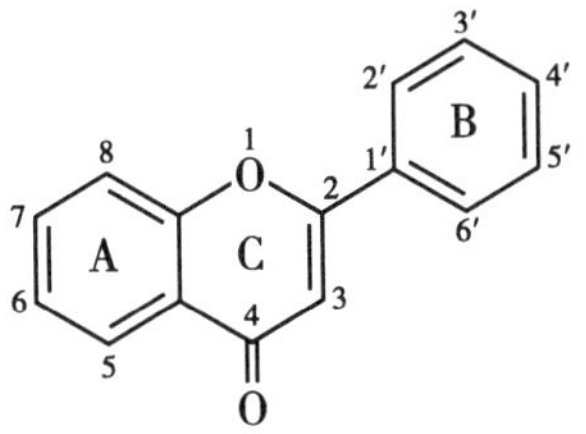	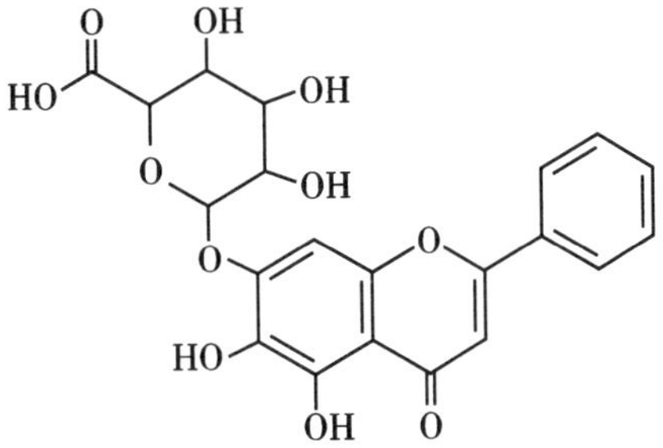 黄芩苷	唇形科、芸香科、豆科等，如黄芩中的黄芩苷、金银花中的木犀草素等
黄酮醇 （flavonols）	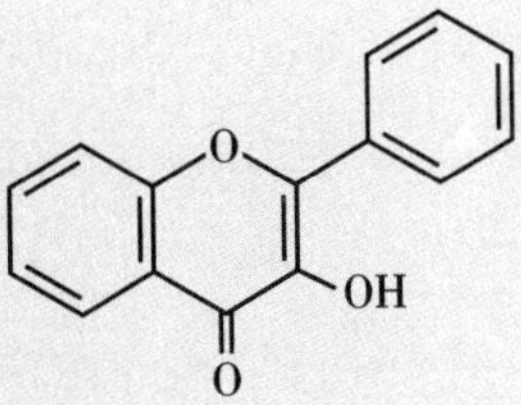	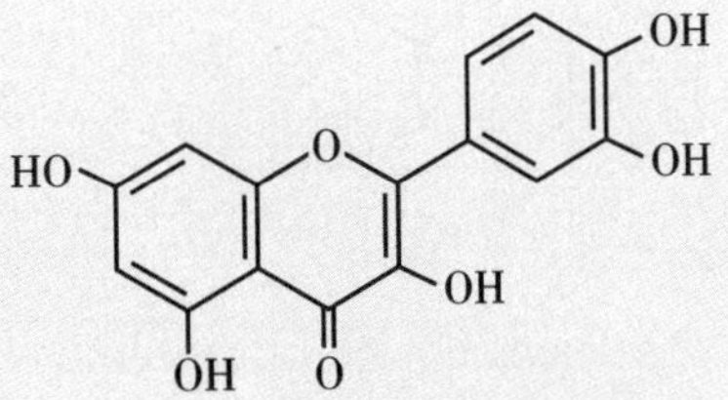 槲皮素	蔷薇科、豆科、菊科，如山楂中的金丝桃苷、槐米中的槲皮素、银杏叶中的山柰酚等
二氢黄酮 （flavanones）	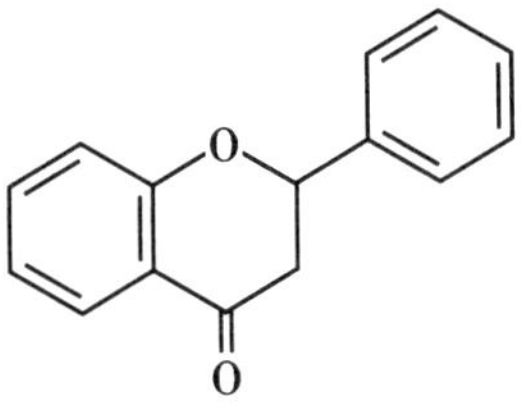	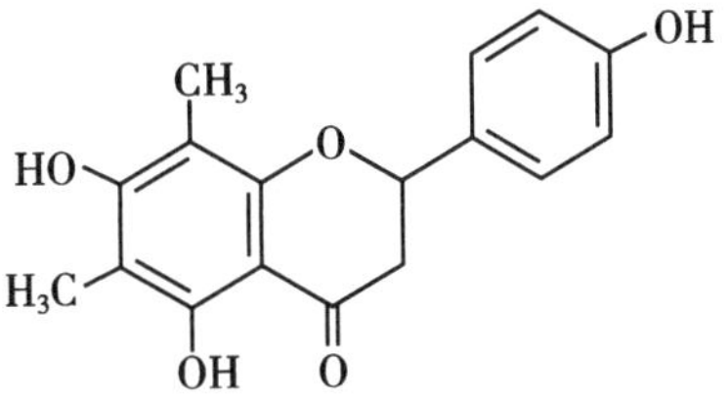 杜鹃素	芸香科、豆科、杜鹃花科等，如陈皮中的川橙皮素、满山红中的杜鹃素
二氢黄酮醇 （flavanonols）	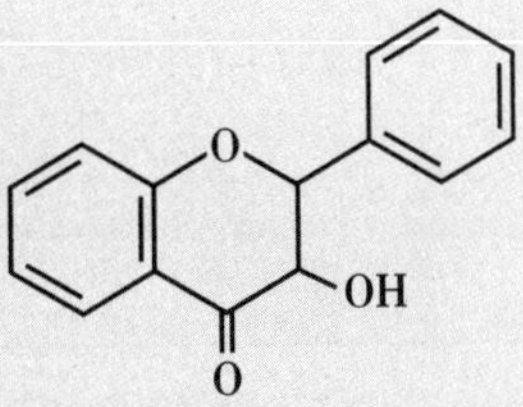	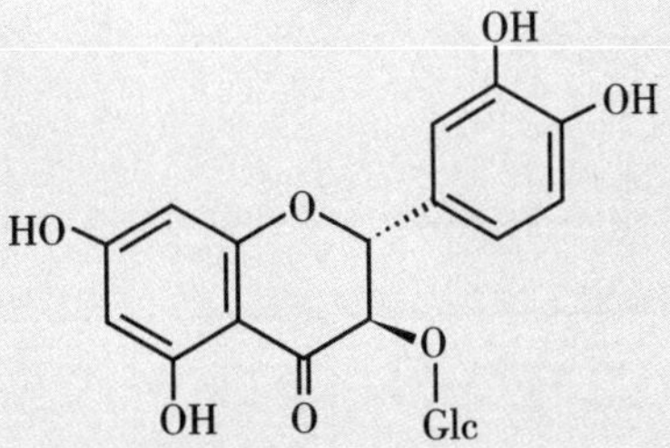 落新妇苷	菊科、百合科、豆科等，如水飞蓟中的水飞蓟素、土茯苓中落新妇苷
异黄酮 （isoflavones）	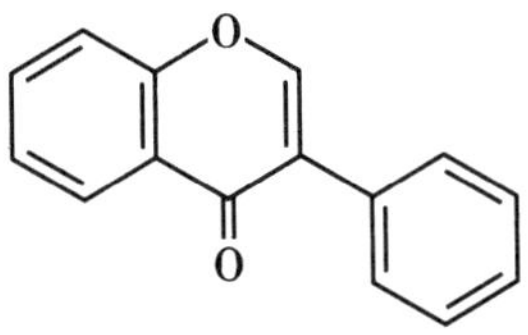	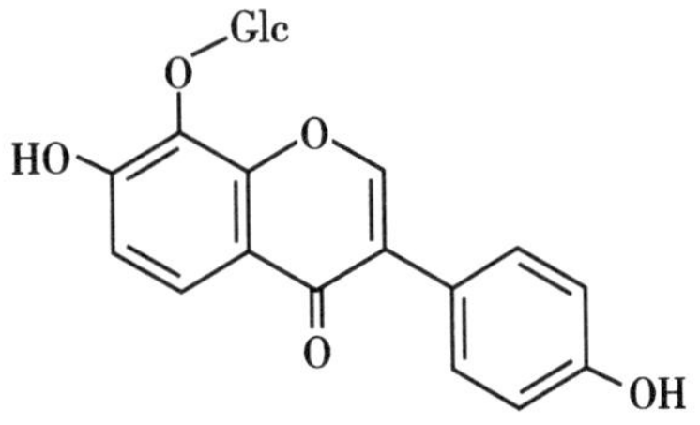 葛根素	豆科、桑科、鸢尾科等，如黄芪中毛蕊异黄酮、葛根中葛根素、射干中的鸢尾苷
二氢异黄酮 （flavanonols）	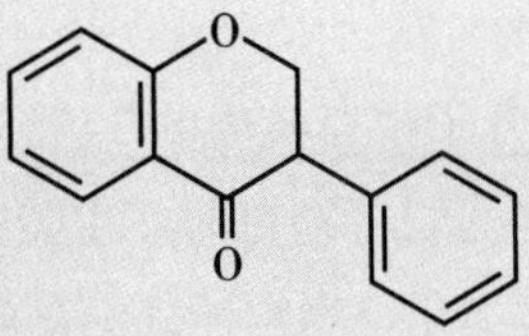	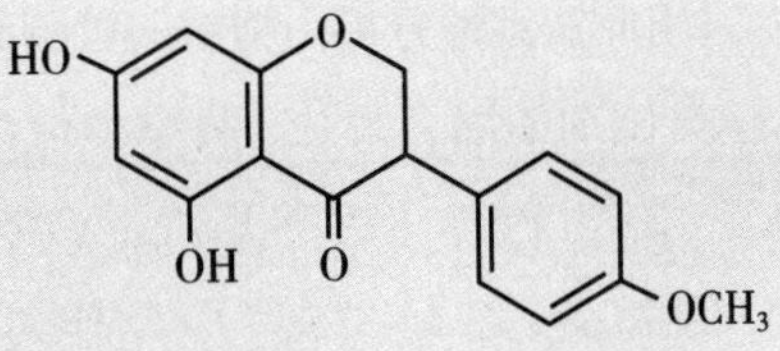 5,7-二羟基-4′-甲氧基二氢异黄酮	豆科、蔷薇科，如苏木中的5,7-二羟基-4′-甲氧基二氢异黄酮，广豆根中的紫檀素

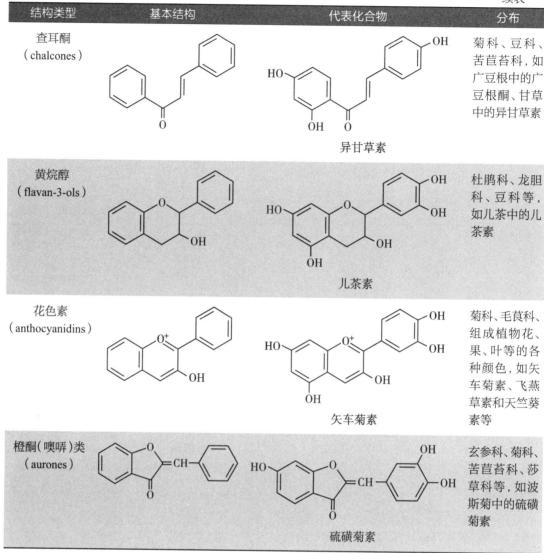

续表

结构类型	基本结构	代表化合物	分布
查耳酮 （chalcones）		异甘草素	菊科、豆科、苦苣苔科，如广豆根中的广豆根酮、甘草中的异甘草素
黄烷醇 （flavan-3-ols）		儿茶素	杜鹃科、龙胆科、豆科等，如儿茶中的儿茶素
花色素 （anthocyanidins）		矢车菊素	菊科、毛茛科、组成植物花、果、叶等的各种颜色，如矢车菊素、飞燕草素和天竺葵素等
橙酮(噢呐)类 （aurones）		硫磺菊素	玄参科、菊科、苦苣苔科、莎草科等，如波斯菊中的硫磺菊素

二、定性分析

1. 化学反应法 黄酮类化合物的显色反应多与分子中的酚羟基及 γ- 吡喃酮环有关。但中药的成分复杂，单纯的化学反应难以准确地定性分析，需要配合其他定性分析方法。

（1）盐酸 - 镁粉（或锌粉）反应：鉴别黄酮类化合物最常用的方法之一。多数黄酮、黄酮醇、二氢黄酮及二氢黄酮醇类化合物显橙红或紫红色，少数显紫色或蓝色，特别是当 B- 环上有羟基或甲氧基取代时，呈现的颜色亦随之加深；但查耳酮、橙酮、儿茶素、异黄酮不显色。《中国药典》（2020年版）中大山楂丸采用此法定性分析山楂中的黄酮类成分。

（2）与金属盐类试剂的络合反应：黄酮类化合物分子中有游离的 3- 羟基、5- 羟基或邻二酚羟基时可与 Al^{3+}、Zr^{4+}、Pb^{2+}、Sr^{2+} 等形成配合物，这些配合物有的产生荧光或颜色加深（如 Al^{3+}、Zr^{4+}），有的产生沉淀（如 Al^{3+}、Sr^{2+}）。常作为黄酮类化合物定性试剂及薄层色谱法中的显色剂。

2. 薄层色谱法　薄层色谱法是黄酮类成分常用的定性分析方法。常用的吸附剂有硅胶和聚酰胺。选择硅胶色谱对黄酮类成分定性分析，常用乙酸乙酯∶丁酮∶甲酸∶水（5∶3∶1∶1）作为展开剂。硅胶上的硅醇基除对黄酮类成分产生吸附外，还可与含游离酚羟基的黄酮类成分产生氢键，从而产生拖尾现象，在制备硅胶薄层板时加入适量的氢氧化钠或乙酸钠，可有效减少黄酮类成分的拖尾现象。聚酰胺色谱适于分析含有酚羟基的黄酮类成分，主要原理是聚酰胺羰基和黄酮类酚羟基形成氢键而产生较强的吸附作用，因此常需要展开能力较强的展开剂如三氯甲烷 - 甲醇、三氯甲烷 - 甲醇 - 丁酮、甲醇 - 乙酸 - 水等系统。

三、定量分析

黄酮类化合物具有特定的紫外吸收峰，常表现出两个较强的吸收带，Ⅰ带在 300～400nm 范围内，是 B- 环桂皮酰基引起；Ⅱ带在 240～285nm 范围内，是 A- 环上苯甲酰基引起。当加入一些位移试剂如甲醇钠、乙酸钠、氯化铝等，可使最大吸收波长发生位移，选择性提高，还可消除杂质的干扰。黄酮类成分的定量分析包括总黄酮和单体成分的定量。

1. 总黄酮含量测定　常采用分光光度法，包括直接测定法和加试剂测定法两种。后者是利用黄酮类化合物与某些试剂（如硝酸铝等）可形成稳定的有色络合物这一特性，提高测定的灵敏度和准确度。例如，《中国药典》（2020 年版）收载槐花中总黄酮的测定方法，是将药材提取液依次加入 5% 亚硝酸钠溶液和 10% 硝酸铝溶液显色后，于 500nm 处测定，含总黄酮以芦丁计，槐花不得少于 8%，槐米不得少于 20%。

2. 黄酮单体成分含量测定　多用高效液相色谱法和薄层扫描法。薄层扫描法进行黄酮单体成分含量测定时，采用薄层色谱将被测成分与其他成分分离，在薄层板上显色或直接扫描测定。但由于该法灵敏度及重现性较差，使用受到限制。《中国药典》（2020 年版）一部中黄酮单体成分含量测定基本采用反相高效液相法，检测大多采用紫外检测器。

四、应用示例

【例5-1】　黄芩中黄酮类成分分析

黄芩为唇形科植物黄芩 *Scutellaria baicalensis* Georgi 的干燥根。黄芩含有多种黄酮类成分，如黄芩苷、黄芩素、汉黄芩苷、汉黄芩素等。

1. 定性分析—薄层色谱法

供试品溶液的制备：取黄芩药材粉末 1g 于 50ml 具塞锥形瓶中，加 10ml 甲醇，密塞，超声处理 15 分钟，滤过，取上清液作为供试品溶液。

对照溶液的制备：取黄芩对照药材 1g，同法制成对照药材溶液。另取黄芩苷、汉黄芩苷、黄芩素、汉黄芩素对照品，加甲醇分别制成每 1ml 含 1.0mg、0.5mg、0.5mg、0.5mg 的溶液，作为对照品溶液。

薄层板：高效硅胶 G60 薄层板。

展开剂：甲苯∶乙酸乙酯∶甲醇∶甲酸（6∶4∶1∶2）。

点样: 3μl。

展开: 预饱和20分钟, 温度30℃, 相对湿度60%, 展距7cm。

色谱检识: 薄层板取出, 晾干, 喷以10mg/ml二苯基硼酸-2-氨基乙酯甲醇溶液, 冷风吹干, 再喷以50mg/ml聚乙二醇乙醇溶液, 冷风吹干, 置紫外光灯(365nm)下检视。供试品色谱中, 在与对照药材和对照品色谱相应位置上, 显相同颜色的斑点(图见ER-5-1)。

ER-5-1

2. 定量分析—高效液相色谱法　测定黄芩药材中黄芩苷、汉黄芩苷、黄芩素和汉黄芩素的含量。

色谱条件: Agilent Zorbax Extend-C$_{18}$色谱柱(4.6mm×250mm×5μm); 以0.1%磷酸(A)-乙腈(B)为流动相, 梯度洗脱: 22%～25%B(0～10分钟); 25%B(10～15分钟); 25%～32%B(15～25分钟); 32%～40%B(25～30分钟); 40%B(30～35分钟); 40%～50%B(35～40分钟); 50%～95%B(40～45分钟); 柱温30℃; 流速1.0ml/min; 检测波长276nm。

对照品溶液的制备: 取黄芩苷、汉黄芩苷、黄芩素、汉黄芩素对照品适量, 精密称定, 加70%甲醇制成每1ml含黄芩苷300μg、汉黄芩苷80μg、黄芩素50μg和汉黄芩素20μg的混合对照品溶液。

供试品溶液的制备: 精密称定0.1g黄芩药材粉末, 精密加入70%甲醇50ml于具塞锥形瓶中, 超声处理15分钟, 放冷, 补足减失的重量, 用0.45μm滤膜滤过, 取续滤液作为供试品溶液。

测定法: 分别精密吸取对照品溶液与供试品溶液各10μl, 注入液相色谱仪, 记录相应色谱峰面积, 测定, 即得。色谱图见图5-1。

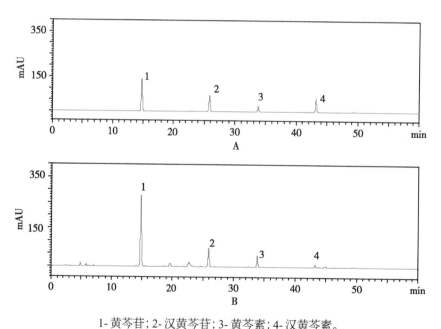

1-黄芩苷; 2-汉黄芩苷; 3-黄芩素; 4-汉黄芩素。

● 图5-1　黄芩对照品(A)和供试品(B)高效液相色谱图

《中国药典》(2020年版)规定本品按干燥品计算, 含黄芩苷不得少于9.0%; 含黄芩苷、汉黄芩苷、黄芩素和汉黄芩素的总量不得少于15.0%。

第二节　醌类成分分析

醌类化合物（quinonoids）是指分子内具有不饱和环二酮结构（醌式结构），是一类比较重要的活性成分，具有多方面的生物活性：如番泻叶中的番泻苷（sennoside）类化合物具有较强的致泻作用；大黄中游离的羟基蒽醌类化合物具有抗菌作用；茜草中的茜草素（alizarin）类成分具有止血作用；紫草中的一些萘醌类色素具有抗菌、抗病毒及止血作用；丹参中的丹参醌（tanshinone）类具有扩张冠状动脉的作用，用于治疗冠心病心绞痛等。

一、结构与理化性质

天然醌类化合物包括苯醌类（benzoquinones）、萘醌类（naphthoquinones）、菲醌类（phenanthraquinones）和蒽醌类（anthraquinones）四种类型。

游离的醌类化合物一般具有升华性。小分子的苯醌类及萘醌类还具有挥发性，能随水蒸气蒸馏，可据此进行分离和纯化。游离醌类苷元极性较小，易溶于甲醇、乙醇、乙醚、苯和三氯甲烷等有机溶剂，难溶于水。成苷后极性增大，易溶于甲醇、乙醇。有些醌类成分含有易氧化基团，对光不稳定，提取、分离以及储存时应注意避光。如丹参酮ⅡA在光照条件下不稳定，容易发生降解反应。醌类化合物由于多具有酚羟基，少数具有羧基，而呈一定的酸性，可在碱性水溶液中成盐溶解。

醌类化合物结构与分布见表 5-2。

表 5-2　醌类化合物的结构类型与分布

结构类型	基本结构	代表化合物	分布
苯醌（benzoquinones）	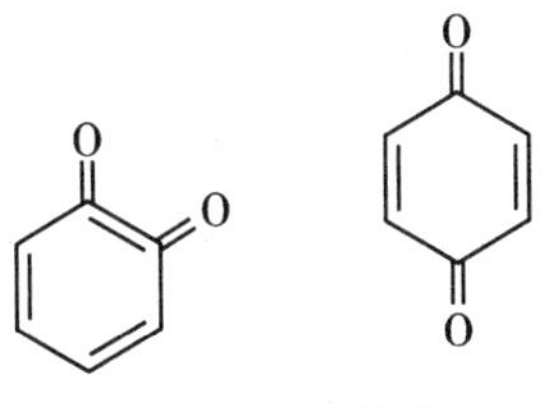 邻苯醌和对苯醌	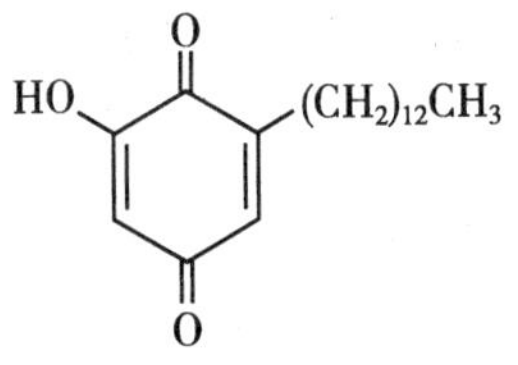 密花醌	紫金牛科、杜鹃花科、紫草科，如朱砂根中的密花醌、白花酸藤果中的信筒子醌
萘醌（naphthoquinones）	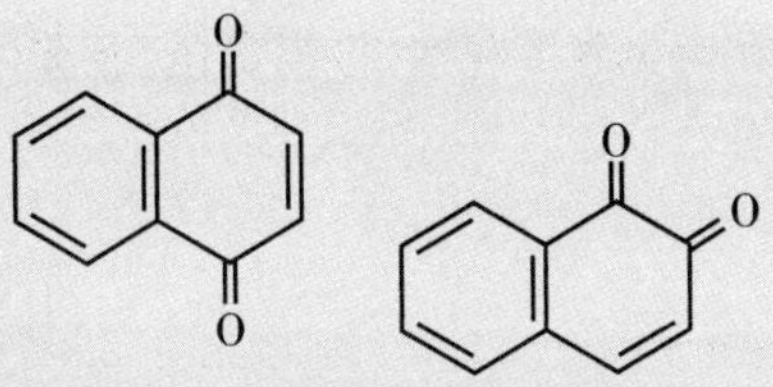 α-(1,4)萘醌和β-(1,2)萘醌	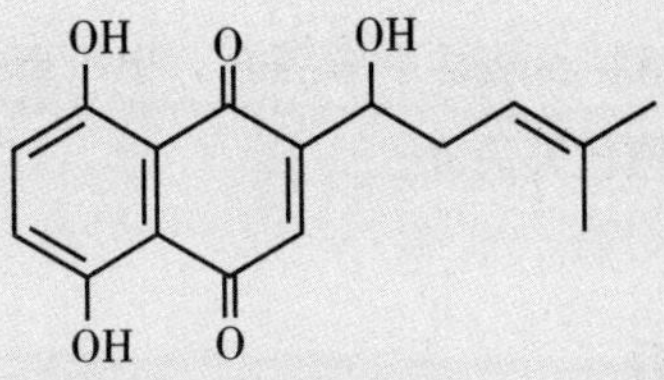 紫草素	紫草科、柿科、蓝雪科。如紫草中的紫草素，茜草中的大叶茜草素

结构类型	基本结构	代表化合物	分布
菲醌 （flavanones）	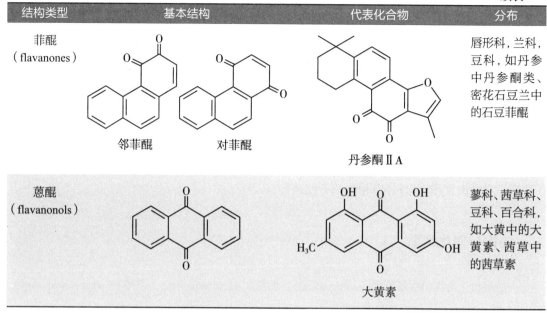 邻菲醌　　对菲醌	丹参酮ⅡA	唇形科，兰科，豆科，如丹参中丹参酮类、密花石豆兰中的石豆菲醌
蒽醌 （flavanonols）		大黄素	蓼科、茜草科、豆科、百合科，如大黄中的大黄素、茜草中的茜草素

二、定性分析

1. 化学反应法

（1）与碱的显色反应：羟基蒽醌类能溶解于碱性溶液中，显红色或紫红色，加酸后颜色消失，若再加碱又显红色，此即 Bornträger's 反应，可作为羟基蒽醌成分的定性试剂及薄层色谱法的显色剂。蒽酚、蒽酮、二蒽酮类化合物遇碱呈黄色，并带有绿色荧光，需要在空气中放置或先氧化成蒽醌后，才能呈阳性反应。

（2）与乙酸镁显色反应：羟基蒽醌类成分和乙酸镁反应，呈色较碱比色法稳定，反应灵敏度较高，杂质干扰也少。对不同的蒽醌类化合物，显色后所呈颜色的最大吸收波长变化范围较小，一般在 513nm 左右。可作为羟基蒽醌成分的定性试剂及比色测定的显色剂。

2. 升华法　游离的醌类化合物多具有升华性，可采用升华法得到升华物，可在显微镜下观察升华物的晶型或加碱性试液显色定性。如大黄粉末微量升华，可得到游离蒽醌类成分。

3. 薄层色谱法　吸附剂常用硅胶。展开剂多用混合溶剂系统如石油醚（60～90℃）：丙酮（4：1）；对蒽苷类采用极性较大的溶剂系统如正丙醇：乙酸乙酯：水（4：4：3）等。比如大黄展开剂为甲苯：甲酸乙酯：丙酮：甲醇：甲酸（30：5：5：20：0.1），显色剂可用氨（氨熏实验）或 10% 氢氧化钾甲醇溶液、0.5% 乙酸镁甲醇溶液。也可直接在可见光下观察，多显黄色；在紫外光下观察则显黄棕色、红色、橙色等荧光。

三、定量分析

1. 比色法　醌类化合物母核上随着酚羟基等助色团的引入而呈一定的颜色，取代的助色团越多，颜色越深，有黄色、橙色、棕红色以至紫红色等。含有醌类化合物的药材，可直接用比色法测定,也可经显色后比色测定,常用显色剂有碱和乙酸镁。

(1)碱比色法:羟基蒽醌类成分遇碱后产生红色,在500~550nm处有最大吸收,可用于定量测定。常用的碱有氢氧化钠、氢氧化钾、混合碱(氢氧化钠和氢氧化铵)等,其中尤以混合碱使用最多。显色后对光及氧不稳定,易被破坏产生不溶性颗粒,影响测定,而且显色后最大吸收波长范围较大。

(2)乙酸镁比色法:羟基蒽醌类成分和乙酸镁反应,所呈颜色的最大吸收波长一般在513nm左右。

蒽醌类化合物的泻下作用差别很大,作用最强的是还原型苷,即蒽酚苷和蒽酮苷,氧化型苷即蒽醌苷的作用较弱,而游离蒽醌几乎无泻下作用。因此,在评价含蒽醌类成分的药材质量时,要根据各类成分溶解特性的不同以及相互间的转化反应,设计有针对性的供试品溶液制备方案,实现对总蒽醌、游离蒽醌、结合蒽醌、还原型蒽醌、氧化型蒽醌以及酸性蒽醌的测定等。例如《中国药典》(2020年版)对大黄中总蒽醌含量和游离蒽醌的含量分别进行测定,规定总蒽醌不得少于1.5%,游离蒽醌不得少于0.20%。

1)游离蒽醌的测定:称取药材粉末置索氏提取器中,用三氯甲烷回流提取至无色,三氯甲烷提取液移入分液漏斗中,以5%氢氧化钠和2%氢氧化铵混合碱液分次提取至无色,合并碱液,用少量三氯甲烷洗涤,三氯甲烷弃去,碱液调整至一定体积,若不澄清,可用垂熔漏斗滤过,滤液在沸水浴中加热4分钟,用冷水冷却至室温,30分钟后在500nm处比色,以1,8-二羟基蒽醌为对照品,计算含量。

2)结合蒽醌的测定:通常情况下可先用极性溶剂将结合蒽醌提出,再水解成游离蒽醌测定;也可先将样品先用酸水解,然后用非极性溶剂提取游离蒽醌测定。水解所用的酸可为盐酸或硫酸。方法是称取药材粉末适量,加硫酸回流水解一定时间后,加入三氯甲烷适量,回流提取至蒽醌被提尽为止(至无色),三氯甲烷提取液用少量蒸馏水洗涤后,用混合碱液提取,比色法测定,测得含量为游离蒽醌与结合蒽醌的总量,从中减去游离蒽醌含量,即得结合蒽醌的含量。

3)还原型蒽醌的测定:一般需要先用适当浓度的三氯化铁溶液氧化,转变成蒽醌类化合物后,再用酸水解后按上述方法测定含量。

4)酸性蒽醌类成分:可利用其含有羧基的结构特点,用碳酸氢钠或碳酸氢钠-碳酸钠混合溶液提取后比色测定。

2.薄层扫描法　薄层扫描法可用于测定单体蒽醌类化合物。蒽醌类成分经薄层色谱分离后,进行显色,可在可见光、紫外光及荧光下扫描测定。

3.高效液相色谱法　蒽醌类成分在紫外及可见光下均有强吸收,利用高效液相色谱-紫外检测器测定蒽醌类单体成分,是分析蒽醌类化合物常用的方法。

四、应用示例

【例5-2】 大黄中蒽醌类成分分析

大黄为蓼科植物掌叶大黄 *Rheum palmatum* L.、唐古特大黄 *Rheum tanguticum* Maxim. ex Balf. 或药用大黄 *Rheum officinale* Baill. 的干燥根和根茎。大黄含有多种游离蒽醌如大黄素(emodin)、

大黄酚(chrysophanol)、大黄酸(rhein)、大黄素甲醚(physcion)、芦荟大黄素(aloe-emodin)以及结合蒽醌如番泻苷(sennoside)A、B等。

1. 定性分析—薄层色谱法

供试品溶液的制备:取本品粉末0.1g,加甲醇20ml,浸泡1小时,滤过,取滤液5ml,蒸干,残渣加水10ml使溶解,再加盐酸1ml,加热回流30分钟,立即冷却,用乙醚分2次振摇提取,每次20ml,合并乙醚液,蒸干,残渣加三氯甲烷1ml使溶解,作为供试品溶液。

对照溶液的制备:取大黄对照药材0.1g,同法制成对照药材溶液;另取大黄酸对照品,加甲醇制成每1ml含1mg的溶液,作为对照品溶液。

薄层板:硅胶G板。

展开剂:石油醚(30～60℃):甲酸乙酯:甲酸(15:5:1)的上层溶液。

点样:4μl。

色谱检识:置紫外光灯(波长为365nm)下检视。供试品色谱中,在与对照药材色谱相应的位置上,显相同的五个橙黄色荧光主斑点;在与对照品色谱相应的位置上,显相同的橙黄色荧光斑点,置氨蒸气中熏后,斑点变为红色(图见ER-5-2)。

ER-5-2

2. 定量分析

(1)总蒽醌类成分的测定—高效液相色谱法

色谱条件与系统适用性试验:以十八烷基硅烷键合硅胶为填充剂;以甲醇:0.1%磷酸溶液(85:15)为流动相;检测波长为254nm。理论板数按大黄素峰计算应不低于3000。

对照品溶液的制备:精密称取芦荟大黄素、大黄酸、大黄素、大黄酚、大黄素甲醚对照品适量,加甲醇分别制成每1ml含芦荟大黄素、大黄酸、大黄素、大黄酚各80μg,大黄素甲醚40μg的溶液;分别精密量取上述对照品溶液各2ml,混匀,即得(每1ml中含芦荟大黄素、大黄酸、大黄素、大黄酚各16μg,含大黄素甲醚8μg)。

供试品溶液的制备:取本品粉末(过四号筛)约0.15g,精密称定,置具塞锥形瓶中,精密加入甲醇25ml,称定重量,加热回流1小时,放冷,再称定重量,用甲醇补足减失的重量,摇匀,滤过。精密量取续滤液5ml,置烧瓶中,挥去溶剂,加8%盐酸溶液10ml,超声处理2分钟,再加三氯甲烷10ml,加热回流1小时,放冷,置分液漏斗中,用少量三氯甲烷洗涤容器,并入分液漏斗中,分取三氯甲烷层,酸液再用三氯甲烷提取3次,每次10ml,合并三氯甲烷液,减压回收溶剂至干,残渣加甲醇使溶解,转移至10ml量瓶中,加甲醇至刻度,摇匀,滤过,取续滤液,即得。

测定法:分别精密吸取对照品溶液与供试品溶液各10μl,注入液相色谱仪,测定,即得。

《中国药典》(2020年版)规定本品按干燥品计算,含总蒽醌以芦荟大黄素($C_{15}H_{10}O_5$)、大黄酸($C_{15}H_8O_6$)、大黄素($C_{15}H_{10}O_5$)、大黄酚($C_{15}H_{10}O_4$)和大黄素甲醚($C_{16}H_{12}O_5$)的总量计,不得少于1.5%。

(2)游离蒽醌类成分的测定—高效液相色谱法

色谱条件与系统适用性试验:同总蒽醌项下。

对照品溶液的制备:取总蒽醌项下的对照品溶液,即得。

供试品溶液的制备:取本品粉末(过四号筛)约0.5g,精密称定,置具塞锥形瓶中,精密加入甲醇25ml,称定重量,加热回流1小时,放冷,再称定重量,用甲醇补足减失的重量,摇匀,滤过,取续滤液,即得。

测定法:分别精密吸取对照品溶液与供试品溶液各 10μl,注入液相色谱仪,测定,即得。色谱图见图 5-2。

《中国药典》(2020 年版)规定本品按干燥品计算,含游离蒽醌以芦荟大黄素($C_{15}H_{10}O_5$)、大黄酸($C_{15}H_8O_6$)、大黄素($C_{15}H_{10}O_5$)、大黄酚($C_{15}H_{10}O_4$)和大黄素甲醚($C_{16}H_{12}O_5$)的总量计,不得少于 0.20%。

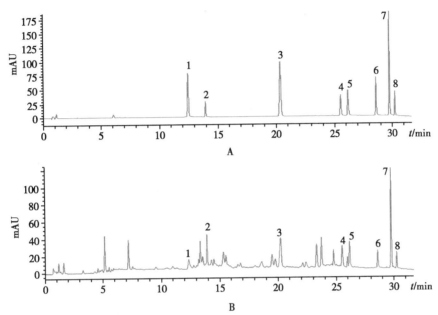

1- 番泻苷 B; 2- 番泻苷 A; 3- 大黄素 -8-*O*-*β*-D- 葡萄糖苷; 4- 芦荟大黄素; 5- 大黄酸;
6- 大黄素; 7- 大黄酚; 8- 大黄素甲醚。

● 图 5-2 大黄对照品(A)和供试品(B)高效液相色谱图

第三节 皂苷类成分分析

皂苷(saponins)是由皂苷元(sapogenins)和糖两部分组成,是一类重要的化学成分,具有溶血作用,溶血性与血细胞的种类和皂苷的结构有关,含有皂苷的药物不能静脉注射。皂苷类化合物还具有其他生物活性,如黄山药根中提取的甾体皂苷制成的地奥心血康胶囊,对冠心病、心绞痛发作疗效显著;蒺藜果实中提取的总皂苷制成的心脑舒通制剂,具有扩冠、改善冠脉循环作用,对缓解心绞痛、改善心肌缺血有较好疗效。

一、结构与理化性质

按其苷元结构分两大类,即三萜皂苷(triterpenoidal saponins)和甾体皂苷(steroidal saponins)。三萜皂苷是由三萜皂苷元(triterpene sapogenins)和糖组成,苷元主要为四环三萜和五环三萜,四环三萜包括达玛烷型、羊毛脂烷型和环阿尔屯型,五环三萜包括齐墩果烷型、乌苏烷型和羽扇豆烷型。常见的糖有葡萄糖、半乳糖、木糖、阿拉伯糖、鼠李糖、葡糖醛酸、半乳糖醛酸,多数糖为吡喃型糖,但也有呋喃型糖。

甾体皂苷是螺甾烷(spirostanes)类化合物与糖结合的寡糖苷,依照螺甾烷结构中 C_{25} 的构型和环 F 的环合状态,可将其分为四种类型,即螺甾烷醇类(spirostanols)、异螺甾烷醇类(isospirostanols)、呋甾烷醇类(furostanols)、变形螺甾烷醇类(pseudo-spirostanols)。

三萜皂苷和甾体皂苷均可溶于水,易溶于热水、稀醇、热甲醇和热乙醇,几乎不溶或难溶于乙醚等极性小的有机溶剂,含水丁醇或戊醇对皂苷的溶解度较好,因此是提取和纯化皂苷时常采用的溶剂。

主要皂苷类型见表 5-3。

表 5-3　皂苷类成分的结构及分布

结构类型	基本结构		代表化合物	分布
达玛烷型			人参皂苷Rg₁	五加科、鼠李科,如人参中的人参皂苷、酸枣仁中的酸枣仁皂苷A、B 等
四环三萜皂苷 羊毛脂烷型			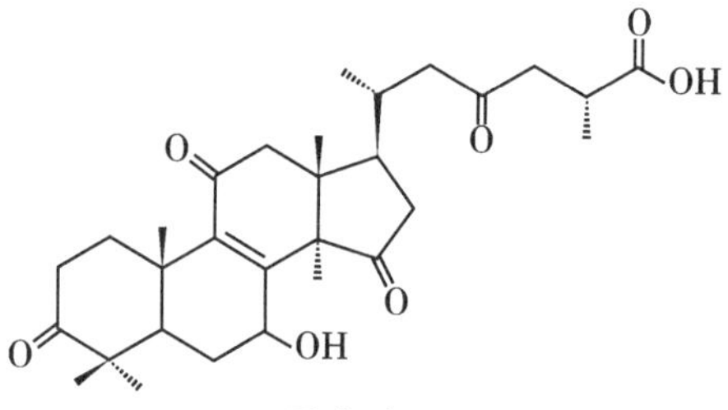 　灵芝酸C	多孔菌科如灵芝、茯苓、猪苓等
环阿屯烷型			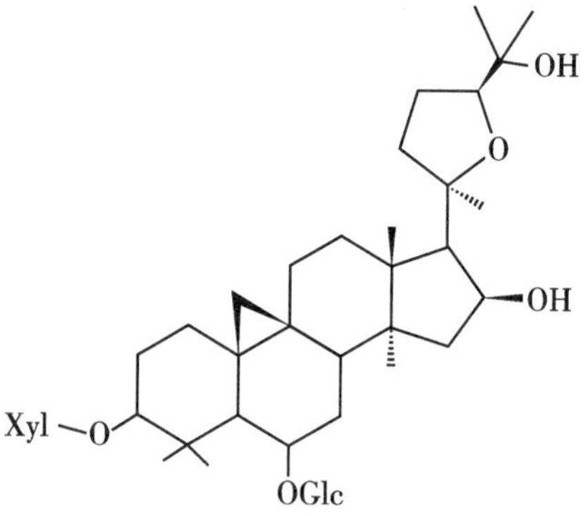 　黄芪甲苷	豆科、兰科,如黄芪中的黄芪甲苷、白及等

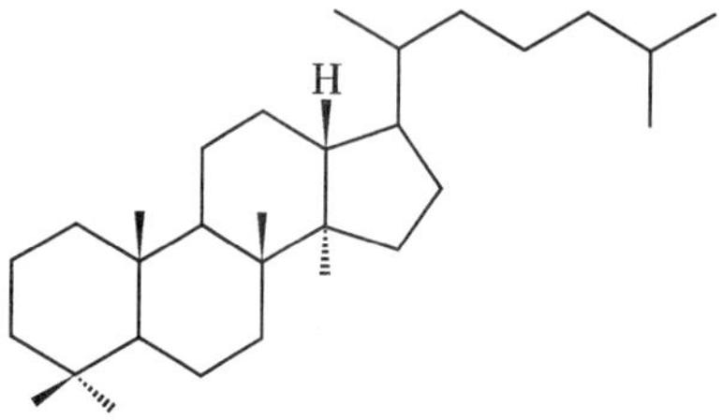

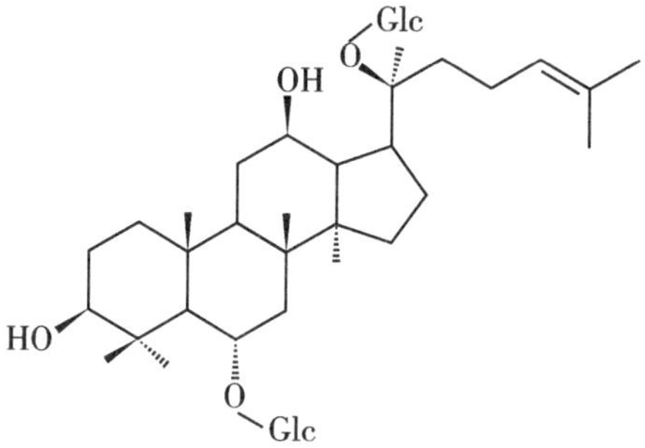

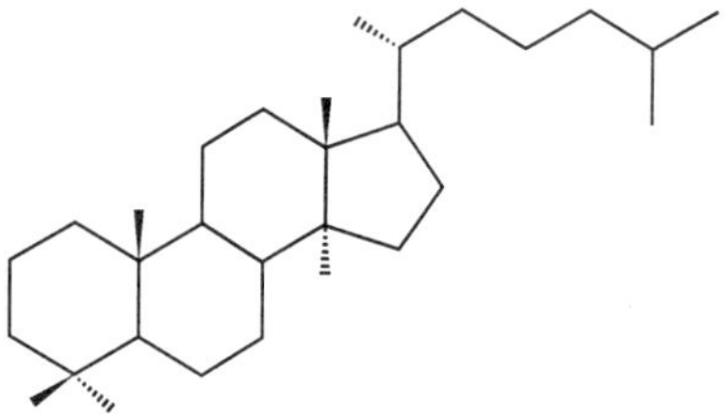

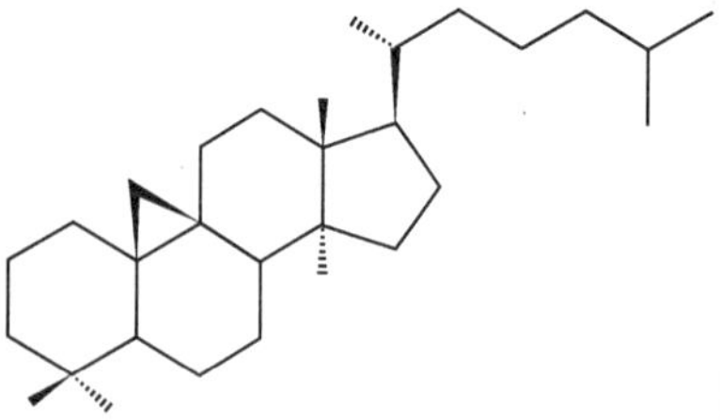

结构类型		基本结构	代表化合物	分布
五环三萜皂苷	齐墩果烷型（β-香树脂烷）	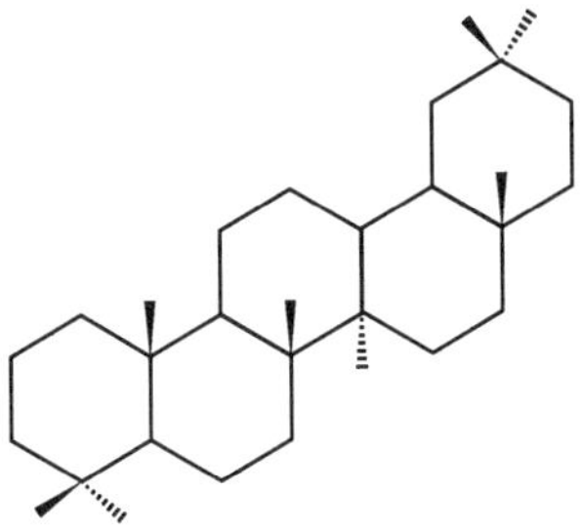	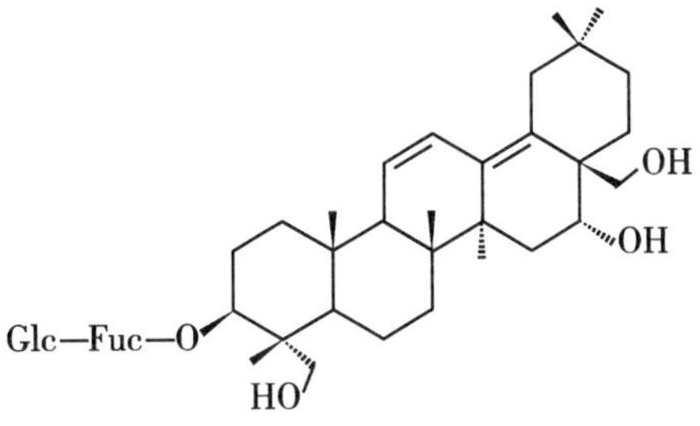 柴胡皂苷B₂	木犀科、豆科、五加科等，如柴胡中的柴胡皂苷，商陆中的商陆皂苷
	乌苏烷型（α-香树脂烷）	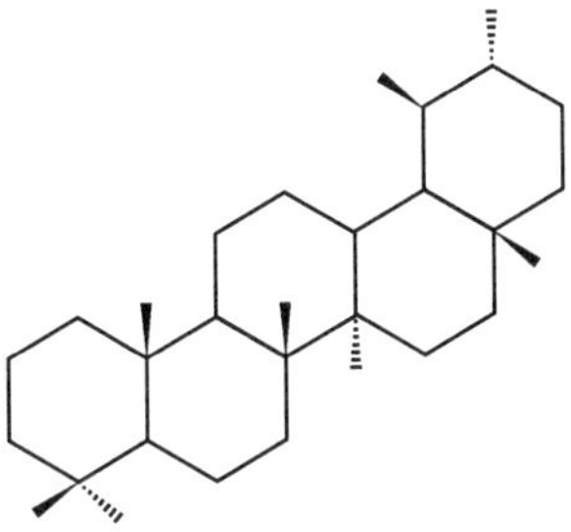	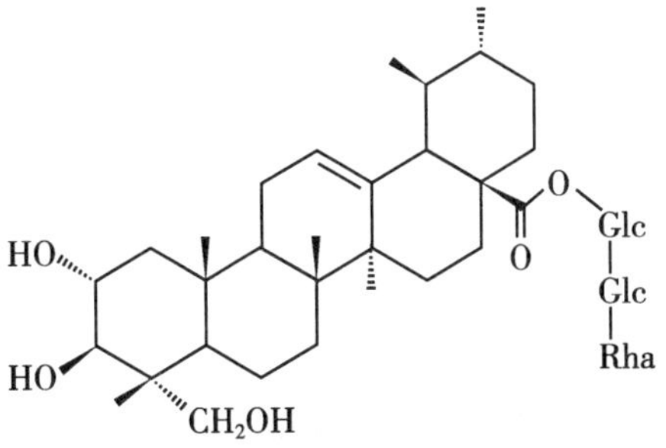 积雪草苷	蔷薇科、豆科、茜草科等，如地榆中的地榆皂苷 B 和 E、积雪草中的积雪草苷
	羽扇豆烷型	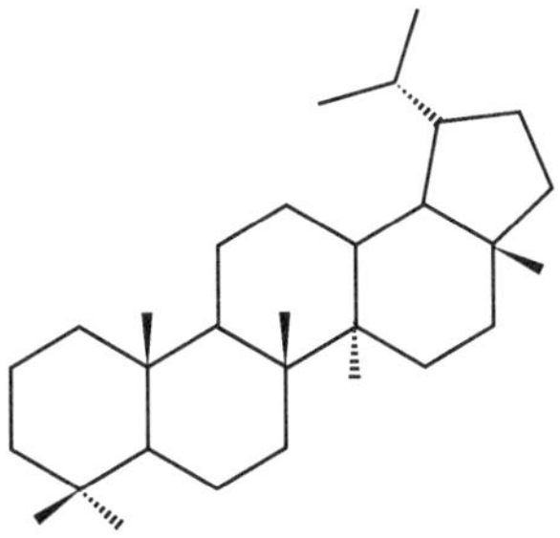	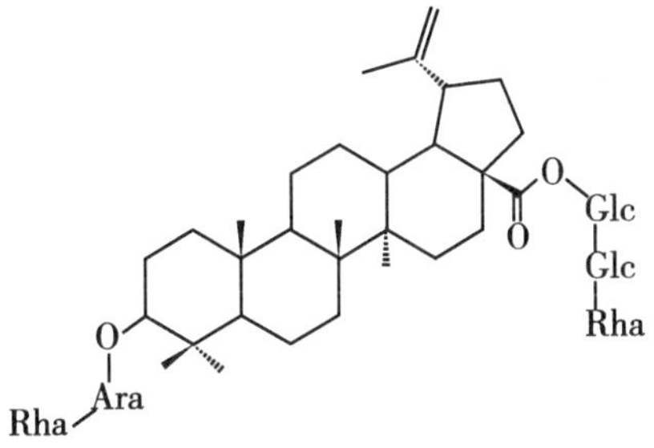 白头翁皂苷B₄	鼠李科、百合科、毛茛科等，如酸枣中的白桦醇，白头翁中的白头翁皂苷 B₄
甾体皂苷	甾体皂苷元	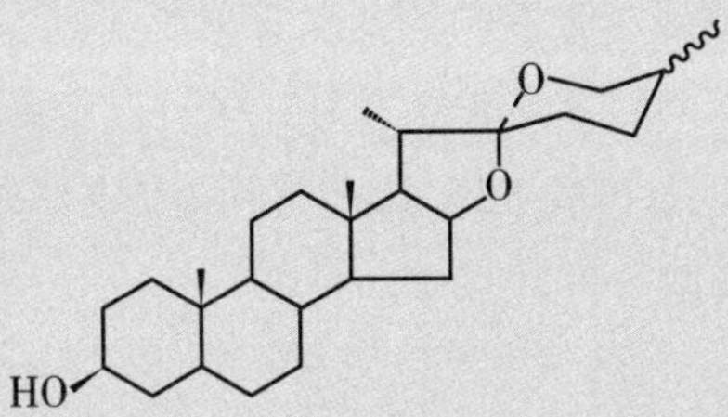	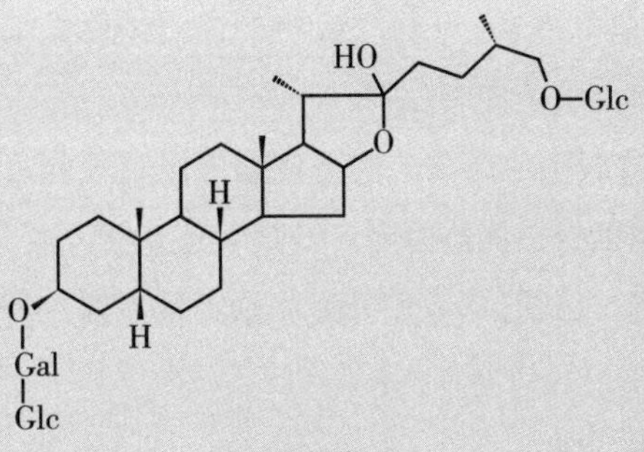 知母皂苷B₂	百合科、薯蓣科、菝葜科，如知母中的知母皂苷 B₂，菝葜中的菝葜皂苷等

二、定性分析

1. 化学反应法　三萜皂苷与甾体皂苷在无水条件下，与硫酸、三氯乙酸或 Lewis 酸（氯化锌、三氯化铝、三氯化锑）作用，会发生颜色变化。可作为定性分析的试剂和比色测定的显色剂。

（1）醋酐 - 浓硫酸反应（Liebermann-Burchard 反应）：三萜皂苷样品溶于醋酐中，加浓硫酸 : 醋酐(1:20),可产生黄→蓝→红的颜色变化,而甾体皂苷反应时最后出现绿色。

（2）五氯化锑反应:样品溶于三氯甲烷后点于滤纸上,喷以三氯化锑饱和三氯甲烷溶液,干燥,在60~70℃加热,3~5分钟后,皂苷类成分显现蓝色斑点。

（3）三氯甲烷-浓硫酸反应:样品溶于三氯甲烷,加入浓硫酸后,在三氯甲烷层呈现红色或蓝色,且三氯甲烷层有绿色荧光出现。

（4）冰乙酸-乙酰氯反应:样品溶于冰乙酸中,加乙酰氯数滴及氯化锌结晶数粒,稍加热,则呈现淡红色或紫红色。

2.薄层色谱法　皂苷的极性较大,一般用分配薄层色谱效果较好。通常以硅胶为载体,其吸附的强极性溶剂为固定相(水),水饱和的弱极性溶剂为流动相,根据要分离的皂苷类成分在两相中溶解度的差别实现分离。亲水性强的皂苷通常要求硅胶的吸附活性弱些,展开剂的极性要大些才能得到较好的效果。常用的溶剂系统有水饱和的三氯甲烷:乙醇(95:5)、三氯甲烷:甲醇:水(13:7:2,下层)、正丁醇:冰乙酸:水(4:1:5,上层)等。亲脂性皂苷元的极性较小,主要采用吸附薄层色谱,如以硅胶为吸附剂,展开剂多为亲脂性溶剂。常用的溶剂系统有环己烷:乙酸乙酯(1:1)、石油醚:乙酸乙酯(1:1)、三氯甲烷:乙酸乙酯(1:1)、石油醚:丙酮(1:1)、三氯甲烷:丙酮(1:1)等。常用的显色剂有10%硫酸乙醇溶液、三氯乙酸、磷钼酸、三氯化锑等。

三、定量分析

1.比色法　皂苷类成分多无色,大多在紫外区的末端有弱的吸收峰,但与某些试剂反应后,能产生颜色。因此,利用这一性质,可进行比色测定。常用的显色试剂有浓硫酸、高氯酸、硫酸-醋酐试剂等。例如,《中国药典》(2020年版)收载麦冬中总皂苷的含量测定方法,即先将药材用甲醇回流提取,回收提取液,残渣用水溶解后,再用水饱和正丁醇提取,正丁醇液用氨试液洗涤,加入高氯酸,热水中反应显色后于397nm处测定。皂苷类成分的颜色反应虽然比较灵敏,方法简便易行,但专属性较差,并且反应所产生的颜色受试剂的浓度、反应温度、反应时间等影响较大,因此必须注意反应条件的控制。

2.高效液相色谱法　对于在紫外区有较强吸收的皂苷类成分,如甘草酸、人参皂苷 Rg_1 等,可直接选用紫外检测器检测。多数皂苷在紫外区无明显的吸收峰,因而常利用其在紫外区的末端吸收来检测。目前,多采用蒸发光散射检测器进行检测分析。

四、应用示例

【例5-3】　三七中三萜皂苷类成分分析

三七为五加科植物三七 *Panax notoginseng*(Burk.)F. H. Chen 的根及根茎,主要含有皂苷类成分,包括人参皂苷 Rb_1、人参皂苷 Re、人参皂苷 Rg_1 及三七皂苷 R_1 等。

1.定性分析—薄层色谱法

供试品溶液的制备:取本品粉末0.2g,加甲醇5ml,超声处理20分钟,离心,取上清液,即得。

对照溶液的制备:另取三七对照药材,同法制成对照药材溶液;再取人参皂苷 Rb_1、人参皂苷

Rd、人参皂苷 Re、三七皂苷 R_1 及人参皂苷 Rg_1 对照品,加甲醇制成每 1ml 各含 0.5mg 的混合溶液,作为对照品溶液。

薄层板:高效硅胶 G60 薄层板。

展开剂:二氯甲烷:无水乙醇:水(70:45:6.5)。

点样:4μl。

展开:预饱和 20 分钟,温度 30℃,相对湿度 60%,展距 8cm。

色谱检识:薄层板取出,晾干,喷以 10% 硫酸乙醇溶液,在 100℃加热至斑点显色清晰。供试品色谱中,在与对照药材和对照品色谱相应位置上,显相同颜色的斑点;置紫外光灯(365nm)下检视,显相同的荧光斑点(图见 ER-5-3)。

ER-5-3

2. 定量分析—高效液相色谱法 测定三七中人参皂苷 Rg_1、Rb_1、Rd、Re 及三七皂苷 R_1 的含量。

色谱条件:Agilent ZORBAX SB-Aq 色谱柱(4.6mm×50mm×3.5μm);以水(A)-乙腈(B)为流动相,梯度洗脱,16%B(0 分钟);16%~36%B(0~20 分钟);柱温 30℃;流速 1.5ml/min;检测波长 203nm。

对照品溶液的制备:精密称取人参皂苷 Rg_1、Rb_1、Rd、Re 及三七皂苷 R_1 对照品,加甲醇制成每 1ml 含人参皂苷 Rg_1 0.4mg、Rb_1 0.4mg、Rd 0.2mg、Re 0.2mg 及三七皂苷 R_1 0.4mg 的混合溶液,摇匀,即得。

供试品溶液的制备:取本品粉末(过四号筛)约 0.6g,精密称定,精密加入甲醇 50ml,称定重量,放置过夜,置 80℃水浴上保持微沸 2 小时,放冷,再称定重量,用甲醇补足减失的重量,摇匀,滤过,取续滤液,即得。

测定法:分别精密吸取对照品溶液与供试品溶液各 10μl,注入液相色谱仪,测定,即得。色谱图见图 5-3。

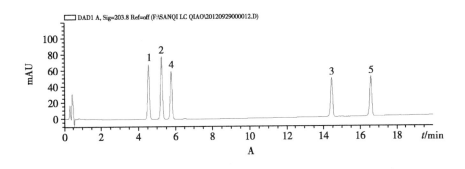

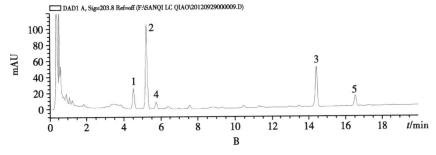

1- 三七皂苷 R_1;2- 人参皂苷 Rg_1;3- 人参皂苷 Rb_1;4- 人参皂苷 Re;5- 人参皂苷 Rd。

● 图 5-3 三七对照品(A)和样品(B)高效液相色谱图

《中国药典》(2020年版)规定本品按干燥品计算,含人参皂苷 Rg_1、人参皂苷 Rb_1 及三七皂苷 R_1 的总量不得少于5.0%;对人参皂苷Rd、Re的含量暂无规定。

【例5-4】 山银花(灰毡毛忍冬)中三萜皂苷类成分分析

忍冬科植物灰毡毛忍冬 *Lonicera macranthoides* Hand.-Mazz 的花蕾为山银花药材的来源之一。灰毡毛忍冬除含咖啡酰基奎宁酸类成分外,还含三萜皂苷类成分如灰毡毛忍冬皂苷甲、乙及川续断皂苷乙等。

1. 定性分析—薄层色谱法

供试品溶液的制备:取本品粉末0.5g,加甲醇10ml,超声处理10分钟,滤过,取滤液作为供试品溶液。

对照溶液的制备:取灰毡毛忍冬皂苷甲、灰毡毛忍冬皂苷乙、川续断皂苷乙对照品,加甲醇制成每1ml各含1mg的混合溶液,作为对照品溶液。

薄层板:硅胶G板。

展开剂:正丁醇:甲酸:水(4:1:5)的上层溶液。

点样:5μl。

展开:预饱和15分钟,温度25℃,相对湿度60%,展距8cm。

显色:喷以10%硫酸乙醇溶液,在105℃加热至斑点显色清晰,分别置日光与紫外灯下检视。

色谱检识:薄层板取出,晾干,喷以10%硫酸乙醇溶液,在105℃加热至斑点显色清晰,置紫外光灯(365nm)下检视。供试品色谱中,在与对照品色谱相应位置上,显相同颜色的斑点(图见ER-5-4)。

ER-5-4

2. 定量分析—HPLC-ELSD法　测定山银花(灰毡毛忍冬)中灰毡毛忍冬皂苷甲、灰毡毛忍冬皂苷乙、川续断皂苷乙的含量。

色谱条件与系统适用性试验:以十八烷基硅烷键合硅胶为填充剂;以0.4%乙酸(A)、乙腈(B)为流动相,梯度洗脱为26%~34%B(0~20分钟),34%~100%B(20~23分钟),100%B(23~29分钟);流速1.0ml/min;蒸发光散射检测器检测(漂移管温度110℃,载气流速3.0L/min)。

对照品溶液的制备:取灰毡毛忍冬皂苷甲、灰毡毛忍冬皂苷乙和川续断皂苷乙对照品适量,加50%甲醇制成每1ml含灰毡毛忍冬皂苷甲2mg、灰毡毛忍冬皂苷乙3mg、川续断皂苷乙2mg的混合溶液,即得。

供试品溶液的制备:取本品粉末0.5g,置具塞锥形瓶中,精密称定,精密加入50%甲醇30ml,称定重量,超声处理40分钟,放冷,再称定重量,用50%甲醇补足减失的重量,摇匀,滤过,取续滤液,即得。

测定法:分别精密吸取对照品溶液2μl、10μl,供试品溶液10μl,注入液相色谱仪,测定,以外标两点法对数方程计算含量。色谱图见图5-4。

《中国药典》(2020年版)规定山银花按干燥品计算,含灰毡毛忍冬皂苷乙和川续断皂苷乙的总量不得少于5.0%;对灰毡毛忍冬皂苷甲的含量暂无规定。

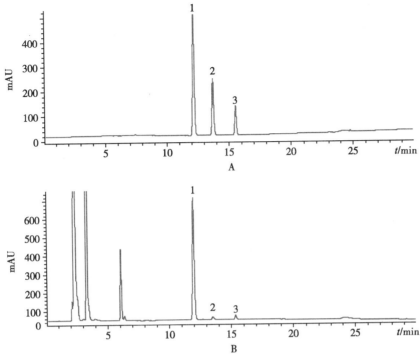

1- 灰毡毛忍冬皂苷乙；2- 灰毡毛忍冬皂苷甲；3- 川续断皂苷乙。

● 图 5-4　灰毡毛忍冬对照品（A）和样品（B）高效液相色谱图

第四节　生物碱类成分分析

生物碱（alkaloids）是指结构中含有负氧化态氮原子、氮原子多处在杂环上的一类碱性化合物，但一般不包括低分子胺、氨基酸、肽、蛋白质、核酸和维生素类。生物碱类化合物表现出良好的药理活性，如延胡索乙素具有较强的镇痛作用；苦参碱、小檗碱具有抗菌消炎作用；利血平、小檗胺、东莨菪碱具有降血压的作用；麻黄碱具有止咳平喘作用；吴茱萸碱、一叶萩碱具有抗肿瘤作用；苦参碱、氧化苦参碱有抗心律失常作用。

一、结构与理化性质

生物碱类成分结构类型较为复杂，可根据生源途径、化学结构以及来源进行分类，其中根据化学结构特征进行分类最为常见。从化学结构角度，生物碱可分为吡咯烷类、莨菪烷类、吡咯里西啶类、哌啶类、吲哚里西啶类、喹诺里西啶类、苯丙胺类、异喹啉类、吲哚类、二萜类以及甾体类。

个别小分子生物碱如麻黄碱等，常压下能够随水蒸气蒸馏而逸出。有的生物碱如咖啡因等还具有升华性，利用此性质可进行鉴别。

生物碱在不同溶剂中的溶解性能与结构中氮原子的存在状态、分子大小、结构中功能团种类和数目以及溶剂性质等因素有关。根据其溶解性能可分为亲脂性生物碱和水溶性生物碱。亲脂性生物碱易溶于乙醚、卤代烷烃等亲脂性有机溶剂,特别是易溶解于三氯甲烷;在甲醇、乙醇、丙酮等亲水性有机溶剂中亦有较好的溶解度。水溶性生物碱主要包括季铵型生物碱及少数小分子叔胺碱。该类生物碱易溶于水,也可溶于甲醇、乙醇和正丁醇等亲水性有机溶剂。

有些含 N- 氧化物结构的生物碱,因其具有半极性的 N → O 配位键,其极性大于相应的叔胺碱,故水溶性增大,而脂溶性降低。如氧化苦参碱的水溶性大于苦参碱,苦参碱可溶于乙醚,而氧化苦参碱则不溶。

有些生物碱的结构中还具有一些酸性基团,如酚羟基、羧基等,其表现得既有一定碱性又有一定酸性,故将这类生物碱称为两性生物碱。含酚羟基的两性生物碱,其溶解行为类似于亲脂性生物碱,且可溶于苛性碱溶液,如药根碱、吗啡等。含羧基的两性生物碱常形成分子内盐,其溶解行为类似于水溶性生物碱,如槟榔次碱(arecaidine)等。

生物碱盐一般易溶于水,难溶或不溶于亲脂性有机溶剂,可溶于甲醇或乙醇。有些生物碱盐类的溶解性不符合上述一般规律。有的生物碱盐可溶于亲脂性有机溶剂,如奎宁、罂粟碱、山梗菜碱等的盐酸盐溶于三氯甲烷,麻黄碱草酸盐及小檗碱等一些季铵碱的卤代酸盐在水中溶解度较小或不溶等。

生物碱通常表现出一定的碱性,这是因为生物碱分子结构中都含有氮原子之故。碱性是生物碱的重要性质之一,碱性的强弱与多种因素相关。

生物碱类成分的结构类型与分布见表 5-4。

表 5-4　生物碱类成分的结构及分布

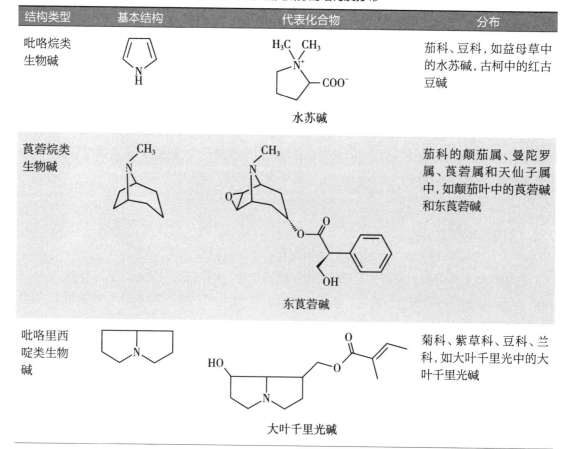

结构类型	基本结构	代表化合物	分布
吡咯烷类生物碱		水苏碱	茄科、豆科,如益母草中的水苏碱,古柯中的红古豆碱
莨菪烷类生物碱		东莨菪碱	茄科的颠茄属、曼陀罗属、莨菪属和天仙子属中,如颠茄叶中的莨菪碱和东莨菪碱
吡咯里西啶类生物碱		大叶千里光碱	菊科、紫草科、豆科、兰科,如大叶千里光中的大叶千里光碱

结构类型	基本结构	代表化合物	分布
哌啶类生物碱	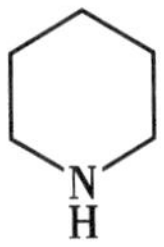	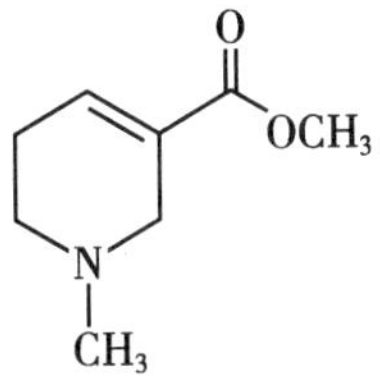 槟榔碱	胡椒科、棕榈科,如胡椒中的胡椒碱、槟榔中的槟榔碱
吲哚里西啶类生物碱	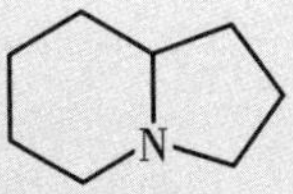	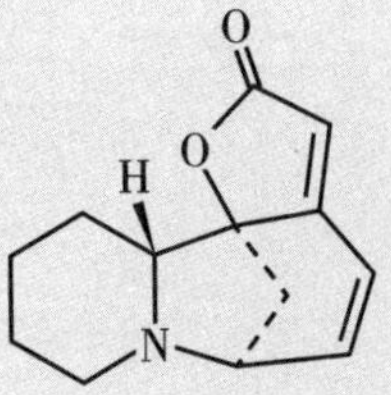 一叶萩碱	大戟科、紫草科、菊科,如一叶萩中的一叶萩碱
喹诺里西啶类生物碱	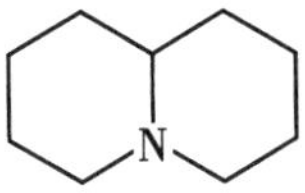	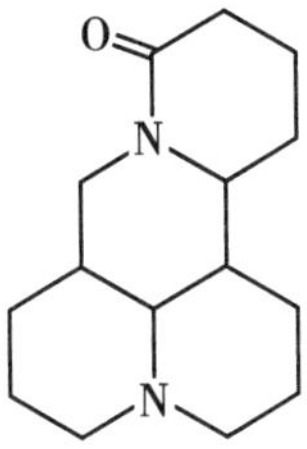 苦参碱	豆科、石松科和千屈菜科。如野决明中的金雀儿碱和苦参中的苦参碱等
苯丙胺类生物碱	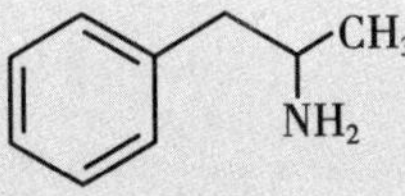	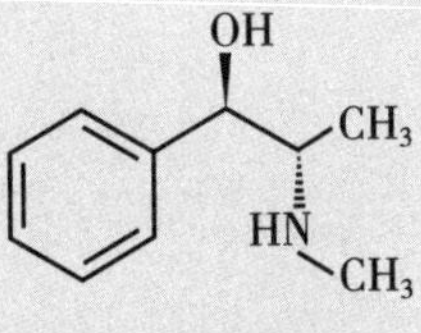 麻黄碱	麻黄科麻黄属,如麻黄碱、伪麻黄碱、甲基麻黄碱等
异喹啉类生物碱	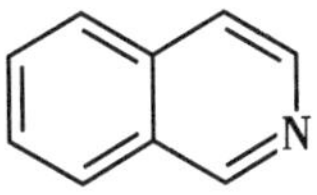	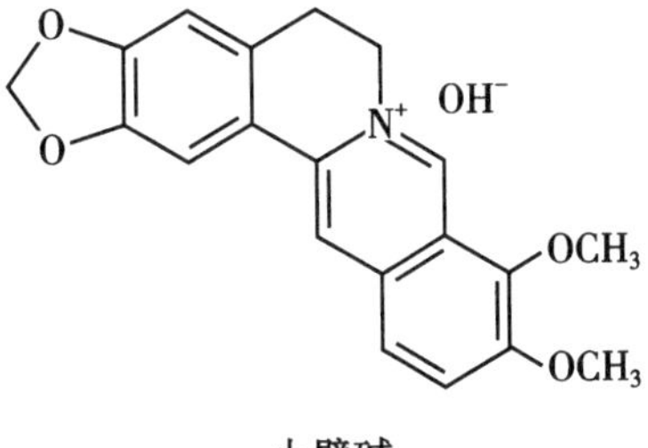 小檗碱	小檗科、罂粟科、防己科,如黄连中的小檗碱,北豆根中的蝙蝠葛碱
吲哚类生物碱	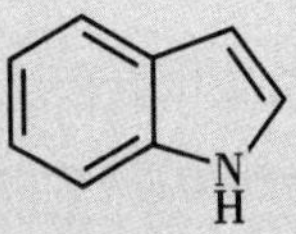	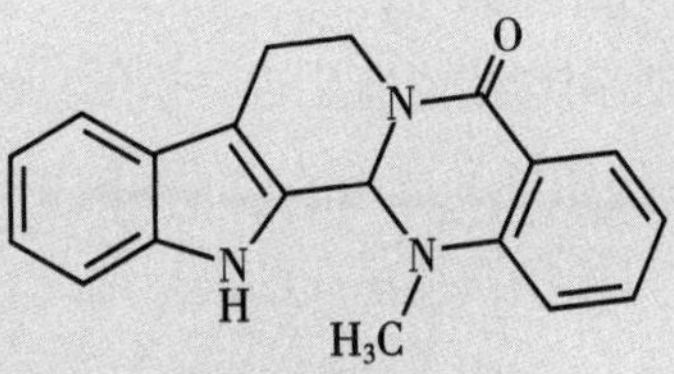 吴茱萸碱	马钱科、夹竹桃科、茜草科,如吴茱萸中的吴茱萸碱,麦角菌中的麦角新碱

结构类型	基本结构	代表化合物	分布
二萜类生物碱		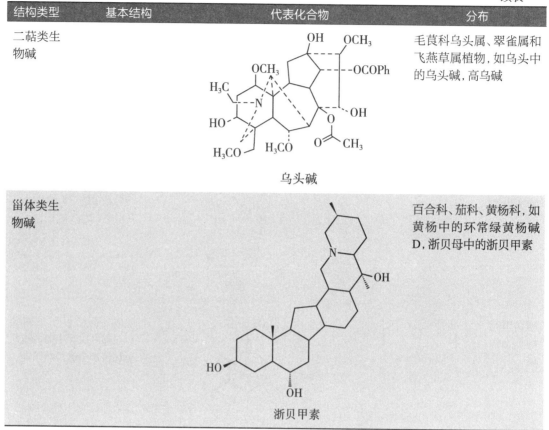乌头碱	毛茛科乌头属、翠雀属和飞燕草属植物,如乌头中的乌头碱,高乌碱
甾体类生物碱		浙贝甲素	百合科、茄科、黄杨科,如黄杨中的环常绿黄杨碱D,浙贝母中的浙贝甲素

二、定性分析

1. 化学反应法 沉淀反应是生物碱理化鉴别常用的方法。沉淀反应是利用生物碱在酸性条件下,与某些沉淀试剂反应生成弱酸不溶性复盐或络合物沉淀。生物碱的沉淀剂有碘化铋钾试剂(Dragendorff's reagent)、改良的碘化铋钾试剂和硅钨酸试剂等。生物碱的沉淀反应条件为:①通常在酸性水溶液中生物碱成盐状态下进行;②沉淀试剂不宜加入多量,否则可使产生的沉淀溶解。应用沉淀反应时需注意,中药水浸出液中尚有蛋白质、多肽和鞣质等成分,也可与生物碱沉淀试剂生成沉淀,产生假阳性从而导致错误结论。因此,用此法进行中药中生物碱类成分的分析时,要用适宜的方法先行处理样品供试液,排除干扰避免产生假阳性。通常先选用三种以上不同的生物碱沉淀剂进行试验,若均为阴性反应,则肯定无生物碱存在;若呈阳性反应,则必须精制后再次试验。另外,各类生物碱亦可用自身的特征反应来鉴别,如麻黄生物碱可用双缩脲反应、莨菪烷类生物碱可用 Vitali 反应等进行鉴别。

2. 薄层色谱法 吸附剂常用硅胶或氧化铝。供试品溶液的制备要根据被测成分的特点(存在状态、溶解性及共存成分的性质等),选用适宜的溶剂和方法进行提取、净化。展开剂多为环己烷、三氯甲烷等低极性溶剂,可根据被测物质的极性加入其他溶剂调整展开剂的极性,使达到满意的分离效果,常用碱性系统(常加入二乙胺、氨水等)或在碱性环境下(用氨蒸气饱和平衡)展开。薄层色谱展开后,有色生物碱可直接日光观察,有荧光的生物碱可在紫外光灯下观察,绝大多数情况需进行显色,最常用的显色剂是改良碘化铋钾试剂,有时碘化铋钾显色后再喷硝酸钠试剂,可使样品斑点颜色更明显,易于观察。

三、定量分析

生物碱类成分含量测定方法较多,常用的有酸碱滴定法、酸性染料比色法、高效液相色谱法等。

1. 酸碱滴定法 生物碱因其分子中氮原子上的孤电子对能接受质子而显碱性,能与酸成盐。生物碱的碱性强弱与氮原子的存在状态和杂化类型有关,碱性基团的 pK_a 值大小顺序一般是胍类>季铵碱>脂肪胺>芳杂环(吡啶)>酰胺类。通常,氮原子的杂化度越高碱性越强,即 $sp^3>sp^2$。一般强碱性的生物碱在植物体中多与一些有机酸结合成盐,以盐的形式存在;而碱性很弱的生物碱,则以游离状态存在。

生物碱类成分的碱性使其可用酸碱滴定法进行定量分析。通常根据生物碱分子结构中所含氮原子的碱性不同,选用水溶液酸碱滴定及非水溶液酸碱滴定等方法进行含量测定。

游离生物碱多不溶于水,水溶液酸碱滴定法是先将生物碱溶于定量过量的标准酸溶液中(如 $0.01mol/L\ H_2SO_4$),再用标准碱溶液(如 $0.02mol/L\ NaOH$)滴定。指示剂可用甲基红、溴酚蓝、溴甲酚蓝等。

2. 酸性染料比色法 在酸性条件下,生物碱可与溴甲酚绿、溴麝香草酚蓝等酸性染料定量结合,生成稳定的有色离子对,该离子对用有机溶剂如三氯甲烷提取出来,即可在一定波长下测定。例如《中国药典》(2020 年版)收载平贝母总生物碱的含量测定的酸性染料比色法,药材用浓氨水碱化后,用三氯甲烷 - 甲醇(4∶1)混合溶液回流提取,提取液蒸干后用三氯甲烷溶解,在 pH 5.0 左右与溴百里香酚蓝反应,取三氯甲烷液滤过,续滤液照紫外分光光度法于 412nm 处测定。

3. 高效液相色谱法 高效液相色谱法适合于单体生物碱成分的含量测定。根据生物碱类化合物碱性强弱、存在形式不同,可选用液液分配色谱法、液固吸附色谱法以及离子交换色谱法等,其中液液分配色谱法应用最多。

反相色谱在生物碱类成分的分析方面应用最广。一般采用非极性化学键合固定相,如十八烷基键合相、辛烷基键合相。最常用的流动相为甲醇 - 水、乙腈 - 水等混合溶剂。化学键合固定相是采用硅烷化剂对硅胶进行化学修饰,因为覆盖和修饰不完全,通常硅胶表面仍存有游离的硅醇基。由于硅醇基酸性较大,生物碱类成分可与其牢固结合,从而影响色谱行为,使反相色谱在分离生物碱时保留时间延长,峰形变宽,色谱峰产生拖尾等现象。为获得良好的分离度,常常在流动相中加入二乙胺、三乙胺等,或在合适的 pH 值下,在流动相中加入低浓度离子对试剂,可通过与生物碱类成分生成离子对而掩蔽其碱性基团,使之不会与固定相表面的硅醇基作用。常用的离子对试剂有辛烷基磺酸钠或十二烷基磺酸钠等表面活性剂。

此外,正相高效液相色谱常用的固定相有极性化学键合相(如氰基柱、氨基柱),常用流动相为二氯甲烷(或三氯甲烷、乙醚、异丙醚、四氢呋喃、乙酸乙酯)- 甲醇(或异丙醇)- 氨水(或二乙胺、三乙胺,约为流动相的 1%)等。在流动相中加入的氨、二乙胺、三乙胺等弱碱性试剂剂,也是为了避免硅胶上弱酸性的硅醇基造成拖尾现象。

四、应用示例

【例5-5】 黄连中生物碱类成分分析

黄连为毛茛科植物黄连 *Coptis chinensis* Franch.、三角叶黄连 *C. deltoidea* C. Y. Cheng et Hsiao 或云连 *C. teeta* Wall. 的干燥根茎；分别习称为"味连""雅连""云连"。黄连主含异喹啉类生物碱。

1. 定性分析—薄层色谱法

供试品溶液的制备：取本品粉末 0.25g，加甲醇 25ml，超声处理 30 分钟，滤过，取滤液作为供试品溶液。

对照溶液的制备：另取黄连对照药材 0.25g，同法制成对照药材溶液；再取黄连碱、表小檗碱、盐酸小檗碱、巴马汀、盐酸药根碱、非洲防己碱对照品，加甲醇制成每 1ml 各含 0.5mg 的溶液，作为对照品溶液。

薄层板：高效硅胶 G 板。

展开剂：环己烷∶乙酸乙酯∶异丙醇∶甲醇∶水∶三乙胺（3∶3.5∶1∶1.5∶0.5∶1）。

点样：5μl。

展开：浓氨试液预饱和20分钟，温度20℃，相对湿度66%，展距8cm。

色谱检识：置紫外光灯（365nm）下检视。供试品色谱中，在与对照药材色谱和对照品色谱相应位置上，显相同颜色的荧光斑点（图见 ER-5-5）。

ER-5-5

2. 定量分析—高效液相色谱法　测定黄连中小檗碱、表小檗碱、黄连碱、巴马汀、药根碱和非洲防己碱的含量。

色谱条件与系统适用性试验：以十八烷基硅烷键合硅胶为填充剂；以乙腈∶0.05mol/L 磷酸二氢钾溶液（36∶64）（每 1L 中加庚烷磺酸钠 25g，再以磷酸调节 pH 值为 4.0）为流动相；检测波长为345nm。理论板数按盐酸小檗碱峰计算应不低于 5 000。

对照品溶液的制备：取盐酸小檗碱对照品适量，精密称定，加甲醇制成每 1ml 含 90.5μg 的溶液，即得。

供试品溶液的制备：取本品粉末（过二号筛）约 0.2g，精密称定，置具塞锥形瓶中，精密加入甲醇∶盐酸（100∶1）的混合溶液 50ml，密塞，称定重量，超声处理（功率 250W，频率 40kHz）30 分钟，放冷，再称定重量，用甲醇补足减失的重量，摇匀，滤过，精密量取滤液 2ml，置 10ml 容量瓶中，加甲醇至刻度，摇匀，滤过，取续滤液，即得。

测定法：分别精密吸取对照品溶液与供试品溶液各 10μl，注入液相色谱仪，测定，以盐酸小檗碱对照品的峰面积为对照，分别计算小檗碱、表小檗碱、黄连碱、巴马汀、药根碱和非洲防己碱的含量。色谱图见图 5-5。

非洲防己碱、药根碱、表小檗碱、黄连碱、巴马汀和小檗碱的峰位，用待测成分色谱峰与盐酸小檗碱色谱峰的相对保留时间确定，其相对保留时间应在规定值的 ±5% 范围之内。相对保留时间为非洲防己碱（0.51）、药根碱（0.53）、表小檗碱（0.57）、黄连碱（0.67）、巴马汀（0.84）、小檗碱（1.00）。

《中国药典》（2020 年版）规定本品按干燥品计算，以盐酸小檗碱计，含小檗碱不得少于 5.5%，表小檗碱不得少于 0.8%，黄连碱不得少于 1.6%，巴马汀不得少于 1.5%；对非洲防己碱和药根碱的含量暂无规定。

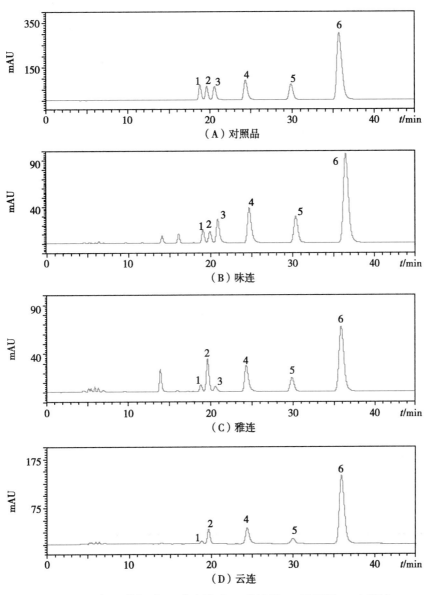

1- 非洲防己碱；2- 药根碱；3- 表小檗碱；4- 黄连碱；5- 巴马汀；6- 小檗碱。

● 图 5-5　黄连对照品（A）及样品（B、C、D）高效液相色谱图

第五节　香豆素类成分分析

香豆素（coumarins）是一类具有苯骈 α- 吡喃酮母核的化合物，从结构上也可看作是由顺式邻羟基桂皮酸脱水而形成的内酯类化合物，多具有芳香气。在植物体内，香豆素类化合物往往以游离态或与糖结合成苷的形式存在。

香豆素是一类重要的活性成分，具有多方面的生物活性，如秦皮中七叶内酯（aesculetin）、七

叶苷（aesculin）具有抗炎、止咳平喘、抗病原微生物等活性；茵陈中的滨蒿内酯（scoparone）具有解痉、利胆作用；白花前胡中吡喃香豆素类化合物具有良好的抗炎活性，临床应用于治疗肺部疾病；补骨脂中呋喃香豆素类具有光敏活性，可用于治疗白斑病；红景天中的莨菪亭（scopoletin）等香豆素类化合物具有抗菌消炎、平滑肌松弛、抗凝血等作用。

一、结构与理化性质

常见的香豆素类化合物在其苯环或吡喃酮环上常有羟基、甲氧基、糖基、苯基、异戊烯基等取代基存在，尤其在 C_7 位常有羟基等含氧官能团取代。因此，7-羟基香豆素（umbelliferone，伞形花内酯）常被认为是香豆素类化合物的基本母核。根据香豆素结构母核不同，通常将香豆素分为以下几类：简单香豆素、呋喃香豆素、吡喃香豆素、异香豆素、双香豆素。

小分子的游离香豆素有挥发性，可以随着水蒸气蒸馏，还能升华。而一旦形成苷以后，一般呈粉末状，多数无香味，也不具有挥发性和升华性等。香豆素衍生物在紫外光照射下呈现蓝色或者紫色荧光，在碱性溶液中荧光增强。

游离香豆素难溶或者不溶于冷水；易溶于苯、乙醚、三氯甲烷、丙酮、乙醇和甲醇等有机溶剂。香豆素苷类可溶于甲醇、乙醇及水；难溶于苯、乙醚和三氯甲烷等低极性有机溶剂。

香豆素类化合物的分子中具有内酯结构，因此它具有内酯环的性质。遇到稀碱溶液可以开环，形成溶于水的顺式邻羟基桂皮酸盐；酸化后，又立即合环，形成不溶于水的香豆素类成分。但是，如果长时间把香豆素类化合物放置在碱液中或者紫外光照射，顺式邻羟基桂皮酸盐就会转化成为稳定的反式邻羟基桂皮酸盐，再酸化时就不会合环。此外，表现内酯环的另外一个性质是在碱性条件下，香豆素类化合物的内酯环打开，与盐酸羟胺缩合生成异羟肟酸，在酸性条件下再与 Fe^{3+} 络合呈现红色（简称异羟肟酸铁反应）。

香豆素类成分的结构类型与分布见表5-5。

表5-5 香豆素类成分的结构类型及主要代表物

结构类型	基本结构母核	代表化合物	分布
简单香豆素	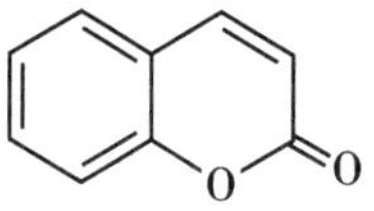	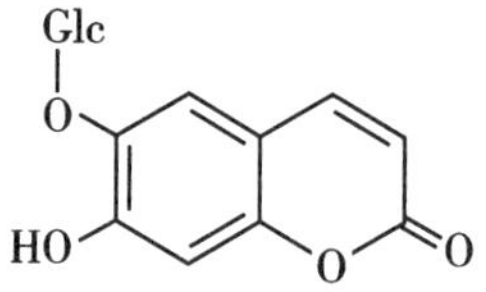 Glc 秦皮甲素	木犀科、伞形科、菊科、瑞香科等，如秦皮中的秦皮甲素以及蛇床子中的蛇床子素等
呋喃香豆素	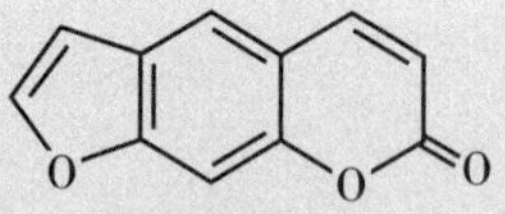 线型 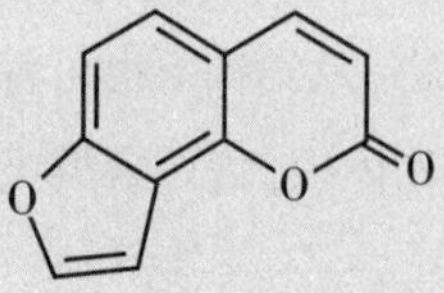 角型	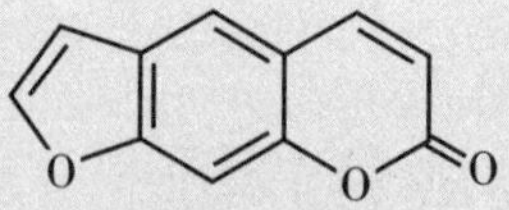 补骨脂素 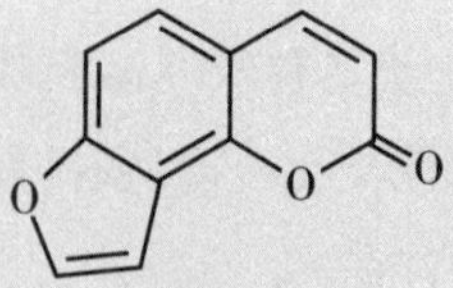 异补骨脂素	豆科、伞形科，如补骨脂中的补骨脂素、异补骨脂素，当归中的当归素等

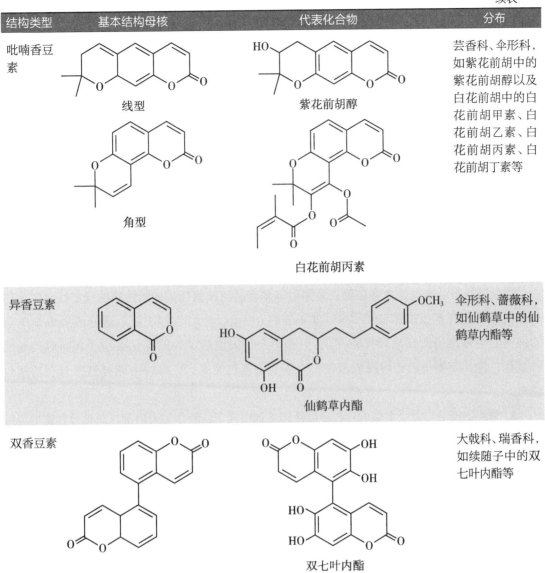

结构类型	基本结构母核	代表化合物	分布
吡喃香豆素	线型 / 角型	紫花前胡醇 / 白花前胡丙素	芸香科、伞形科，如紫花前胡中的紫花前胡醇以及白花前胡中的白花前胡甲素、白花前胡乙素、白花前胡丙素、白花前胡丁素等
异香豆素		仙鹤草内酯	伞形科、蔷薇科，如仙鹤草中的仙鹤草内酯等
双香豆素		双七叶内酯	大戟科、瑞香科，如续随子中的双七叶内酯等

二、定性分析

1. 显色反应

（1）异羟肟酸铁反应：是内酯类化合物的特征性鉴别反应。内酯环在碱性条件下开裂，与盐酸羟胺缩合后重排生成异羟肟酸，再在酸性条件下与 Fe^{3+} 生成红色的络合物。

（2）酚羟基的反应：具有酚羟基取代的香豆素类化合物，在水溶液中可与 $FeCl_3$ 试剂反应显色。若需要进一步鉴别酚羟基的邻、对位是否有取代，可与重氮化试剂等反应，若无取代则显红色至紫红色。

（3）Gibb's 反应和 Emerson 反应：可用于鉴别酚羟基对位是否有取代。在碱性条件下（pH 值为 9～10），香豆素类成分内酯环水解开裂后生成一个酚羟基，如果其对位（C_6 位）无取代，则可与 Gibb's 试剂（2,6-二氯苯醌氯亚胺）反应显蓝色，或与 Emerson 试剂（4-氨基安替比林和铁氰化钾)反应显红色;若C_6位有取代,则反应呈阴性。

香豆素类化合物分子中具有内酯环结构,且大多数具有酚羟基取代,通过针对性的选择特征显色反应,可有效地鉴别这些基团的存在与否。常用上述异羟肟酸铁反应鉴别内酯环的存在,利用三氯化铁反应判断酚羟基的有无,利用 Gibb's 反应和 Emerson 反应检查 C_6 位是否有取代基等。如秦皮的化学鉴别方法,取秦皮粉末 1g,加乙醇 10ml,水浴回流 10 分钟,滤过。取滤液 1ml,滴加 1% 三氯化铁溶液 2～3 滴,显暗绿色,再加氨试液 3 滴与水 6ml,摇匀,对光观察,呈深红色。

2. 荧光法　香豆素母核本身不具有荧光,但羟基香豆素在紫外光照射下,多显蓝色或紫色荧光,加碱后荧光更加显著;呋喃香豆素多显较弱的蓝色或褐色荧光,有时难以辨认;多烷氧基取代的呋喃香豆素一般呈黄绿色或褐色荧光。此外,香豆素类成分的荧光性质与分子中取代基的种类及位置有关,如 7- 羟基香豆素类常具有较强的蓝色荧光,加碱后荧光增强且变为绿色;但若 8 位引入羟基,则荧光减弱,甚至消失。

利用羟基香豆素类化合物在紫外光照射下多显蓝色或紫色荧光的性质进行定性鉴别。可直接观察待测样品提取溶液的荧光,如不清晰,也可以薄层色谱或纸色谱分离后观察斑点的荧光。可根据待测样品荧光的颜色、强弱以及加碱前后荧光的变化来初步判断取代基的种类和位置。如秦皮的乙醇提取液在日光下显碧蓝色荧光,在 365nm 紫外灯下显亮蓝紫色荧光。

3. 薄层色谱法　香豆素类成分在薄层色谱鉴别中常用硅胶作为吸附剂。游离香豆素类可用正己烷:乙酸乙酯(8:2)、环己烷(石油醚):乙酸乙酯(5:1～1:1)、三氯甲烷:丙酮(9:1～5:1)等溶剂系统展开;香豆素苷类可根据待分离样品的极性不同,选择不同比例的三氯甲烷 - 甲醇作为展开剂。展开后可在紫外灯下直接观察荧光斑点,若荧光微弱可喷少量碱性溶液(常用稀 NaOH 或 KOH 溶液)增强其荧光;或喷异羟肟酸铁、20% 三氯化锑三氯甲烷溶液、重氮化氨基苯磺酸试剂、重氮化对硝基苯胺试剂、三氯化铁 - 铁氰化钾等试剂显色,在日光下观察斑点,常显黄、橙、红、棕、紫等颜色。

三、定量分析

1. 紫外 - 可见分光光度法　香豆素类成分大多具有紫外光吸收性质,样品较纯净时,可选择合适的测定波长直接测定,也可选择合适的试剂显色后测定,多用来测定总香豆素的含量。

2. 薄层扫描法　经薄层色谱分离后的香豆素类成分,可喷洒显色剂显色,定位相应斑点后进行扫描测定;也可利用羟基香豆素具有荧光的性质,在紫外光灯下定位薄层板上相应的荧光斑点,直接进行荧光扫描测定。例如白芷中欧前胡素含量的薄层扫描法:采用硅胶 GF_{254} 为吸附剂,石油醚(60～90℃):乙醚(3:2)为展开剂,紫外光灯(254nm)下定位,反式双波长锯齿扫描($\lambda_S = 310nm$,$\lambda_R = 370nm$),测量供试品吸收度积分值与对照品吸收度积分值,计算即得。

3. 高效液相色谱法　许多香豆素如补骨脂素、异补骨脂素、欧前胡素、异欧前胡素、白瑞香素、蛇床子素等采用 HPLC 法测定时均有较高的灵敏度。特别是对极性小的多酯基香豆素类及极性较强的香豆素苷分离效果很好。常用的固定相为十八烷基键合硅胶,流动相多为不同比例的甲醇-水等。

4. 气相色谱法　一些小分子的游离香豆素,具有挥发性,可利用气相色谱进行含量测定。常用 SE-30 石英毛细管柱、FID 检测器。如蛇床子素、欧前胡素、香橙内酯、异虎耳草素、花椒毒素、花椒毒酚等均可用气相色谱法测定含量。

四、应用示例

【例5-6】　秦皮中香豆素类成分分析

秦皮为木犀科植物苦枥白蜡树 *Fraxinus rhynchophylla* Hance.、白蜡树 *Fraxinus chinensis* Roxb.、尖叶白蜡树 *Fraxinus szaboana* Lingelsh. 或宿柱白蜡树 *Fraxinus stylosa* Lingelsh. 的干燥枝皮或干皮,主含香豆素类成分,包括秦皮甲素、秦皮乙素及秦皮素等。

1. 定性分析—薄层色谱法

供试品溶液的制备:取本品粉末 1g,加甲醇 10ml,加热回流 10 分钟,放冷,滤过,取滤液作为供试品溶液。

对照品溶液的制备:取秦皮甲素、秦皮乙素及秦皮素对照品,加甲醇制成每 1ml 各含 2mg 的混合溶液,作为对照品溶液。

薄层板:硅胶 G 板或硅胶 GF$_{254}$。

展开剂:三氯甲烷:甲醇:甲酸(6:1:0.5)溶液。

点样:10μl。

展开:展开温度为 25℃,相对湿度为 33%,展距 8cm。

色谱检视:硅胶 GF$_{254}$ 板置紫外光灯(254nm)下检视;硅胶 G 板置紫外光灯(365nm)下检视。供试品色谱中,在与对照品色谱相应的位置上,显相同颜色的斑点或荧光斑点;硅胶 GF$_{254}$ 板喷以三氯化铁试液:铁氰化钾试液(1:1)的混合溶液,斑点变为蓝色(图见 ER-5-6)。

ER-5-6

2. 定量分析—高效液相色谱法　测定秦皮香豆素的含量。

色谱条件与系统适用性试验:以十八烷基硅烷键合硅胶为填充剂;以乙腈(A)和 0.3% 乙酸溶液(B)为流动相,采用梯度洗脱,洗脱程序为 88%～84% B(0～14 分钟);84%～79% B(14～14.5 分钟);79% B(14.5～22 分钟);79%～73.5% B(22～22.5 分钟);73.5%～70% B(22.5～30 分钟);70%～65% B(30～40 分钟);检测波长为 254nm;柱温设定在 30℃。

对照品溶液的制备:称取适量对照品溶解于 80% 甲醇溶液中,制成含 189.70μg/ml 七叶苷、152.20μg/ml 秦皮苷、180.84μg/ml 秦皮乙素、25.38μg/ml 秦皮素、229.50μg/ml escuside、19.70μg/ml 橄榄苦苷、50.16μg/ml ligustroside 的混合对照品溶液,滤过,即得。

供试品溶液的制备:精确称量干燥的秦皮粉末(0.5g),用 15ml 80% 甲醇超声处理 45 分钟。加 80% 甲醇补足失重,摇匀,滤过,取续滤液,即得。

测定法:分别精密吸取对照品溶液与供试品溶液各 5μl,注入液相色谱仪,测定,即得。色谱图见图 5-6。

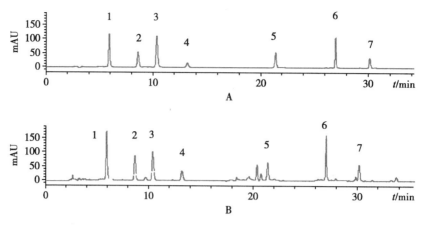

1- 七叶苷; 2- 秦皮苷; 3- 秦皮乙素; 4- 秦皮素; 5-escuside; 6- 橄榄苦苷; 7-ligustroside。

● 图 5-6　秦皮对照品（A）和供试品（B）高效液相色谱图

第六节　木脂素类成分分析

木脂素（lignans）是一类由两分子苯丙素衍生物（即 $C_6—C_3$ 单体）聚合而成的天然化合物。在植物体内，主要存在于木部和树脂中，且多数以游离态与植物胶、树脂等脂溶性成分共存，少数与糖结合成苷。

木脂素类在自然界中分布较广，具有多方面生物活性，如牛蒡子中所含木脂素类化合物具有抗菌、抗 HIV 病毒、抗肿瘤、抗急慢性肾炎等多种活性；五味子中的五味子酯甲、乙、丙和丁（schisantherin A、B、C、D）具有保肝作用，还可降低血清 GPT 水平；小檗科鬼臼属植物中所含的鬼臼毒素类木脂素具有很强的抑制癌细胞增殖的作用。

一、结构与理化性质

组成木脂素的单体有四种，即桂皮酸（cinnamic acid，偶有桂皮醛 cinnamaldehyde）、桂皮醇（cinnamyl alcohol）、丙烯苯（propenyl benzene）、烯丙苯（allyl benzene）。木脂素是由 $C_6—C_3$ 单体缩合而成的，由于缩合位置不同，且其侧链 γ- 碳原子上的含氧基团会发生互相脱水缩合等反应，因此形成的木脂素分子结构类型较多。

木脂素多数为脂溶性分子，能溶于三氯甲烷、乙醚、乙酸乙酯、丙酮、甲醇和乙醇等有机溶剂，难溶于水；少数与糖结合的木脂素极性增大，有一定的水溶性。

木脂素在提取分离过程中遇到酸碱条件容易产生分子结构的立体异化，表现在物理性质上就是分子光学活性的改变。例如芝麻脂素为双四氢呋喃类木脂素，它的一个立体异构体 D- 芝麻脂素（D-sesamin）从麻油的非皂化物中获得，为右旋体，在盐酸乙醇溶液中加热，部分转化为 D- 表芝麻脂素（D-episesamin），即细辛脂素（asarinin）；L- 表芝麻脂素从细辛根中得到，是左旋体，在盐酸乙醇溶液中加热，部分转化为 L- 芝麻脂素。这是由于呋喃环上的氧原子与苯甲基相连，容易开环,重复闭环时发生构型变化。因此,在分析测定时应注意提取方法的选择。

木脂素结构类型与分布见表5-6。

表5-6 木脂素类主要结构及其分布

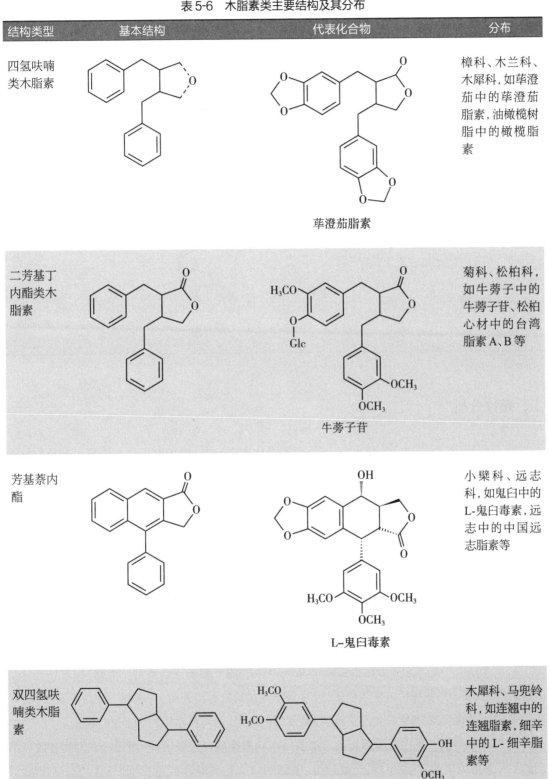

结构类型	基本结构	代表化合物	分布
四氢呋喃类木脂素		荜澄茄脂素	樟科、木兰科、木犀科,如荜澄茄中的荜澄茄脂素,油橄榄树脂中的橄榄脂素
二芳基丁内酯类木脂素		牛蒡子苷	菊科、松柏科,如牛蒡子中的牛蒡子苷、松柏心材中的台湾脂素A、B等
芳基萘内酯		L-鬼臼毒素	小檗科、远志科,如鬼臼中的L-鬼臼毒素,远志中的中国远志脂素等
双四氢呋喃类木脂素		连翘脂素	木犀科、马兜铃科,如连翘中的连翘脂素,细辛中的L-细辛脂素等

结构类型	基本结构	代表化合物	分布
联苯环辛烯木脂素	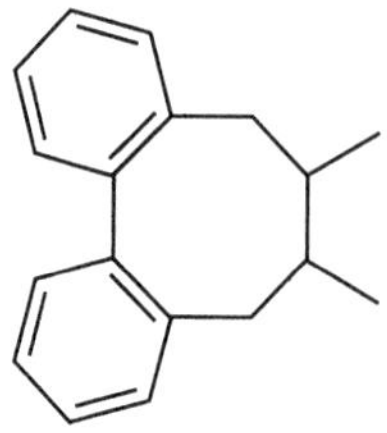	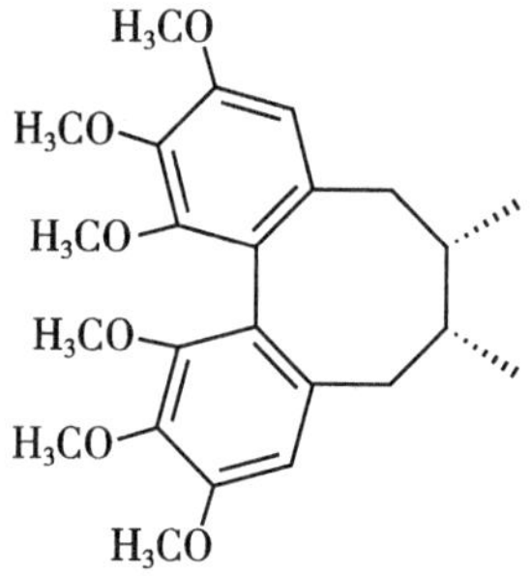 五味子甲素	木兰科,如五味子中的五味子甲、乙素,五味子醇甲、乙等
联苯型木脂素	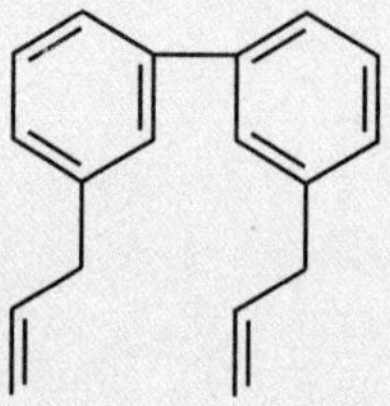	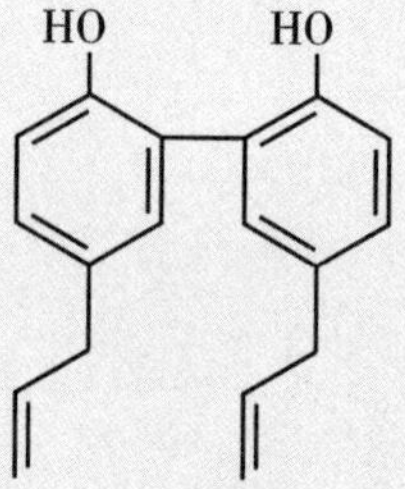 厚朴酚	木兰科,如厚朴中的厚朴酚和厚朴酚等

二、定性分析

1. 显色反应　木脂素类化合物没有共同的理化鉴别反应,但可利用一些特征显色反应鉴别木脂素分子中某些功能团的存在。

（1）三氯化铁反应:检查酚羟基的存在与否。

（2）Labat 反应:检查亚甲二氧基的存在与否。具有亚甲二氧基的木脂素加浓硫酸后,再加没食子酸,可产生蓝绿色。

（3）Ecgrine 反应:其反应机理与 Labat 反应相同,也可用于检查亚甲二氧基的存在与否。以变色酸代替没食子酸,温度在 70～80℃保持 20 分钟,可产生蓝紫色。

（4）异羟肟酸铁反应:检查内酯环的存在与否。内酯环在碱性条件下开裂,与盐酸羟胺缩合重排后生成异羟肟酸,再在酸性条件下与 Fe^{3+} 生成红色的络合物。

2. 荧光法　一些木脂素类化合物具有荧光,可利用这一性质进行鉴别。例如,将厚朴药材断面置紫外光灯下,显灰绿色或淡蓝色荧光;牛蒡子药材粉末置白瓷板上,在紫外光灯下观察,显绿色荧光,其乙醇提取液置紫外光灯下观察,显蓝绿色荧光,可与其常见的伪品进行区别。

3. 薄层色谱法　采用吸附薄层色谱法鉴别木脂素类成分效果较好,常用吸附剂为硅胶。常用的展开剂系统有苯、三氯甲烷、三氯甲烷:甲醇(9:1)、三氯甲烷:乙酸乙酯(9:1)等。常用的显色剂有茴香醛浓硫酸试剂(110 ℃加热 5 分钟),5% 或 10% 磷钼酸乙醇溶液(120℃加热至斑点明显出现),碘蒸气(熏后观察,或置紫外灯下观察荧光)。

三、定量分析

1. 分光光度法　木脂素类多数有紫外吸收,可直接测定吸收度,但一般用于总木脂素的含量测定。另外,木脂素分子结构中除了均含有两个苯环外,多数又具有醇羟基、酚羟基、甲氧基、亚甲二氧基、醚环及内酯环等含氧取代基,也可利用特征性反应使其生成有色物质,再通过紫外分光光度法测定具有某相同取代基的总木脂素的含量。如常用的显色剂变色酸-浓硫酸试剂,适用于结构中含有亚甲二氧基的木脂素类成分,使其与变色酸-浓硫酸试剂反应产生有色物质,测定吸光度,计算含量。

2. 高效液相色谱法　用高效液相色谱法测定单体木脂素含量时,一般采用以十八烷基键合硅胶为填充剂,乙腈-水或甲醇-水系统为流动相的反相色谱,多用紫外检测器检测。

四、应用示例

【例 5-7】　五味子中木脂素类成分分析

五味子为木兰科植物五味子 *Schisandra chinensis*(Turcz.)Baill. 的干燥成熟果实,其主要有效成分为木脂素类,如五味子甲素、五味子乙素、五味子醇甲等。

1. 定性分析——薄层色谱法

供试品溶液的制备:取本品粉末 1g,加三氯甲烷 20ml,加热回流 30 分钟,滤过,滤液蒸干,残渣加三氯甲烷 1ml 使溶解,作为供试品溶液。

对照溶液的制备:取五味子对照药材 1g,同法制成对照药材溶液;另取五味子甲素对照品,加三氯甲烷制成每 1ml 含 1mg 的溶液,作为对照品溶液。

薄层板:硅胶 GF$_{254}$。

展开剂:石油醚(30～60℃):甲酸乙酯:甲酸(15:5:1)的上层溶液。

点样:2μl。

色谱检识:置紫外光灯(254nm)下检视。供试品色谱中,在与对照药材和对照品色谱相应的位置上,显相同颜色的斑点(图见 ER-5-7)。

ER-5-7

2. 定量分析—高效液相色谱法　测定五味子中五味子醇甲的含量。

色谱条件与系统适用性试验:以十八烷基硅烷键合硅胶为填充剂;甲醇:水(65:35)为流动相;检测波长 250nm。理论板数按五味子醇甲峰计算应不低于 2 000。

对照品溶液的制备:取五味子醇甲对照品适量,精密称定,加甲醇制成每 1ml 含 0.3mg 的溶液,即得。

供试品溶液的制备:取五味子粉末(过三号筛)约 0.25g,精密称定,置具塞锥形瓶中,精密加入甲醇 20ml,密塞,称定重量,超声处理(功率 250W,频率 20kHz),放冷,再称定重量,用甲醇补足减失的重量,摇匀,滤过,取续滤液,即得。

测定法:分别精密吸取对照品溶液与供试品溶液各 10μl,注入液相色谱仪,测定,即得。色谱分离图见图 5-7。

《中国药典》(2020 年版)规定本品含五味子醇甲不得少于 0.40%。

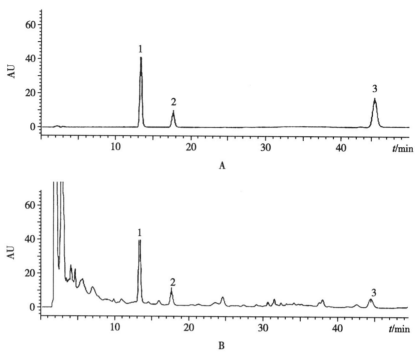

1- 五味子醇甲；2- 五味子醇乙；3- 五味子乙素。

● 图 5-7　五味子对照品（A）和样品（B）高效液相色谱图

第七节　有机酸类成分分析

有机酸类（organic acids）是指自然界存在的一些具有酸性的有机化合物。最常见的有机酸是含有羧基（—COOH）的羧酸，此外磺酸（—SO₃H）、亚磺酸（RSOOH）、硫羧酸（RCOSH）等也属于有机酸。

一、结构与理化性质

有机酸按结构可分为脂肪族类、芳香族类和萜类；按羧基数目又可分为单羧基酸、二羧基酸或多元羧酸等；另外还有饱和酸、不饱和酸、羟基酸或酚酸等分类方法。

有机酸类成分广泛存在于植物中，如山楂、乌梅、川芎、当归、覆盆子等。大多数有机酸在植物体内与钾、钠、钙等阳离子或生物碱结合成盐而存在。植物中常见的有机酸如酒石酸、草酸、水杨酸、苹果酸、柠檬酸、苯甲酸、咖啡酸、抗坏血酸（即维生素 C）等。

有机酸类成分具有广泛的生物活性，如川芎、当归所含阿魏酸（ferulic acid）具有抑制血小板聚集作用；女贞子、山楂、夏枯草、甘草所含齐墩果酸（oleanolic acid）能防治脂肪肝；金银花、山银花、茵陈所含绿原酸（chlorogenic acid）具有很强的抗菌、利胆等作用；牛黄中的胆酸（cholic acid）和熊去氧胆酸（ursodeoxycholic acid）具有消炎、解痉等作用。

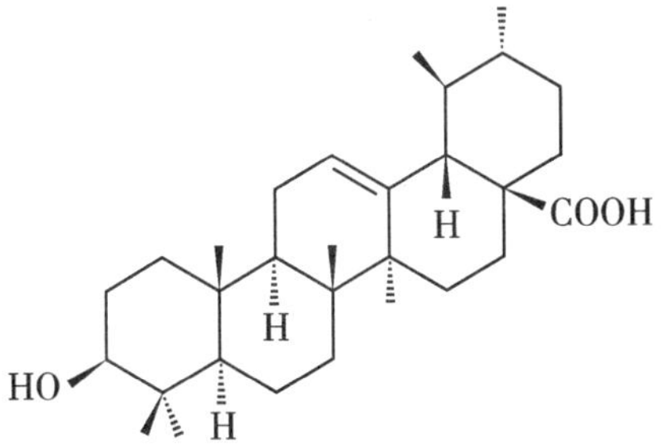

熊果酸 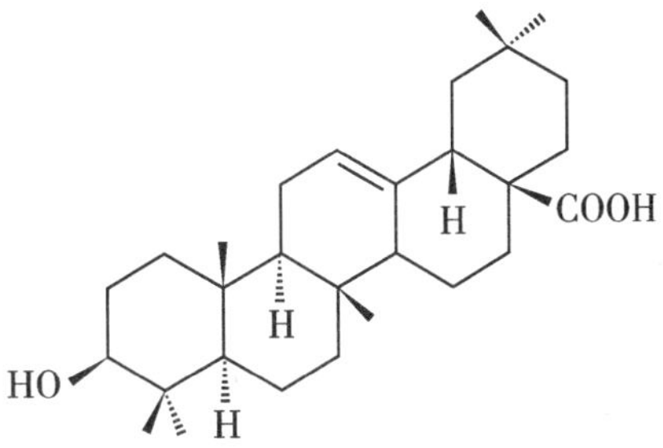 齐墩果酸

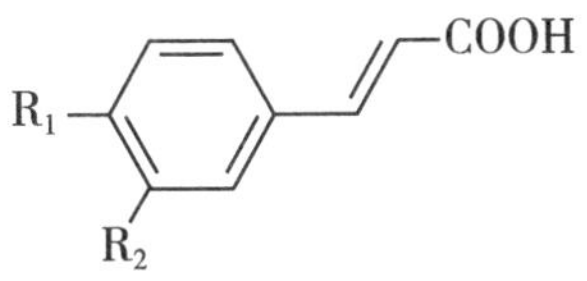

桂皮酸 R₁=R₂=H
咖啡酸 R₁=R₂=OH
阿魏酸 R₁=OH R₂=OCH₃

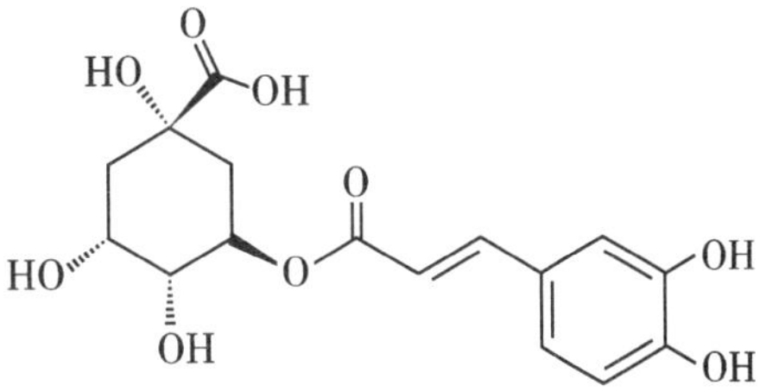

绿原酸

二、定性分析

1. 化学分析法 有机酸结构中含有羧基,显酸性,可利用羧基与某些显色剂产生颜色反应进行鉴别。如有机酸能与氯化钙、乙酸铅或氢氧化钡生成不溶于水的钙盐、铅盐或钡盐沉淀;另外有机酸还可与醇反应生成酯,与氨或胺类缩合生成酰胺等。

2. 薄层色谱法 有机酸的薄层色谱分析常采用硅胶为吸附剂。为消除因有机酸解离而产生的拖尾现象,常在展开剂中加入一定量的甲酸、乙酸等调节展开剂使呈酸性。常用硫酸乙醇等通用显色剂,也可使用溴甲酚绿、溴甲酚紫、溴酚蓝、磷钼酸等 pH 指示剂作为有机酸的显色剂。而对于绿原酸、阿魏酸等本身具有荧光的有机酸,可直接在荧光灯下观察。

三、定量分析

1. 总有机酸含量测定

(1)酸碱滴定法:药材中总有机酸的含量测定,可采用酸碱滴定法。如《中国药典》(2020 年版)收载的山楂中总有机酸的含量测定,即采用酚酞为指示液,用氢氧化钠为滴定液滴定。若药材中有机酸类成分酸性弱,可采用非水溶液滴定法。另外,需要注意的是,滴定法一般要根据指示剂的颜色变化来确定滴定终点,而中药材提取液往往具有比较深的颜色,对滴定终点的判断有一定干扰,为提高酸碱滴定法测定中药有机酸含量的准确性,可利用电位的变化来确定滴定终点,即采用电位滴定法。也可在样品处理过程中选择大孔吸附树脂、离子交换色谱等适当的方法对中药材提取液进行纯化,减少干扰性物质的存在,提高酸碱滴定的准确性。

(2)分光光度法:可利用有机酸与显色剂反应生成有色物质,采用分光光度法测定总有机酸的含量。同样可选择适当方法将样品进行预处理,除去干扰性物质,提高准确性和灵敏度。如以咖啡酸为对照，以三氯化铁 - 铁氰化钾显色，在 763nm 处测定蒲公英中总有机酸的含量；以齐墩果酸为对照，以香草醛 - 冰乙酸 - 高氯酸显色，在 546nm 处测定乳香药材中总三萜类有机酸的含量。

2. 有机酸类单体成分含量测定　中药中的脂肪酸、芳香族酸类等各种有机酸均可采用高效液相色谱法进行含量测定。应根据化合物的性质来进行选择检测器、色谱柱、流动相。如阿魏酸、绿原酸、咖啡酸、桂皮酸、丹参素等均可采用紫外检测器，而熊果酸、齐墩果酸则选择蒸发光散射检测器效果较好。需要注意的是，有机酸在水溶液中很容易电离，产生多峰的现象，因此为了使有机酸能以分子形式存在，抑制其解离，通常在流动相中加入磷酸盐缓冲液、冰乙酸、磷酸等。此外，中药中有机酸类成分如绿原酸、阿魏酸、柠檬酸、苹果酸、没食子酸等，还可采用毛细管区带电泳（CZE）、毛细管胶束电泳（MECC）等高效毛细管电泳法测定。

四、应用示例

【例 5-8】　金银花中有机酸类成分分析

金银花为忍冬科植物忍冬 *Lonicera japonica* Thunb. 的干燥花蕾或带初开的花。主要含有机酸类成分，包括绿原酸、异绿原酸、咖啡酸、3,5- 二咖啡酰奎宁酸、豆蔻酸、原儿茶酸、阿魏酸、棕榈酸等。

1. 定性分析—薄层色谱法

供试品溶液的制备：取金银花粉末 0.2g，加甲醇 5ml，冷浸 12 小时，滤过，取滤液作为供试品溶液。

对照品溶液的制备：取绿原酸、3,5-*O*- 双咖啡酰基奎宁酸对照品，分别加甲醇制成每 1ml 含 1mg 的溶液，作为对照品溶液。

薄层板：高效硅胶 G 板。

展开剂：乙酸丁酯：甲酸：水（7:2.5:2.5）的上层溶液。

点样：5μl。

展开：预饱和 15 分钟，展距 7cm。

色谱检视：置紫外光灯（365nm）下检视。供试品色谱中，在与对照品色谱相应的位置上，显相同颜色的斑点（图见 ER-5-8）。

ER-5-8

2. 定量分析—高效液相色谱法　测定金银花中的咖啡酰基奎宁酸类化合物。

色谱条件：以十八烷基硅烷键合硅胶为填充剂；以 0.1% 磷酸 - 水为流动相 A，以乙腈为流动相 B；梯度洗脱程序为 14%～19% B（0～8 分钟）；19% B（8～14 分钟）；19%～31% B（14～34 分钟）；31%～90% B（34～36 分钟）；流速为 0.7ml/min，检测波长为 327nm，柱温 15℃，进样量 2μl。

对照品溶液的制备：精密称定适量的新绿原酸、绿原酸、3,5-*O*- 双咖啡酰基奎宁酸以及 4,5-*O*- 双咖啡酰基奎宁酸对照品，加甲醇制成每 1ml 含咖啡酸 0.5mg、绿原酸 2.0mg、3,5- 双咖啡酰奎宁酸 1.0mg、4,5- 双咖啡酰奎宁酸 0.72mg 的混合对照品溶液。

供试品溶液的制备：取本品粉末约 0.5g，精密称定，置具塞锥形瓶中，精密加入 75% 甲醇 30ml，超声处理 30 分钟，过 0.22μm 微孔滤膜，即得。

测定法: 分别精密吸取对照品溶液与供试品溶液, 注入液相色谱仪, 测定, 即得。色谱图见图5-8。

《中国药典》(2020年版)规定本品按干燥品计算, 含绿原酸不得少于1.5%, 含酚酸类以绿原酸、3,5-二-O-双咖啡酰基奎宁酸和4,5-二-O-双咖啡酰基奎宁酸的总量计, 不得少于3.8%。

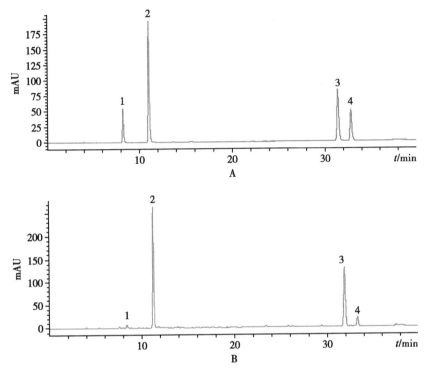

1-新绿原酸; 2-绿原酸; 3-3,5-O-双咖啡酰基奎宁酸; 4-4,5-O-双咖啡酰基奎宁酸。

● 图5-8　金银花对照品(A)和供试品(B)高效液相色谱图

第八节　萜类及挥发油类成分分析

一、萜类成分分析

萜类(terpenoids)化合物是中药中广泛存在的一类化合物, 分为单萜、倍半萜、二萜类等, 分布较广, 有很强的生物活性。如薄荷中的薄荷醇有止痒、止痛、防腐、刺激、麻醉、清凉和抗炎作用; 栀子中的栀子苷(gardenoside)具有镇痛、利胆、抗炎作用; 地黄中的梓醇(catalpol)具有降血糖、利尿等作用; 青蒿中的青蒿素(qinghaosu 或 arteannuin 或 artemisinin)有很强的抗疟疾活性, 是治疗恶性疟原虫所引起的疟疾的特效药。

(一)结构与理化性质

萜类化合物是分子骨架以异戊二烯单元(C_5单元)为基本结构的化合物, 异戊二烯(C_5H_8)$_n$首尾相连构成聚合体及其衍生物, 并且根据分子结构中异戊二烯单元的数目进行分类。分子中含有

2 个异戊二烯单元称为单萜,含有 3 个异戊二烯单元称为倍半萜,含有 4 个异戊二烯单元称为二萜,以此类推。单萜是构成挥发油的主要成分,三萜在"皂苷类成分分析"一节中已经叙述。

萜类化合物的结构类型差异较大,但分子结构中绝大多数具有双键、内酯等结构,因而具有一些相同的理化性质及化学反应。萜类化合物对高温、光、酸、碱较为敏感,易被氧化,或发生重排反应引起结构的变化。

萜类化合物亲脂性强,易溶于醇及脂溶性有机溶剂,难溶于水,但单萜和倍半萜类能随水蒸气蒸馏。具有内酯结构的萜类化合物能在热碱液中开环成盐而溶于水中,酸化后,又自水中析出。除了三萜外,萜类的苷化合物含糖的数量均不多,但具有一定的亲水性,能溶于热水,易溶于甲醇、乙醇溶液,不溶于亲脂性的有机溶剂。

萜类化合物结构类型及分布见表 5-7。

表 5-7 萜类主要结构及其分布

结构类型		基本结构	代表化合物	分布
单萜	单环	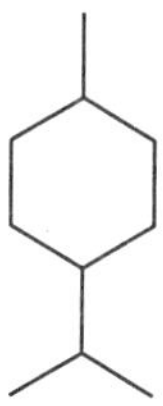	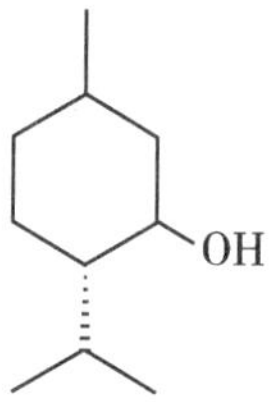 \nL-薄荷醇	唇形科、千屈菜科,如薄荷中的薄荷醇、千屈菜中的 α-紫罗兰酮
	双环	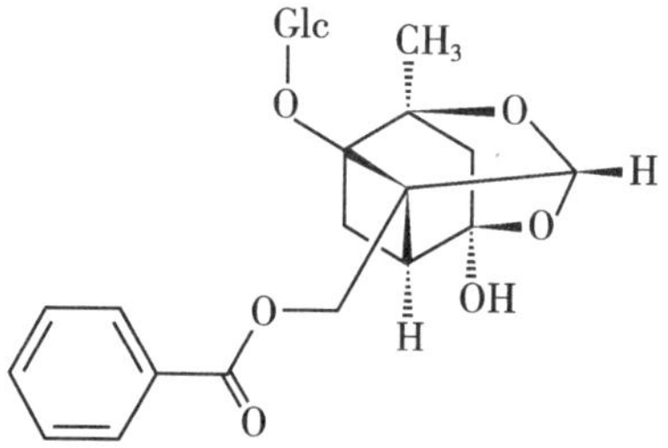 \n芍药苷	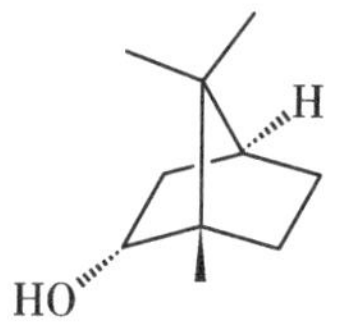 \nL-龙脑	毛茛科芍药中的芍药苷,菊科植物艾纳香提取加工成的左旋龙脑,即"艾片"
	环烯醚萜	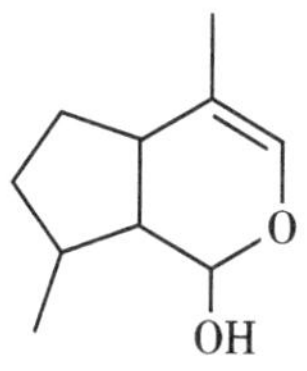 \n环烯醚萜苷\n\n\n裂环环烯醚萜 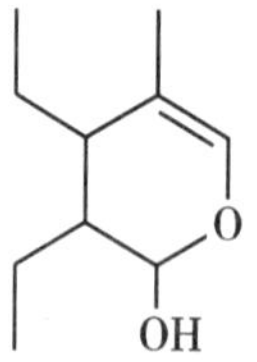	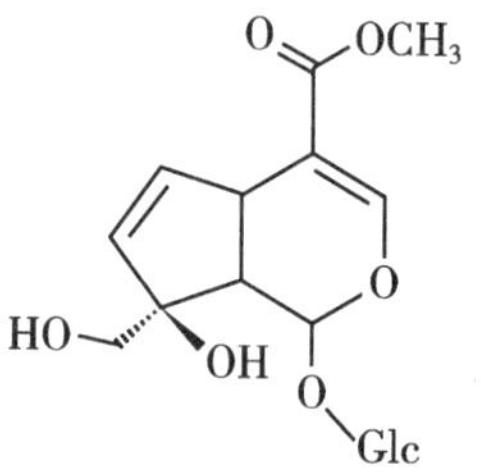 \n栀子苷\n\n\n龙胆苦苷 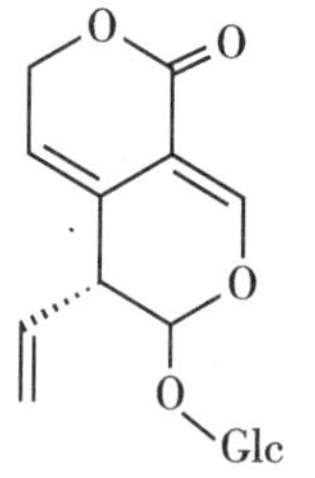	唇形科、茜草科、玄参科、龙胆科。如栀子中的栀子苷,龙胆中的龙胆苦苷

	结构类型	基本结构	代表化合物	分布
倍半萜		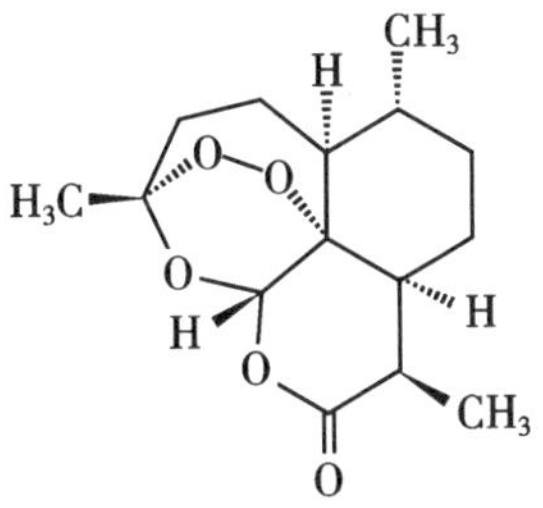 青蒿素		菊科、木兰科、茜草科、伞形科、姜科。如黄花蒿中的青蒿素，郁金中的α-姜黄烯
二萜	双环	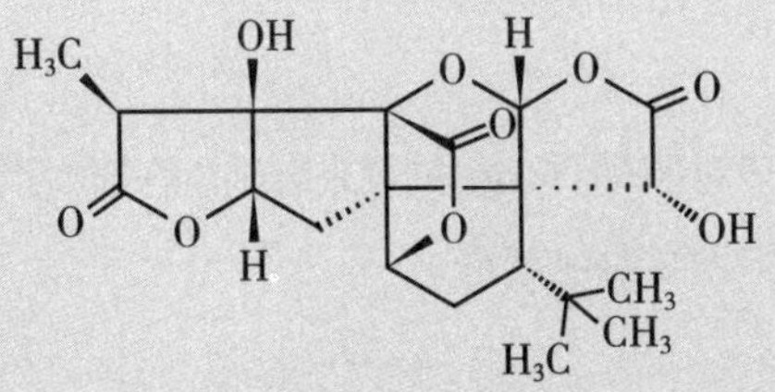 银杏内酯A		银杏科、卫矛科、唇形科。如银杏中的银杏内酯、雷公藤中的雷公藤甲素
	四环	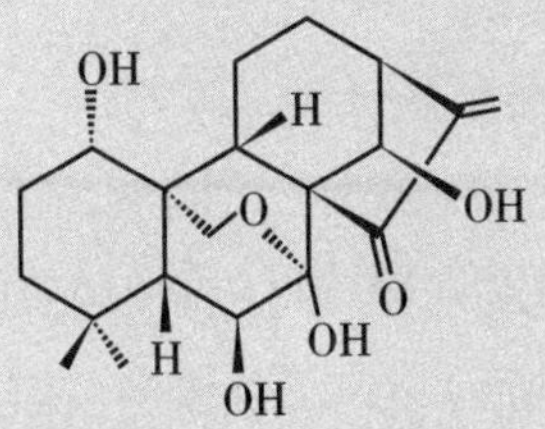 冬凌草甲素		唇形科、菊科等，如冬凌草中的冬凌草甲素，甜菊中的甜菊苷

（二）定性分析

1. 化学反应法　萜类成分多为不饱和环状结构，其碳骨架类型复杂多样，多数缺乏专属性的化学反应，多用硫酸乙醇等通用显色剂或羰基反应进行定性分析。

2. 薄层色谱法　萜类化合物的薄层色谱分析常选用硅胶为吸附剂，常用的展开剂有正己烷、石油醚，如石油醚 - 乙酸乙酯系统等，显色试剂通常为一些常规的通用显色剂，例如 10% 硫酸乙醇溶液、香草醛 - 硫酸乙醇溶液等。

（三）定量分析

1. 紫外 - 可见分光光度法　对于有紫外吸收的萜类成分，可直接测定其吸光度，如白芍中总苷测定可以芍药苷为对照品，在 230nm 测定吸收度。对于无紫外吸收性质的萜类成分，可加入适当的显色剂，反应后在可见光区测定。如地黄中总环烯醚萜苷的含量测定可采用酸水解后，经二硝基苯肼乙醇试液 - 氢氧化钠醇溶液显色后测定。

2. 高效液相色谱法　萜类化合物中芍药苷和一些环烯醚萜类化合物如梓醇、栀子苷、龙胆苦苷等有紫外吸收，可选用紫外检测器，采用高效液相色谱法进行测定。大多数仅在 200nm 附近有末端吸收的萜类化合物，可采用 210nm 测定或者蒸发光散射检测器进行检测。如地黄中梓醇含量,是以十八烷基硅烷键合硅胶为填充剂,乙腈:0.1% 磷酸溶液(1:99)为流动相,检测波长为210nm。银杏叶中萜类内酯用蒸发光散射检测器进行测定。

(四)应用示例

【例5-9】 栀子中环烯醚萜成分的分析

栀子为茜草科植物栀子 *Gardenia jasminoides* Ellis 的干燥成熟果实,其中所含的环烯醚萜化合物主要有栀子苷、京尼平苷、栀子酸、车叶草苷、栀子酮苷、去羟栀子苷、山栀子苷等。

1. 定性分析—薄层色谱法

供试品溶液的制备:取栀子粉末 1g,加 50% 甲醇 10ml,超声处理 40 分钟,滤过,取滤液作为供试品溶液。

对照溶液的制备:取栀子对照药材 1g,同法制成对照药材溶液。再取栀子苷对照品,加乙醇制成每 1ml 含 4mg 的溶液,作为对照品溶液。

薄层板:硅胶 G 板。

展开剂:乙酸乙酯:丙酮:甲酸:水(5:5:1:1)。

点样:2μl。

展开:展开缸预饱和 15 分钟,展距 8cm。

色谱检视:日光下检视,再喷 10% 硫酸乙醇溶液,在 110℃加热至斑点显色清晰。日光下检视,供试品色谱中,在与对照药材色谱相应的位置上,显相同颜色的黄色斑点;喷 10% 硫酸乙醇溶液加热后,供试品色谱中,在与对照药材色谱和对照品色谱相应的位置上,显相同颜色的斑点。

ER-5-9

2. 定量分析—高效液相色谱法　测定栀子中栀子苷的含量。

色谱条件与系统适用性试验:以十八烷基硅烷键合硅胶为填充剂;以 0.05% 磷酸(A)-乙腈(B)为流动相,采用梯度洗脱,洗脱程序为 5%~15% B(0~20 分钟);15%~45% B(20~50 分钟);检测波长,0~30 分钟,240nm;30~50 分钟,440nm;柱温 35℃。

对照品溶液的制备:取京尼平龙胆二糖苷、栀子苷、西红花苷Ⅰ及西红花苷Ⅱ对照品适量,精密称定,置棕色量瓶中,加 50% 甲醇制成每 1ml 含京尼平龙胆二糖苷 0.021mg、栀子苷 0.615mg、西红花苷Ⅰ0.088mg 及西红花苷Ⅱ0.016mg 的混合溶液,即得。

供试品溶液的制备:精取本品细粉约 0.25g,精密称定,置具塞锥形瓶中,精密加入 50% 甲醇 25ml,称定重量,超声处理 45 分钟,取出,放冷,再称定重量,用 50% 甲醇补足减失的重量,摇匀,滤过,即得。

测定法:分别精密称取对照品溶液与供试品溶液各 10μl,注入液相色谱仪,测定,即得。色谱图见图 5-9。

【例5-10】 银杏叶中萜类成分的分析

银杏叶为银杏科植物银杏 *Ginkgo biloba* L. 的干燥叶,其中所含的萜类成分主要有二萜内酯类银杏内酯 A、银杏内酯 B、银杏内酯 C、银杏内酯 J、银杏内酯 K、银杏内酯 L、银杏内酯 M 以及倍半萜内酯类白果内酯。

1. 定性分析—薄层色谱法

供试品溶液的制备:取银杏叶粉末 1g,加 50% 丙酮溶液 40ml,加热回流 3 小时,滤过,滤液

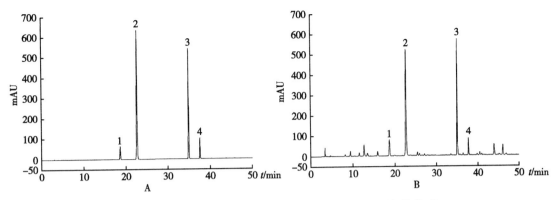

1- 京尼平龙胆二糖苷；2- 栀子苷；3- 西红花苷 - Ⅰ；4- 西红花苷 - Ⅱ。

● 图 5-9　栀子对照品（A）和供试品（B）高效液相色谱图

蒸干，残渣加水 20ml，用乙酸乙酯振摇提取 2 次，每次 20ml，合并乙酸乙酯液，蒸干，残渣加 15% 乙醇 5ml 使溶解，加入已处理好的聚酰胺柱（30～60 目，1g，内径为 1cm，用水湿法装柱）上，用 5% 乙醇 40ml 洗脱，收集洗脱液，置水浴上蒸去乙醇，水液用乙酸乙酯振摇提取 2 次，每次 20ml，合并乙酸乙酯液，蒸干，残渣加丙酮 1ml 使溶解，作为供试品溶液。

对照品溶液的制备：称取适量对照品溶解于甲醇溶液中，制成每 1ml 含银杏内酯 A 0.5mg、银杏内酯 B 0.5mg、银杏内酯 C 0.5mg、白果内酯 1mg 的混合对照品溶液，滤过，即得。

薄层板：硅胶 G 板。

展开剂：甲苯 : 乙酸乙酯 : 丙酮 : 甲醇（10 : 5 : 5 : 0.6）。

点样：5μl。

展开：展开缸预饱和 15 分钟，温度 15℃，展距 8cm。

色谱检识：在醋酐蒸气中熏 15 分钟，在 140～160℃中加热 30 分钟，置紫外光灯（365nm）下检视。供试品色谱中，在与对照品色谱相应的位置上，显相同颜色的荧光斑点。

2. 定量分析—高效液相法　测定银杏叶中银杏内酯 A、银杏内酯 B、银杏内酯 C 和白果内酯的含量。

色谱条件与系统适用性试验：以十八烷基硅烷键合硅胶为填充剂；柱温 40℃。以甲醇 - 水为流动相，采用梯度洗脱，洗脱程序为 0 分钟，18% 甲醇和 82% 水；28 分钟，37% 甲醇和 63% 水。采用蒸发光散射检测器；理论塔板数按白果内酯计算应不低于 6 000。

对照品溶液的制备：精密称取银杏内酯 A、银杏内酯 B、银杏内酯 C 各 4mg 及白果内酯 10mg，置 25ml 量瓶中，用甲醇溶解并稀释至刻度，摇匀，即得。

供试品溶液的制备：取干燥银杏叶约 2g，精密称定，用 10% 甲醇提取 2 次，每次 80ml。超声波振荡 30 分钟，滤过，合并滤液，通过聚酰胺小柱（25mm×30mm），用水 50ml 洗脱，收集水洗脱液，减压蒸干，残渣用甲醇少量溶解，加入 3g 硅胶拌匀成松散的颗粒状，水浴上挥干残存的甲醇后，置五氧化二磷干燥器中干燥过夜。取出，加于已装好的硅胶柱上（5g，100～160 目，105℃活化 1 小时）。用氯仿 : 乙酸乙酯（1:1）200ml 洗脱，挥干洗脱液，残渣用甲醇溶解，并定容至 5ml，摇匀，滤过，即得。

测定法：分别精密称取对照品溶液与供试品溶液各 20μl，注入液相色谱仪，测定，即得。《中国药典》(2020年版)规定按干燥品计算,含萜类内酯以银杏内酯A、银杏内酯B、银杏内酯C和白果内酯的总量计,不得少于0.25%。色谱图见图5-10。

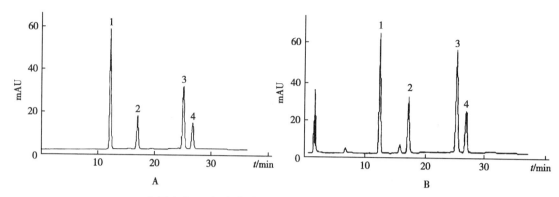

1- 白果内酯; 2- 银杏内酯C; 3- 银杏内酯A; 4- 银杏内酯B。

● 图5-10　银杏叶对照品(A)和供试品(B)的高效液相色谱图

二、挥发油类成分分析

挥发油(volatile oils)也称精油(essential oils),是存在于植物体内的一类具有挥发性、可随水蒸气蒸馏、与水不相混溶的油状液体,大多具有芳香味。挥发油的组分比较复杂,主要有萜类、芳香族、脂肪族和其他类。挥发油在植物体中的含量随着药用部位、生长环境、采收季节的不同有显著的差别。因此在对中药中挥发油进行分析时,应注意上述因素对挥发油含量的影响。此外,挥发油的物理常数(沸点、相对密度、比旋度、折光率等)、化学常数(酸值、碘值、皂化值、pH 值等)也是评价挥发油质量的重要参数。

(一)结构与理化性质

挥发油分布非常广泛,菊科、芸香科、伞形科、松科、柏科、唇形科、樟科、姜科、胡椒科、杜鹃花科、瑞香科、檀香科等植物中均富含挥发油。以挥发油为主要活性成分的常用中药材有苍术、木香、当归、薄荷、冰片、藿香、广藿香、肉桂、姜、丁香、莪术等。挥发油具有多方面活性。例如,苍术挥发油具有调节胃肠运动、抗胃溃疡、降糖、保肝及抗菌作用;当归油、川芎油有活血镇静作用;薄荷油具有消炎、止痛、止痒、促进血液循环、减轻浮肿等作用;丁香油可用于局部麻醉止痛;莪术油具有抗癌活性等。除了在医药方面具有重要作用外,挥发油还是香料工业、日用食品工业及化学工业上的重要原料。

挥发油大多数具有特殊而浓烈的香气或其他气味,有辛辣烧灼感,呈中性或酸性。挥发油的气味,往往是其品质优劣的重要标志。

挥发油不溶于水,而易溶于各种有机溶剂,如石油醚、乙醚、二硫化碳、油脂等。在高浓度的乙醇中能全部溶解,而在低浓度乙醇中只能溶解一定数量。

(二)定性分析

1. 显色反应　挥发油的成分虽然很复杂,但同一种挥发油中的组成及主要成分的含量比例相对稳定,从而使不同的挥发油具有相对固定的理化性质。因此,可利用中药所含挥发油各组分的化学结构及其主要官能团的化学性质选择相应的方法进行鉴别。例如,挥发油中酚类化合物的鉴别,常用三氯化铁反应,即将少许挥发油溶于乙醇中,加入三氯化铁乙醇溶液,如产生蓝色、蓝紫色或绿色,则表示挥发油中有酚类成分存在;挥发油中醛、酮类化合物的鉴别,可在挥发油的乙醇溶液中加2,4-硝基苯肼、氨基脲、羟胺等试剂,如产生结晶衍生物,则表明有醛或酮类化合物存在。但由于成分复杂、干扰因素多,采用化学分析法鉴别挥发油专属性不强,灵敏度不高。

2. 色谱法

(1)薄层色谱法:采用薄层色谱对挥发油进行定性分析时,主要根据不同组分极性的差异予以分离。常用的吸附剂为硅胶或Ⅱ～Ⅲ级中性氧化铝。对含不同双键萜类化合物的挥发油,还可采用硝酸银薄层色谱进行分析。多数挥发油成分能在浓硫酸(或浓盐酸)存在的条件下与香草醛形成各种颜色的化合物,常以香草醛-硫酸溶液作为显色剂。

(2)气相色谱法:气相色谱法是挥发油定性定量分析最广泛使用的手段。可通过相应对照品对照,实现挥发油中已知成分的鉴定;或通过指纹图谱对中药材或提取物进行整体的定性鉴别。由于中药挥发油组成非常复杂,而且许多都是未知成分,对照品缺乏,可选用气相色谱-质谱联用技术进行分析鉴定,即利用数据库或分析质谱裂解碎片,对未知化合物进行定性分析。

(三)定量分析

由于挥发油的组成复杂,通常所说的挥发油含量是指药材中挥发油的总提取量,即总挥发油的含量,多采用《中国药典》(2020年版)附录中收载的挥发油测定法进行测定,挥发油相对密度小于1.0,可选用挥发油测定器直接进行测定,而挥发油相对密度大于1.0,需要在挥发油测定器的水层上面加入1ml二甲苯,使蒸馏的挥发油溶解二甲苯中,再扣除二甲苯的量,获得挥发油含量。对于挥发油中某一单体成分,可采用气相色谱法、高效液相色谱法等进行测定。

(四)应用示例

【例5-11】 薄荷中萜类挥发油的分析

薄荷为唇形科植物薄荷 *Mentha haplocalyx* Briq. 的干燥地上部分,主要含有挥发油成分,包括薄荷醇、薄荷酮、胡椒酮、胡椒烯酮、α-蒎烯、β-蒎烯、顺式-罗勒烯、反式-罗勒烯等。

1. 定性分析—薄层色谱法

供试品溶液的制备:取本品粉末0.5g,加石油醚(60～90℃)5ml,密塞,振摇数分钟,放置30分钟,滤过,滤液挥发至1ml,作为供试品溶液。

对照溶液的制备:另取薄荷对照药材0.5g,同法制成对照药材溶液。再取薄荷脑对照品,加石油醚(60～90℃)制成每1ml含2mg的溶液,作为对照品溶液。

薄层板:硅胶G板。

展开剂:甲苯:乙酸乙酯(19:1)。

点样:10μl。

展开:预饱和15分钟,展距8cm。

色谱检视:喷以香草醛硫酸试液:乙醇(1:4)的混合溶液,在100℃加热至斑点显色清晰,置日光下检视。供试品色谱中，在与对照药材、对照品色谱相应的位置上，显相同颜色的斑点。

ER-5-11

2. 定量分析—气相色谱法　测定薄荷油挥发性成分的含量。

薄荷油为唇形科植物薄荷 *Mentha haplocalyx* Briq. 的新鲜茎和叶经水蒸气蒸馏、冷冻、部分脱脑加工提取的挥发油。

色谱条件及系统适应性试验：HP-FFAP 毛细管柱（25m×0.20mm×0.33μm）。程序升温为初始温度 60℃，保持 4 分钟，每分钟升温 2℃至 100℃，然后每分钟升温 100℃至 230℃，保持 1 分钟。进样口温度 250℃，检测器温度 250℃，分流比 10：1。载气为氮气，流量 20ml/min。FID 检测器。

内标溶液的制备：取环己酮适量，精密称定，加正己烷制成每 1ml 含 8mg 的溶液，摇匀，即得。

对照品溶液的制备：取薄荷脑约 80mg、柠檬烯约 16mg、薄荷酮约 50mg、薄荷脑乙酸酯约 18mg，精密称定，用正己烷溶解并定容至 25ml，即得。

供试品溶液的制备：取薄荷油约 0.2g，精密称定，置 25ml 量瓶中，精密加入内标溶液 1.0ml，用正己烷定容至刻度，摇匀，即得。

测定法：按上述色谱条件进样分析，按内标法计算各成分含量。色谱图见图 5-11。

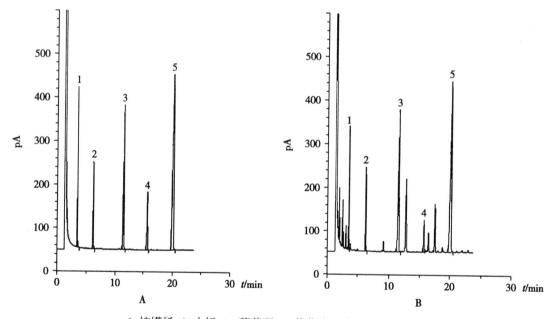

1- 柠檬烯；2- 内标；3.- 薄荷酮；4- 薄荷脑乙酸酯；5- 薄荷脑。

● 图 5-11　薄荷油对照品（A）和供试品（B）气相色谱图

第九节　其他类成分分析

一、鞣质类

鞣质（tannins）是复杂的多元酚类化合物，广泛分布于植物界，尤以高等植物中分布更为普遍。鞣质也广泛存在于中药中，特别是在种子植物中分布更为广泛，如蔷薇科、大戟科、廖科、茜草科植物中最为多见,例如五倍子、地榆、诃子、石榴皮、虎杖、四季青、仙鹤草、老鹳草等均含有大量鞣质。鞣质具有多方面生物活性,如内服可用于治疗胃肠道出血、溃疡和水泻等症;外用可使创伤表面渗出物中的蛋白质凝固,形成痂膜,保护创面,还能收缩创面的微血管,起到止血作用;鞣质可用作生物碱和一些重金属中毒时的解毒剂。此外,鞣质还具有抗菌、抗炎、抗病毒、抑制肠道蠕动、清除自由基等作用。根据鞣质的化学结构分为可水解鞣质(hydrolysable tannins)和缩合鞣质(condensed tannins)两大类。另外,还有一些鞣质分子结构中同时含有可水解鞣质和缩合鞣质两种结构单元,称为复杂鞣质(complex tanins)。可水解鞣质是由酚酸和多元醇通过苷键或酯键形成的,可被酸、碱或酶催化水解。根据可水解鞣质水解产生的酚酸种类,常见的可水解鞣质主要分为没食子酸鞣质(gallotanin)和鞣花酸鞣质(ellagitanin)两类,前者水解产生没食子酸,后者水解产生鞣花酸。缩合鞣质是由黄烷醇类化合物缩合而成,不能被水解。

鞣质类化合物一般可用以下反应鉴别。

(1)三氯化铁反应:如果反应无色,提示无鞣质或有单取代酚羟基的缩合鞣质;如果反应显蓝色,一般为具邻三酚羟基化合物,可分为水解鞣质和没食子儿茶酸缩合鞣质;若反应显深绿色,一般为具邻二酚羟基化合物,可分为邻二酚羟基的黄酮和儿茶素类缩合鞣质。

(2)溴水反应:如果反应有黄色或橙红色沉淀,则为缩合鞣质。

(3)乙酸铅反应:如果反应有沉淀,且沉淀溶于乙酸,则为缩合鞣质。

(4)香草醛-浓硫酸反应:如果反应呈红色,说明存在儿茶素类缩合鞣质。

(5)甲醛浓盐酸-硫酸铁铵反应:如果反应有樱红色沉淀,则为缩合鞣质。

【例5-12】 五倍子中鞣质成分的分析

五倍子为漆树科植物盐肤木 *Rhus chinenis* Mill.、青麸杨 *Rhus potaninii* Maxim. 或红麸杨 *Rhus punjabensis* Stew. var. *sinica*(Diels)Rehd. et Wils. 叶上的虫瘿,主要由五倍子蚜 *Melaphis chinensis*(Bell)Baker 寄生而形成。主要含鞣质类成分,含量可高达 60% ~ 70%。因五倍子盛产于我国,故国际上常将五倍子鞣质称为中国鞣质(Chinese gallotanin)。五倍子鞣质属于可水解鞣质,是葡萄糖上的羟基与没食子酸所形成的酯类化合物。

1.定性分析—薄层色谱法

供试品溶液的制备:取本品粉末0.5g,加甲醇5ml,超声处理15分钟,滤过,滤液作为供试品溶液。

对照品溶液的制备:另取五倍子对照药材0.5g,同法制成对照药材溶液。再取没食子酸对照品,加甲醇制成每1ml含1mg的溶液,作为对照品溶液。

薄层板:硅胶GF_{254}板。

展开剂:三氯甲烷:甲酸乙酯:甲酸(5:5:1)。

点样:2μl。

展开:预饱和15分钟,展距8cm。

色谱检视:置紫外光灯(365nm)下检视。供试品色谱中,在与对照品色谱相应的位置上,显相同颜色的荧光斑点(图见ER-5-12)。

ER-5-12

2.定量分析

(1)紫外-可见分光光度法:测定五倍子中总鞣质的含量。

对照品溶液的制备：精密称取没食子酸对照品 50mg，置 100ml 棕色量瓶中，加水溶解并稀释至刻度，精密量取 5ml，置 50ml 棕色量瓶中，用水稀释至刻度，摇匀，即得（每 1ml 中含没食子酸 0.05mg）。

标准曲线的制备：精密量取对照品溶液 0.5ml、1.0ml、2.0ml、3.0ml、4.0ml、5.0ml，分别置 25ml 棕色量瓶中，各加入磷钼钨酸试液 1ml，再分别加水 11.5ml、11ml、10ml、9ml、8ml、7ml，用 29% 碳酸钠溶液稀释至刻度，摇匀，放置 30 分钟以相应的试剂为空白，在 760nm 的波长处测定吸光度，以吸光度为纵坐标、浓度为横坐标，绘制标准曲线。

供试品溶液的制备：取药材粉末（过四号筛）约 0.2g，精密称定，置 250ml 棕色量瓶中，加水 150ml，放置过夜，超声处理 10 分钟，放冷，用水稀释至刻度，摇匀，静置（使固体物沉淀），滤过，弃去初滤液 50ml，精密量取续滤液 20ml，置 100ml 棕色量瓶中，用水稀释至刻度，摇匀，即得。

测定法：

1）总酚：精密量取供试品溶液 2ml，置 25ml 棕色量瓶中，照"标准曲线的制备"项下的方法，自"各加入磷钼钨酸试液 1ml"起，加水 10ml，依法测定吸光度，从标准曲线中读出供试品溶液中没食子酸的量（mg），计算，即得。

2）不被吸附的多酚：精密量取供试品溶液 25ml，加至已盛有干酪素 0.6g 的 100ml 具塞锥形瓶中，密塞，置 30℃ 水浴中保温 1 小时，时时振摇，取出，放冷，摇匀，滤过，弃去初滤液，精密量取续滤液 2ml，置 25ml 量瓶中，照"标准曲线的制备"项下的方法，自"各加入磷钼钨酸试液 1ml"起，加水 10ml，依法测定吸光度，从标准曲线中读出供试品溶液中没食子酸的量（mg），计算，即得。

计算鞣质含量的公式为：鞣质含量＝总酚量－不被吸附的多酚量。

《中国药典》（2020 年版）规定本品按干燥品计算，含鞣质不得少于 50.0%。

（2）高效液相色谱法：测定五倍子单宁酸的含量。

色谱条件与系统适用性试验：以十八烷基硅烷键合硅胶为填充剂；以甲醇∶水∶磷酸（85∶15∶0.07）为流动相，检测波长 275nm；柱温 30℃。

对照品溶液的制备：精密称取单宁酸对照品 100.0mg，加水溶解并定容至 100ml，制得单宁酸浓度为 1.0mg/ml 的对照品溶液。

供试品溶液的制备：精密称取烘至恒重的本品粉末 0.1g，溶于少量 60～70℃ 的蒸馏水中，转移至 100ml 容量瓶内，冷却，定容。吸取溶液 1ml 于 100ml 容量瓶中，定容，即得。

测定法：分别精密量取对照品溶液与供试品溶液各 2μl，注入液相色谱仪，测定，即得。色谱图如图 5-12，图中 1 为单宁酸。

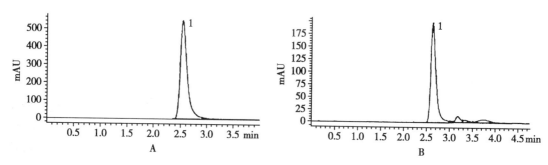

● 图 5-12　五倍子对照品（A）和供试品（B）高效液相色谱图

二、色素类

色素(pigments)是一类能够在可见光区(400～760nm)吸收光,从而呈现出一定颜色的物质。目前含有植物色素的中药大约有数十种,分布于唇形科、蓼科、菊科、茜草科、马鞭草科、姜科、马钱科、紫草科、蔷薇科、桑科、石榴科等,如紫苏叶、虎杖、菊花、茜草、大青叶、姜黄、密蒙花、紫草、栀子、红花、山楂、桑椹、覆盆子、石榴皮、款冬花等。并且植物色素具有多方面的生物活性,如天竺葵素(pelargonidin)、矢车菊素(cyanidin)等抗氧化性强且毒性低,广泛应用于食品、药品、日化用品中;类胡萝卜素类(carotenoids)如β-胡萝卜素(β-carotene)、α-胡萝卜素(α-carotene)、叶黄素(lutein)等具有保护心血管及增强免疫的功能;姜黄中的姜黄素(curcumin)、去甲氧基姜黄素(demethoxycurcumin)、双去甲氧基姜黄素(bisdemethoxycurcumin)等,具有抗炎、抗动脉粥样硬化、抑癌及降血脂等多种药理作用;紫草中的羟基萘醌总色素,以左旋紫草素(L-shikonin)为代表,具有抗炎、抗菌作用,并可用于食用。

植物色素按结构分类,主要有以下几类。

1. 花色素类(anthocyanins) 属于黄酮类化合物,是广泛分布于植物中的水溶性色素。最常见的有6种:天竺葵素(pelargonidin)、矢车菊素(cyanidin)、飞燕草素(delphinidin)、芍药色素(peonidin)、3′-甲花翠素(petunidin)和锦葵色素(malvidin)。

	R_1	R_2
天竺葵素	—H	—H
矢车菊素	—OH	—H
芍药色素	—OCH₃	—H
飞燕草素	—OH	—OH
3′-甲花翠素	—OCH₃	—OH
锦葵色素	—OCH₃	—OCH₃

2. 类胡萝卜素类(carotenoids) 类胡萝卜素是8个类异戊二烯单位组成的碳氢化合物及它们的氧化衍生物的总称,主要包括β-胡萝卜素、α-胡萝卜素、叶黄素、玉米黄质、隐黄素、番茄红素等。所有的类胡萝卜素在形式上可看成是具有11个共轭双键中间碳链的非环化$C_{40}H_{56}$结构,是经过氧化、氢化、脱氢、环化、碳架的重排、降解衍生而来的。类胡萝卜素是维生素A的前体物质形式。

番茄红素基本骨架

3. 醌酮类(quinone ketones) 紫草宁是从紫草科植物紫草根中提取得到的苯醌类色素,主要成分为紫草素;茜草红是从茜草科植物西洋茜草根中提取得到的色素,主要呈色物质为蒽醌类成分茜草酸和茜草宁,中性溶液中呈橙黄色,碱性溶液中呈现红色至红紫色;姜黄色素是从姜科植物姜黄中提取得到的双酮类色素。

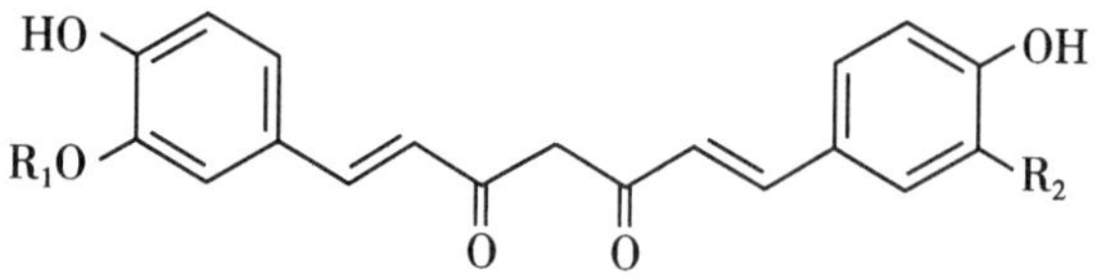

	R_1	R_2
姜黄素	$-OCH_3$	$-OCH_3$
去甲氧基姜黄素	$-OCH_3$	$-H$
双脱甲氧基姜黄素	$-H$	$-H$

【例5-13】 姜黄双酮类色素成分分析

姜黄为姜科植物姜黄 *Curcuma longa* L. 的干燥根茎，主要含有双酮类色素成分，包括姜黄素、去甲氧基姜黄素、双去甲氧基姜黄素、二氢姜黄素等。

1. 定性分析—薄层色谱法

供试品溶液的制备：取姜黄粉末 0.2g，加无水乙醇 20ml，振摇，放置 30 分钟，滤过，滤液蒸干，残渣加无水乙醇 2ml 使溶解，作为供试品溶液。

对照溶液的制备：姜黄对照药材 0.2g，同法制成对照药材溶液。再取姜黄素对照品，加无水乙醇制成每 1ml 含 0.5mg 的溶液，作为对照品溶液。

薄层板：硅胶 G 薄层板。

展开剂：三氯甲烷∶甲醇∶甲酸(96∶4∶0.7)。

点样：4μl。

展开：预饱和 15 分钟，展距 8cm。

色谱检视：置日光或紫外光灯(365nm)下检视。供试品色谱中，在与对照药材色谱和对照品色谱相应的位置上，分别显相同颜色的斑点或荧光斑点(图见 ER-5-13)。

ER-5-13

2. 定量分析—高效液相色谱法　测定姜黄中姜黄素的含量。

色谱条件与系统适用性试验：以十八烷基硅烷键合硅胶为填充剂；以乙腈(A)-0.1% 甲酸溶液(B)为流动相，采用梯度洗脱，洗脱程序为 40%～50%A(0～30 分钟)；50%～65% A(30～35 分钟)；65%～70% A(35～42 分钟)；70% A(42～55 分钟)；70%～100% A(55～60 分钟)；柱温 30℃；检测波长为 380nm。

对照品溶液的制备：分别取姜黄素、脱甲氧基姜黄素、双脱甲氧基姜黄素 3 个标准品，精密称定，置于 1ml 容量瓶中，用甲醇溶解并定容至刻度，制得浓度为 625μg/ml、550μg/ml、510μg/ml 的姜黄素、脱甲氧基姜黄素、双脱甲氧基姜黄素混合对照品溶液。

供试品溶液的制备：取干燥的姜黄药材粉末 0.30g，精密称定，加入 30ml 甲醇溶液，称重，室温超声提取 60 分钟，冷却至室温，称重，补足减失重量，取上清液，滤过，即得。

测定法：分别精密量取对照品溶液与供试品溶液各 15μl，注入液相色谱仪，测定，即得。色谱图如图 5-13。

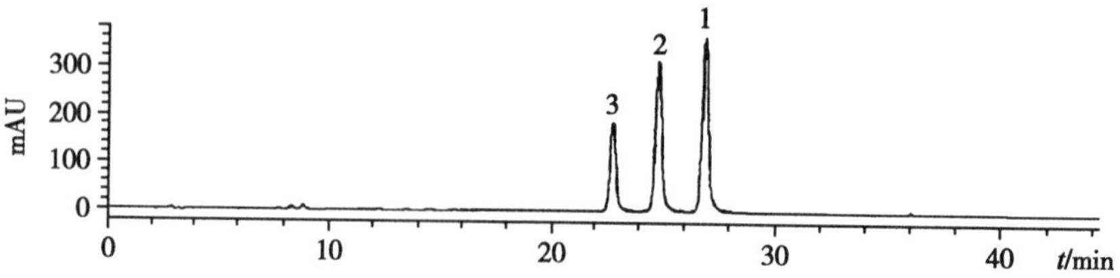

A

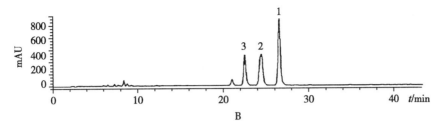

1- 姜黄素；2- 脱甲氧基姜黄素；3- 双脱甲氧基姜黄素。

● 图 5-13　姜黄素对照品（A）和供试品（B）高效液相色谱图

三、氨基酸、多肽、蛋白质类

氨基酸（amino acid）是羧酸分子中烃基上的氢被氨基取代的衍生物。根据氨基处于羧基的邻位（α 位）、间位（β 位）和间隔二位（γ 位）等位置不同，将氨基酸分为 α- 氨基酸、β- 氨基酸、γ- 氨基酸等，其中以 α- 氨基酸占多数。氨基酸是组成多肽、蛋白质的基本分子。其中人体必不可少而又不能自身合成的被称为必需氨基酸，此类氨基酸已经大部分应用于医药领域，如精氨酸（Arg）、谷氨酸（Glu）可作为肝性脑病抢救药；组氨酸（His）可用于治疗胃及十二指肠溃疡和肝炎等。中药中含有的游离氨基酸，有些也具有较显著的生理活性，如使君子中的使君子氨酸（quisqualic acid）具有驱蛔虫的作用；三七中的三七素（dencichine）具有止血活性。

多肽（polypeptides）是 α- 氨基酸以肽键连接在一起而形成的化合物，由两个氨基酸分子脱水缩合而成的化合物称为二肽，同理类推还有三肽、四肽、五肽等。通常由 10～100 个氨基酸分子脱水缩合而成的化合物叫多肽。多肽具有多方面生物活性。例如，从酸枣仁中分离得到的具有安眠作用的枣碱为环肽类化合物；从茜草中得到的一系列 14 元环的茜草环肽具有抗肿瘤作用。又如，从全蝎的蝎毒中已分离鉴定出几十种活性多肽，包括抗癫痫肽、镇痛肽和抗肿瘤肽等；新鲜水蛭所含具有抗凝血酶抑制活性的水蛭素（hirudin），系由 65 个氨基酸组成的多肽，分子量约为 7 000。

蛋白质（proteins）是由 α- 氨基酸按一定顺序结合形成一条多肽链，再由一条或一条以上的多肽链按照其特定方式结合而成的高分子化合物。蛋白质的不同在于其氨基酸的种类、数目、排列顺序和肽链空间结构的不同。蛋白质通常是动物类药材的主要有效成分。例如，阿胶的化学成分主要为骨胶原，水解可得明胶、胶原蛋白和 17 种氨基酸，其中胶原蛋白含量可达 60%～80%；海马含总蛋白量约为 70%，水解后氨基酸总量可达 60%，且必需氨基酸约占总氨基酸 30%。一些植物类中药所含蛋白质也具有特定的医疗价值。如半夏蛋白具有抗早孕的作用；天花粉蛋白质对中期妊娠引产、宫外孕、死胎、葡萄胎和恶性葡萄胎等均有疗效。

氨基酸、多肽、蛋白质的显色反应有茚三酮反应、双缩脲反应、酚试剂反应、米伦反应等。薄层色谱法是氨基酸、多肽、蛋白质类成分常用的定性分析方法。较常用的吸附剂是硅胶 G 或硅胶 H，展开剂用氯仿：甲醇（或丙酮）（9：1），显色剂用 2% 的茚三酮溶液。除薄层色谱外，聚丙烯酰胺凝胶电泳也是鉴别蛋白质的良好手段。

药材中总蛋白质的含量测定可采用凯氏定氮法、考马斯亮蓝法、双缩脲比色法等,游离氨基酸的含量测定可采用高效液相色谱法,或者采用氨基酸自动分析仪进行定量分析。

【例5-14】 薄层色谱法鉴别天花粉中的氨基酸

天花粉为葫芦科植物栝楼 *Trichosanthes kirilowii* Maxim. 或双边栝楼 *Trichosanthes rosthornii* Harms 的干燥根。天花粉中含有天花粉蛋白。

供试品溶液的制备:取本品粉末 2g,加稀乙醇 20ml,超声处理 30 分钟,滤过,取滤液作为供试品溶液。

对照溶液的制备:取天花粉对照药材 2g,同法制成对照药材溶液。再取瓜氨酸对照品,加稀乙醇制成每 1ml 含 1mg 的溶液,作为对照品溶液。

薄层板:硅胶 G 薄层板。

展开剂:正丁醇:无水乙醇:冰乙酸:水(8:2:2:3)。

点样:供试品溶液及对照药材溶液各 2μl、对照品溶液 1μl。

展开:预饱和 15 分钟,展距 8cm。

ER-5-14

色谱检识:喷茚三酮试液,在 105℃加热至斑点显色清晰。供试品色谱中,在与对照药材色谱和对照品色谱相应的位置上,显相同颜色的斑点(图见 ER-5-14)。

【例5-15】 高效液相色谱法测定阿胶中氨基酸的含量

阿胶为马科动物驴 *Equus asinus* L. 的干燥皮或鲜皮经煎煮、浓缩制成的固体胶,主要含有多种氨基酸类成分。

色谱条件与系统适用性试验:以十八烷基硅烷键合硅胶为填充剂;以乙腈:0.1mol/L 乙酸钠溶液(用乙酸调节 pH 值至 6.5)(7:93)为流动相 A,以乙腈:水(4:1)为流动相 B;梯度洗脱程序为 0%~7% B(0~11 分钟),7%~12% B(11~13.9 分钟),12%~15% B(13.9~14 分钟),15%~34% B(14~29 分钟),34%~100% B(29~30 分钟);检测波长为 254nm;柱温为 43℃。理论板数按 L-羟脯氨酸峰计算应不低于 4 000。

对照品溶液的制备:取 L-羟脯氨酸对照品、甘氨酸对照品、丙氨酸对照品、L-脯氨酸对照品适量,精密称定,加 0.1mol/L 盐酸溶液制成每 1ml 分别含 L-羟脯氨酸 80μg、甘氨酸 160μg、丙氨酸 70μg、L-脯氨酸 120μg 的混合溶液,即得。

供试品溶液的制备:取本品粗粉约 0.25g,精密称定,置 25ml 量瓶中,加 0.1mol/L 盐酸溶液 20ml,超声处理(功率 500W,频率 40kHz)30 分钟,放冷,加 0.1mol/L 盐酸溶液至刻度,摇匀。精密量取 2ml,置 5ml 安瓿中,加盐酸 2ml,150℃水解 1 小时,放冷,移至蒸发皿中,用水 10ml 分次洗涤,洗液并入蒸发皿中,蒸干,残渣加 0.1mol/L 盐酸溶液溶解,转移至 25ml 量瓶中,加 0.1mol/L 盐酸溶液至刻度,摇匀,即得。

对照品溶液及供试品溶液的衍生化:精密量取上述对照品溶液和供试品溶液各 5ml,分别置 25ml 量瓶中,各加 0.1mol/L 异硫氰酸苯酯(PITC)的乙腈溶液 2.5ml,1mol/L 三乙胺的乙腈溶液 2.5ml,摇匀,室温放置 1 小时后,加 50% 乙腈至刻度,摇匀。取 10ml,加正己烷 10ml,振摇,放置 10 分钟,取下层溶液,滤过,取续滤液,即得。

测定法:分别精密吸取衍生化后的对照品溶液与供试品溶液各 5μl,注入液相色谱仪,测定,即得。

《中国药典》（2020年版）规定本品按干燥品计算，含L-羟脯氨酸不得少于8.0%，甘氨酸不得少于18.0%，丙氨酸不得少于7.0%，L-脯氨酸不得少于10.0%。

四、核苷类

核苷（nucleoside）是一类由碱基和五碳糖（核糖或脱氧核糖）连接而成的化合物，即嘌呤的 N_9 位或嘧啶的 N_1 位与核糖或脱氧核糖的 C_1 位通过 β- 糖苷键连接而成，包括核糖核苷和脱氧核糖核苷两类：构成 RNA 的核苷是核糖核苷，主要有腺苷（adenosine）、鸟苷（guanosine）、胞苷（cytidine）和尿苷（uridine）；构成 DNA 的核苷是脱氧核糖核苷，主要有脱氧腺苷（deoxyadenosine）、脱氧鸟苷（deoxyguanosine）、脱氧胞苷（deoxycytidine）和脱氧胸腺苷（deoxythymidine adenosine）。

核苷是核酸的主要组分。有些核苷及其衍生物具有显著的生理功能，如次黄嘌呤核苷（肌苷）可治疗急性和慢性肝炎及风湿性心脏病，并有增加白细胞等功效；5- 氟尿嘧啶脱氧核苷能抗肿瘤，毒性比 5- 氟尿嘧啶低；5'- 脱氧 -5'- 碘尿嘧啶核苷是治疗病毒性角膜炎的特效药。

核苷类成分是某些中药的药效物质基础。例如，枸杞子中含有腺嘌呤，可刺激白细胞增生，用于防治由肿瘤化疗、放疗引起的白细胞减少症；冬虫夏草、五味子、覆盆子均含有腺苷，具有调节肾脏血流、控制肾素释放、调节肾小球反馈系统等作用。

核苷类成分常用的显色反应有：①核糖核苷与盐酸共热，水解生成的戊糖转变成糠醛，在三氯化铁催化下，与苔黑酚（即 5- 甲基 -1，3- 苯二酚）反应生成绿色物质，产物在 670nm 处有最大吸收。②脱氧核苷在酸性溶液中水解得到脱氧核糖并转变为 ω- 羟基 -γ- 酮戊酸，与二苯胺共热，生成蓝色化合物，在 595nm 处有最大吸收。核苷类成分也可用薄层色谱法检识，吸附剂常用硅胶 G，展开剂用石油醚：乙酸乙酯：甲酸（7：3：0.1），晾干后置紫外光灯 365nm 下检识。

核苷的碱基杂环上的共轭双键在紫外光区有强吸收，因此高效液相色谱 - 紫外检测器是核苷定量分析常用的方法。

【例 5-16】 高效液相色谱法测定半夏中核苷类成分的含量

半夏为天南星科植物半夏 *Pinellia ternata*（Thunb.）Breit. 的干燥块茎，主要含有核苷类成分，包括鸟苷、胞苷、胸苷、腺苷等。

色谱条件：以十八烷基硅烷键合硅胶为填充剂；以水（A）- 甲醇（B）为流动相；梯度洗脱为 2% B（0～7.0 分钟），2%～3% B（7.0～7.1 分钟），3% B（7.1～13.0 分钟），3%～20% B（13.0～25.0 分钟），20%～100% B（25.0～40.0 分钟）；流速 0.8ml/min，检测波长为 262nm；柱温为 25℃。

对照品溶液的制备：分别称取尿嘧啶、胞苷、次黄嘌呤、尿苷、腺嘌呤、肌苷、鸟苷、胸苷和腺苷的对照品适量，加水溶解配制成混合对照品溶液。

供试品溶液的制备：取半夏粉末 0.2g，置 25ml 具塞锥形瓶中，加水 10ml，超声（功率 250W，频率 40kHz）提取 1 小时，放冷，用水补足减失的重量，离心 10 分钟（转速为 3 000r/min），取上清液，即得。

测定法：分别精密吸取混合对照品溶液与供试品溶液各 10μl，注入液相色谱仪，测定，即得。色谱图见图 5-14。

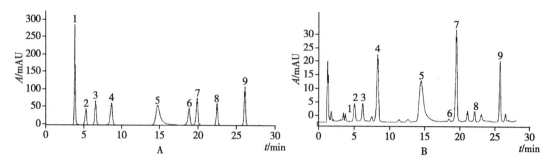

1- 尿嘧啶；2- 胞苷；3- 次黄嘌呤；4- 尿苷；5- 腺嘌呤；6- 肌苷；7- 鸟苷；8- 胸苷；9- 腺苷。

● 图 5-14　半夏对照品（A）和供试品（B）高效液相色谱图

五、多糖类

多糖（polysaccharides）是存在于自然界的醛糖和 / 或酮糖通过糖苷键连接在一起的聚合物，是生物体内除蛋白质和核酸以外的又一类重要的信息分子。糖在植物中分布十分广泛，存在于植物的各个部位，常占植物干重的 80% ~ 90%。

植物多糖也是中药药效物质基础之一。如香菇多糖具有抗肿瘤活性；黄芪多糖具有增强免疫功能的作用；猪苓多糖是良好的免疫调节剂，具有抗肿瘤转移和调节机体细胞免疫功能的作用等。

多糖属生物高分子化合物，像蛋白质一样具有一级、二级、三级、四级结构。由于结构复杂，多糖中单糖组成测定是控制多糖质量和提供多糖信息的最重要环节，因此常将多糖水解，采用 Molish 反应、Fehling 反应、多伦反应、银镜反应等鉴别产生的相应单糖。

糖的薄层色谱常用的吸附剂有硅胶、氧化铝、纤维素、硅藻土。制备薄层板时常用无机盐的水溶液代替水，以增加样品承载量，改善分离效果。常用的无机盐水溶液有 0.3mol/L 磷酸氢二钠溶液或磷酸二氢钠溶液、0.02mol/L 乙酸钠溶液、0.02mol/L 硼酸盐缓冲液和 0.1mol/L 亚硫酸氢钠水溶液等。糖的极性大，因此展开剂常用极性较大的含水溶剂系统，如正丁醇∶乙酸∶水（4∶1∶5，上层）、正丁醇∶乙酸乙酯∶水（4∶1∶5，上层）、丙酮∶水（96∶4）、正丁醇∶乙酸乙酯∶异丙醇∶乙酸∶水∶吡啶（7∶20∶12∶7∶6∶6）等。糖的显色主要是利用其还原性或形成糖醛后引起的显色反应。如硝酸银试剂，使还原糖显棕黑色；三苯四氮唑盐试剂，使单糖和还原性低聚糖显红色；3，5- 二羟基甲苯 - 盐酸试剂，使酮糖和含有酮基的低聚糖显红色；过碘酸加联苯胺试剂，使糖中有邻二羟基结构者呈蓝底白斑。

分光光度法是分析测定多糖含量的传统方法，应用广泛。其原理主要是根据糖的还原性，将糖转变成糠醛衍生物后进行测定。主要的方法有苯酚 - 硫酸法、蒽酮 - 硫酸法、3，5- 二硝基水杨酸（DNS）法等，其中苯酚 - 硫酸法和蒽酮 - 硫酸法应用最广。一般测定的结果都是样品中总糖的含量，如《中国药典》（2020 年版）采用苯酚 - 硫酸法测定枸杞子多糖的含量，规定本品按干燥品计，含枸杞多糖以葡萄糖计，不得少于 1.8%。

此外，还可采用滴定法测定多糖含量，常用的方法有费林（Fehling）滴定法、高锰酸钾法、碘量法、高碘酸氧化法、次甲基蓝法等。

【例 5-17】 黄精中多糖的分析

黄精为百合科植物滇黄精 *Polygonatum kingianum* Coll. Et Hemsl.、黄精 *Polygonatum sibiricum* Red. 或多花黄精 *Polygonatum cyrtonema* Hua 的干燥根茎,主要含有黄精多糖。

1. 硫酸 - 蒽酮法　测定黄精中多糖的含量。

对照品溶液的制备:取经 105℃干燥至恒重的无水葡萄糖对照品 33mg,精密称定,置 100ml 量瓶中,加水溶解并稀释至刻度,摇匀,即得(每 1ml 中含无水葡萄糖 0.33mg)。

标准曲线的制备:精密量取对照品溶液 0.1ml、0.2ml、0.3ml、0.4ml、0.5ml、0.6ml,分别置 10ml 具塞刻度试管中,各加水至 2.0ml,摇匀,在冰水浴中缓缓滴加 0.2% 蒽酮 - 硫酸溶液至刻度,混匀,放冷后置水浴中保温 10 分钟,取出,立即置冰水浴中冷却 10 分钟,取出,以相应试剂为空白,在 582nm 波长处测定吸光度。以吸光度为纵坐标、浓度为横坐标,绘制标准曲线。

测定法:取 60℃干燥至恒重的本品细粉约 0.25g,精密称定,置圆底烧瓶中,加 80% 乙醇 150ml,置水浴中加热回流 1 小时,趁热滤过,残渣用 80% 热乙醇洗涤 3 次,每次 10ml,将残渣及滤纸置烧瓶中,加水 150ml,置沸水浴中加热回流 1 小时,趁热滤过,残渣及烧瓶用热水洗涤 4 次,每次 10ml,合并滤液与洗液,放冷,转移至 250ml 量瓶中,加水至刻度,摇匀,精密量取 1ml,置 10ml 具塞干燥试管中,照"标准曲线的制备"项下的方法,自"各加水至 2.0ml"起,依法测定吸光度,从标准曲线上读出供试品溶液中含无水葡萄糖的重量(mg),计算,即得。

《中国药典》(2020 年版)规定本品按干燥品计算,含黄精多糖以无水葡萄糖计,不得少于 7.0%。

2. 黄精多糖单糖组成测定

色谱条件:CarboPac PA1 色谱柱,CarboPac PA1 保护柱(Thermo Fisher),柱温 30℃;流动相为水(A)-250mmol/L 氢氧化钠(B)-0.5mol/L 乙酸钠 + 氢氧化钠(C)系统;梯度洗脱。

电化学测定条件:脉冲安培检测;检测池温度 30℃;金盘工作电极,pH- 银 / 氯化银复合参比电极,钛对电极,标准四电位糖分析模式。

单糖混合标准溶液的配制:分别称取鼠李糖、阿拉伯糖、半乳糖、葡萄糖、甘露糖、果糖标准品配制成浓度为 1mg/ml 的单糖标准储备液。分别精密吸取各个单糖储备液 5ml 于 50ml 量瓶中,稀释至刻度,配制成浓度为 100μg/ml 的单糖混合标准储备溶液。

黄精多糖水解液的制备:称取多花黄精粗多糖 25mg,加 2mol/L 硫酸 10ml,沸水浴水解 3 小时,用 2mol/L 氢氧化钠溶液中和至 pH 值约为 7,定容至 50ml,过 Cleanert PEP-2 固相萃取柱,即得。

样品测定:取多糖水解液和混合对照品溶液各 10μl 注入色谱仪。根据色谱峰保留时间判断多花黄精多糖所含单糖为鼠李糖、半乳糖、阿拉伯糖、葡萄糖、甘露糖和果糖,根据标准曲线可计算其组成摩尔比。

六、无机化合物

无机化合物主要存在于矿物类药材及其制剂中。矿物药所含无机化合物在治疗疾病中有其独特的效果,如用含 Cu、Fe、Ca、P、Mn 等元素的矿物药作为滋养性和兴奋性药物;用含 Mg、K、Na 等元素的矿物药作为泻下、利尿药物;用含 S、As、Hg 等元素的矿物药作为治疗梅毒和疥癣药物；用含 Al、Pb、Zn 等元素的矿物药作为收敛药物；以石膏为主药的"白虎汤"，用于治疗急性传染病如"流行性脑脊髓膜炎""流行性乙型脑炎"等症的高热和惊厥，确有显著的疗效。

无机化合物的定性鉴别通常采用化学反应法，即根据无机化合物所含阴、阳离子，选择某一试剂与其发生化学反应，产生沉淀、气味及颜色改变等来达到鉴别的目的。《中国药典》（2020 年版）收载的 20 余种矿物药材均可用化学反应法鉴别。例如石膏的鉴别方法是取本品粉末 0.2g，加稀盐酸 10ml，加热使之溶解，溶液显钙盐与硫酸盐的鉴别反应。

无机化合物的定性分析常采用化学分析法（包括重量分析法和容量分析法），该法准确度高，误差小，多用于常量分析，在矿物药材的含量测定中广泛应用。若要测定矿物药材及其制剂中的微量元素，则可采用原子吸收分光光度法和电感耦合等离子体质谱法。

【例 5-18】 雄黄的分析

雄黄为硫化物类矿物雄黄族雄黄，主含二硫化二砷（As_2S_2）。

1. 雄黄的鉴别—理化鉴别

（1）取本品粉末 10mg，加水润湿后，加氯酸钾饱和的硝酸溶液 2ml，溶解后，加氯化钡试液，生成大量白色沉淀。放置后，倾出上层酸液，再加水 2ml，振摇，沉淀不溶解。

（2）取本品粉末 0.2g，置坩埚内，加热熔融，产生白色或黄白色火焰，伴有白色浓烟。取玻片覆盖后，有白色冷凝物，刮取少量，置试管内加水煮沸使溶解，必要时滤过，溶液加硫化氢试液数滴，即显黄色，加稀盐酸后生成黄色絮状沉淀，再加碳酸铵试液，沉淀复溶解。

2. 含量测定—滴定法

取本品粉末约 0.1g，精密称定，置锥形瓶中，加硫酸钾 1g、硫酸铵 2g 与硫酸 8ml，用直火加热至溶液澄明，放冷，缓缓加水 50ml，加热微沸 3～5 分钟，放冷，加酚酞指示液 2 滴，用氢氧化钠溶液（40→100）中和至显微红色，放冷，用 0.25mol/L 硫酸溶液中至褪色，加碳酸氢钠 5g，摇匀后，用碘滴定液（0.05mol/L）滴定，至近终点时，加淀粉指示液 2ml，滴定至溶液显紫蓝色。每 1ml 碘滴定液（0.05mol/L）相当于 5.348mg 的二硫化二砷（As_2S_2）。

《中国药典》（2020 年版）规定本品含砷量以二硫化二砷（As_2S_2）计，不得少于 90.0%。

【例 5-19】 朱砂的分析

朱砂为硫化物类矿物辰砂族辰砂，主要含硫化汞（HgS）。

1. 定性分析—理化鉴别

（1）取朱砂粉末，用盐酸湿润后，在光洁的铜片上摩擦，铜片表面显银白色光泽，加热烘烤后，银白色即消失。

（2）取朱砂粉末 2g，加盐酸：硝酸（3∶1）的混合溶液 2ml 使之溶解，蒸干，加水 2ml 使溶解，滤过，滤液显汞盐与硫酸盐的鉴别反应。

2. 含量测定—滴定法

取本品粉末约 0.3g，精密称定，置锥形瓶中，加硫酸 10ml 与硝酸钾 1.5g，加热使溶解，放冷，加水 50ml，并加 1% 高锰酸钾溶液至显粉红色，再滴加 2% 硫酸亚铁溶液至红色消失后，加硫酸铁铵指示液 2ml，用硫氰酸铵滴定液（0.1mol/L）滴定。每 1ml 硫氰酸铵滴定液（0.1mol/L）相当于 11.63mg 的硫化汞。

《中国药典》（2020 年版）规定本品含硫化汞不得少于 96.0%。

第十节　中药多类成分同时定量分析

中药化学成分复杂多样,所表现出的药理作用往往是多成分协同作用的结果。如银杏叶提取物的抗动脉粥样硬化作用,是通过银杏内酯类的拮抗血小板活化因子、抑制血管平滑肌细胞增殖、抗氧化应激作用以及银杏黄酮醇苷类的调节血脂代谢、抗氧化作用等共同作用的结果。同样,中药的药理活性往往也具有多向性。如何首乌的泻下作用是因含有结合蒽醌类成分,而其滋补作用则因含有二苯乙烯苷类成分。因此,对中药的质量控制,若仅仅选择中药某一类成分作为质量控制的指标无法全面反映其质量的优劣,有必要对中药多类成分进行分析。表 5-8 总结了《中国药典》(2020 年版)对同一药材不同类别成分进行含量测定的情况。为了提高分析工作的效率,可以建立多类成分同时定量分析方法,实现一次分析操作同时测定多类成分。

表 5-8　《中国药典》(2020 年版)收载对同一药材不同类别成分含量测定

药材	测定指标及方法	药材	测定指标及方法	药材	测定指标及方法
人工牛黄	胆酸, UV-Vis 胆红素, UV-Vis	菊花	绿原酸、3, 5-O- 双咖啡酰基奎宁酸, HPLC 木犀草苷, HPLC	蜂胶	白杨素、高良姜素、咖啡酸苯乙酯, HPLC 咖啡酸苯乙酯, HPLC
姜黄	挥发油 姜黄素, HPLC	何首乌	二苯乙烯苷, HPLC 结合蒽醌, HPLC	梅花	绿原酸, HPLC 金丝桃苷、异槲皮苷, HPLC
牛黄	胆酸, TLCS 胆红素, HPLC	救必应	紫丁香苷, HPLC 长梗冬青苷, HPLC	黄芪	黄芪甲苷, HPLC-ELSD 毛蕊异黄酮葡萄糖苷, HPLC
昆布	碘, 氧化还原滴定法 多糖, 硫酸 - 蒽酮法	肉桂	挥发油 桂皮醛, HPLC	覆盆子	鞣花酸, HPLC 山柰酚 -3-O- 芸香糖苷, HPLC
甘草	甘草酸, HPLC 甘草苷, HPLC	体外培育牛黄	胆酸, TLCS 胆红素, UV-Vis	忍冬藤	绿原酸, HPLC 马钱苷, HPLC
地黄	梓醇, HPLC 毛蕊花糖苷, HPLC	车前子	京尼平苷酸, HPLC 毛蕊花糖苷, HPLC	银杏叶	总黄酮苷, HPLC 萜类内酯, HPLC-ELSD
丹参	丹参酮 II$_A$、隐丹参酮、丹参酮 I , HPLC 丹酚酸 B, HPLC	虎杖	大黄素, HPLC 虎杖苷, HPLC	白鲜皮	黄柏酮, HPLC 梣酮, HPLC
乌药	乌药醚内酯, HPLC 去甲异波尔定, HPLC	知母	芒果苷, HPLC 知母皂苷 BII, HPLC	辛夷	挥发油 木兰脂素, HPLC
灵芝	多糖, 硫酸 - 蒽酮法 三萜及甾醇, UV-Vis	金银花	酚酸类, HPLC 木犀草苷, HPLC	山银花	绿原酸, HPLC 灰毡毛忍冬皂苷乙和川续断皂苷乙, HPLC-ELSD
华山参	总生物碱, UV-Vis 东莨菪内酯, HPLC	酸枣仁	酸枣仁皂苷 A , HPLC-ELSD 斯皮诺素, HPLC	千里光	阿多尼弗林碱, LC-MS 金丝桃苷, HPLC
苍耳子	绿原酸, HPLC	枸杞子	枸杞多糖, UV-Vis 甜菜碱, TLCS	肿节风	异嗪皮啶, HPLC 迷迭香酸, HPLC

药材	测定指标及方法	药材	测定指标及方法	药材	测定指标及方法
北刘寄奴	木犀草素，HPLC 毛蕊花糖苷，HPLC	吴茱萸	吴茱萸碱吴茱萸次碱，HPLC 柠檬苦素，HPLC	远志	远志口山酮Ⅲ和3,6′-二芥子酰基蔗糖，HPLC 细叶远志皂苷，HPLC
千金子	脂肪油 千金子甾醇，HPLC	巴豆	脂肪油 巴豆苷，HPLC	甘松	挥发油 甘松新酮，HPLC
巴豆霜	脂肪油 巴豆苷，HPLC	羌活	挥发油 羌活醇和异欧前胡素，HPLC	当归	挥发油 阿魏酸，HPLC
草豆蔻	山姜素、乔松苏、小豆蔻明，HPLC 桤木酮，HPLC 挥发油	细辛	马兜铃酸Ⅰ，HPLC 细辛脂素，HPLC 挥发油		

【例 5-20】 高效液相色谱 - 可变波长检测器法(HPLC-VWD)同时测定何首乌、虎杖和大黄中的芪类、蒽醌类、酚酸类及黄酮类成分

何首乌、虎杖、大黄三种常用中药材均来源于蓼科植物，尽管这三种药材有各自不同的适应证，但均含有芪类、蒽醌类、酚酸类及黄酮类。各类成分均有各自特异的最大吸收波长，针对不同类型化合物的最适紫外吸收波长建立的 HPLC-VWD 分段检测技术，可在一次分析中同时测定包括芪类、蒽醌类、酚酸类及黄酮类在内的四类成分。

色谱条件：Aglient Zorbax StableBond-C_{18} 柱(50mm × 4.6mm × 1.8μm)；柱温为25℃；以 0.1% 甲酸水(A)和乙腈(B)为流动相；流速 0.8ml/min。梯度洗脱程序为 5%～10% B(0～2 分钟)，10%～15% B(2～4 分钟)，15% B(4～10 分钟)，15%～21% B(10～11 分钟)，21% B(11～14 分钟)，21%～29% B(14～21 分钟)，29%～40% B(21～23 分钟)，40%～50% B(23～25 分钟)，50% B(25～26 分钟)，50%～80% B(26～28 分钟)，80%～100% B(28～30 分钟)，100% B(30～32 分钟)；进样体积为 5μl。采用 VWD 分段变波长检测，检测波长按洗脱时间设置为 0～6 分钟和 18～24 分钟，于 280nm 下检测；6～12 分钟和 14.5～18 分钟，切换至 320nm 下检测；12～14.5 分钟和 24～32 分钟，切换至 254nm 下检测。

对照品溶液的制备：分别精密称取没食子酸、儿茶素、虎杖苷、二苯乙烯苷、番泻苷 B、番泻苷 A、白藜芦醇、芦荟大黄素、大黄酸、大黄素、大黄酚、大黄素甲、大黄素 -8-O-β-D- 葡萄糖苷对照品适量，用 70% 甲醇配置为每 1ml 含以上 13 个对照品约 0.5mg 的混合对照品溶液。

供试品溶液的制备：分别精密称取何首乌、虎杖和大黄药材粉末各 0.2g，加 70% 甲醇 50ml，超声处理 60 分钟；冷却后，用 70% 甲醇补足失重，过 0.22μm 微孔滤膜，弃去初滤液，取续滤液即得。

测定法：分别精密吸取对照品溶液与供试品溶液各 10μl，注入液相色谱仪，测定，即得。色谱图见图 5-15。

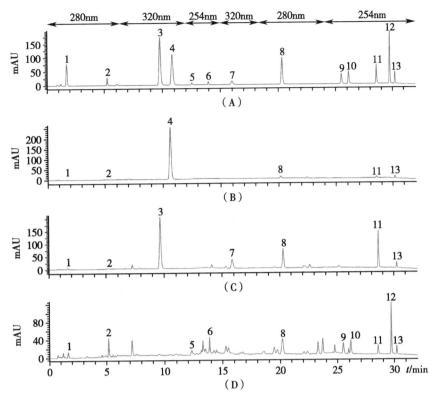

1- 没食子酸；2- 儿茶素；3- 虎杖苷；4- 二苯乙烯苷；5- 番泻苷 B；6- 番泻苷 A；7- 白藜芦醇；8- 大黄素 -8-*O*-*β*-D- 葡萄糖苷；9- 芦荟大黄素；10- 大黄酸；11- 大黄素；12- 大黄酚；13- 大黄素甲醚。

● 图5-15　对照品（A）、何首乌（B）、虎杖（C）和大黄（D）高效液相色谱图

【例 5-21】　高效液相色谱 - 蒸发光散射器法（HPLC-ELSD）同时测定酸枣仁中黄酮和皂苷类成分

酸枣仁为鼠李科植物酸枣 *Ziziphus jujube* Mill. var. *spinosa*（Bunge）Hu ex H. F. Chou 的干燥成熟种子。黄酮和皂苷是酸枣仁中的两大类活性成分。通常酸枣仁的质量标准为分别测定酸枣仁皂苷 A 或斯皮诺素，应用 HPLC-ELSD 可以同时测定酸枣仁中的三个黄酮类化合物斯皮诺素、6‴-阿魏酰斯皮诺素、异牡荆黄素 2″-*O*-*β*-D- 葡萄糖苷，以及三个皂苷类化合物酸枣仁皂苷 A、酸枣仁皂苷 B 和酸枣仁皂苷 D。

色谱条件：CLC-ODS 色谱柱；流动相为 1% 乙酸（A）- 乙腈（B）；梯度洗脱程序为 19%～23%B（0～10 分钟），23%～35% B（10～20 分钟），35%～50% B（20～35 分钟），50%～70% B（35～40 分钟），70%～100% B（40～45 分钟）；流速为 1.0ml/min，柱温 25℃；蒸发光散射检测器漂移管温度 106.5℃，载气流速 2.9L/min。

对照品溶液的制备：分别取斯皮诺素、6‴- 阿魏酰斯皮诺素、异牡荆黄素 2″-*O*-*β*-D- 葡萄糖苷、酸枣仁皂苷 A、酸枣仁皂苷 B 和酸枣仁皂苷 D 等黄酮和皂苷对照品，精密称定，加 70% 甲醇制成混合对照品溶液。

供试品溶液的制备：称取干燥酸枣仁粉末样品 1.0g，加 20ml 石油醚（60～90℃），回流 4 小时，滤过，弃去滤液，滤渣加 40ml 70% 乙醇回流提取 2 次，每次 6 小时，合并提取液，减压浓缩，残渣加 70% 乙醇溶解，即得。

测定法：分别取对照品溶液和供试品溶液 10μl 注入液相色谱仪，即得。色谱图见图 5-16。

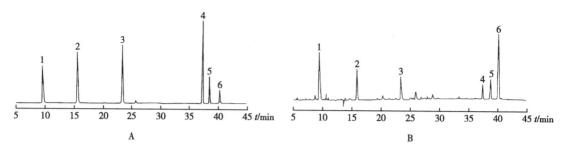

1- 异牡荆黄素 2″-O-β-D- 葡萄糖苷；2- 斯皮诺素；3- 6′′′- 阿魏酰斯皮诺素；4- 酸枣仁皂苷 A；5- 酸枣仁皂苷 B；6- 酸枣仁皂苷 D。

● 图 5-16　酸枣仁对照品（A）和供试品（B）HPLC-ELSD 图

第五章同步练习

第五章知识拓展

（刘晓秋　曹　玲　李维熙）

第六章 中药指纹图谱与特征图谱

中药是一个成分复杂的体系,其功效往往是多种成分共同作用的结果。以单一或几个成分作为质量控制指标难以适应中药整体质量控制的要求。指纹图谱和特征图谱能够从整体上反映中药内在质量,符合中药整体作用的特点。同时,还可以用于评价中药产品不同批次之间的质量稳定性和均一性,保障临床使用的安全性和有效性。《中国药典》(2020 年版)收载色谱指纹图谱 26 项,其中提取物和植物油脂 8 项,成方制剂 18 项;收载特征图谱 38 项,其中药材 6 项,提取物和植物油脂 8 项,成方制剂 24 项,在整体性控制中药质量方面有了较大幅度的提升。

第一节 中药指纹图谱

一、中药指纹图谱的概念和特点

指纹作为鉴定手段起源于 19 世纪末 20 世纪初的犯罪学和法医学。由于生物学的原因,人的指纹存在个体的差异,这种差异体现为指纹具有唯一性的特点,即每个人的指纹是不一样的。"指纹图谱"一词的提出最早来源于分子生物学中的 DNA 指纹图谱(DNA fingerprint)。中药指纹图谱是指中药材、饮片及其制剂经适当处理后,采用一定的分析方法与技术所建立的能够标示其某种特性(如化学的、生物学的或其他特征的)图谱。中药指纹图谱是一种综合的、可量化的质量控制手段,主要用于评价中药质量的真实性、有效性、稳定性和均一性。

中药指纹图谱的基本属性是整体性和模糊性。整体性强调指纹图谱特征的完整面貌,而不是肢解。任何一种中药,不管它的个体之间有何等程度的差异,作为一个物种或产品的"群体",总有它固有的共性特征,这是由物种的遗传或制备工艺的稳定性所决定的。中药指纹图谱是中药复杂体系的整体表征模式,即通过各种分析测试手段对中药复杂成分体系进行检测,尽可能全面地获得中药化学成分群的特征信息。例如,考察色谱指纹图谱的整体特征,可以鉴别药材的真伪,追踪原料药材与成方制剂之间质量的相关性,监测成品的批间质量的稳定性。模糊性强调的是对照品与待测样品之间指纹图谱的相似性,而不是完全相同。模糊性是由中药自身的属性决定的,即中药来源的多样性(生境、采收加工等)、化学成分的复杂性与可变性,决定了由中药化学成分组成的指纹图谱也是相对"模糊"的。

中药指纹图谱是目前为国内外广泛接受的一种中药或植物药质量评价模式,它的产生、广泛应用与快速发展体现了中药质量分析的趋势。从药材生产、采收加工、贮藏及制剂的原料、半成品、成品、流通产品等各个角度和方面,进行中药指纹图谱分析,通过相似性和相关性比对,发现质量变异和缺陷,从而全面、特异性地把握住中药质量。此外,在中药化学指纹图谱的基础上,进一步辨识和确定与特定药效指标相关的药效成分群,建立药效指标与成分之间的关联对应关系,既能从复杂体系中快速发现药效成分,又能克服中药质量分析时检测指标与药效关联性差的弊端。目前,WHO、美国 FDA、欧盟 EMA 制定的草药质量评价指南中均提到如果草药及草药制剂的有效成分不明,可以用色谱指纹图谱技术表征产品质量的均一性。

二、中药指纹图谱的分类

按研究与应用对象分类,中药指纹图谱可分为中药原料(包括中药材、饮片、中药提取物)指纹图谱、中间体(生产过程中的中间产物)指纹图谱以及中药制剂指纹图谱。按研究方法手段分类,中药指纹图谱可分为中药化学指纹图谱和中药生物学指纹图谱。

1. 中药化学指纹图谱　中药化学指纹图谱系指采用各种化学、物理学或物理化学的分析方法所建立的、用以表征其所含化学成分特征的指纹图谱。其中,以色谱法应用最为广泛,且高效液相色谱法及其联用技术已成为中药指纹图谱研究与应用的主流方法。

(1)薄层色谱法:薄层色谱法(TLC)操作简便、快速、经济,且能提供直观形象的可见光或荧光图像,即较柱色谱多了色彩这一可比"参数",并能配合色谱扫描或数码处理得到不同层次轮廓图谱和相应的积分数据,但其最大的缺点是重现性较差。在实际的薄层色谱分析中,当因中药的成分性质相近而难以分开时,可以采用高效薄层色谱法(HPTLC),该法采用粒度更细的吸附剂,可达到微量、高效的目的。

(2)高效液相色谱法:中药中大多数成分均可在高效液相色谱法(HPLC)仪上进行分析检测,非常适合构建指纹图谱。随着仪器的普及,HPLC 已成为建立中药指纹图谱最常用的方法。采用粒径小于 2μm 柱填料的超高效液相色谱(UPLC)仪的出现,既能提高分离效能,又可缩短分析时间,在中药指纹图谱分析中正显示出独特的优势。

(3)气相色谱法:气相色谱法(GC)主要用于中药挥发性成分、极性较小成分的指纹图谱构建。GC 法分辨率高,往往一次色谱分析可以分离百余个成分,谱图有较好的重现性。此外,经衍生化反应后,GC 也可以分析中药中的生物碱类、糖类等其他非挥发性成分。

(4)高效毛细管电泳法:毛细管电泳的广泛应用取决于其多变的分离模式,几乎涉及分析化学中所有的分离对象,小到无机离子、大到蛋白质和高分子聚合物,也能够分析不带电荷的中性物质。由于指纹图谱构建是以获得尽量多的指纹特征为前提,而高效毛细管电泳法(HPCE)可以对大/小分子、解离/非解离分子同时分析,故理论上适宜中药指纹图谱构建,目前的主要问题是HPCE 的重现性不如 HPLC。

(5)红外光谱法:中药是含有多种化学成分的混合物体系,该混合物体系的红外光谱(IR)在本质上与纯化合物不同,其红外光谱是混合物中各成分在红外光区域内(4 000~400cm⁻¹)总体官能团吸收的叠加。中药中各种化学成分只要种类和含量相对稳定,则所得到的混合物红外光谱就相对稳定。基于 IR 所构建的指纹图谱,谱图分析不必对各吸收峰进行一一归属,而应主要着眼于所测得红外光谱的轮廓特征比较,即比较在所扫描的波数范围内吸收峰波数、同一波数下吸收峰的形状和强度、"指纹区"形貌等方面的差异即可。针对中药这一复杂体系,现已发展出了许多新技术手段应用于中药指纹图谱的研究和构建,如傅里叶变换红外光谱(FTIR)、二维相关红外光谱(2D-FTIR)、近红外光谱(NIR)、傅里叶变换拉曼光谱(FT-Raman)等。

(6)核磁共振波谱法:尽管中药成分复杂,但只要其所含的化学成分的种类和含量相对稳定,在规范化的提取、纯化等样品处理条件下,经核磁共振波谱法(NMR 测试得到的中药 NMR 谱图也具有特征性和重现性,因而可通过对 NMR 谱图(通常为 ^{1}H-NMR 谱图)上显示的特征共振信号(如化学位移、峰面积、偶合关系等)的分析,来建立中药的 ^{1}H-NMR 指纹图谱。

(7)X 射线衍射法:X 射线衍射法(XRD)是用于研究物质的物相和晶体结构的一种分析方法。物质被 X 射线照射后可以产生衍射现象,不同的物质,由于其组成、晶型、分子内成键方式及分子的构型不同,将产生不同的特有衍射图谱。如果该物质是混合物,则所得衍射图是该混合物各组分衍射效应的叠加,只要这种混合物的组成是恒定的,其衍射图谱也同样可以作为该混合物的特征指纹图谱。该法具有指纹性强、快速、图谱稳定可靠等特点,比较适合固体粉末状的中药指纹图谱的构建。

(8)联用技术:中药成分复杂,单用一种色谱或光谱方法有时无法建立较完善的指纹图谱,不能全面准确地反映中药的内在质量。采用联用技术建立多维多息特征谱,可较好地解决中药的整体性和复杂性的问题。所谓多维,是采用多种分析仪器联用的方式来测定指纹图谱,各谱图间信息互补,可对复杂样品有更清晰完整的认识。常用的包括高效液相色谱(或气相色谱、毛细管电泳等)- 质谱联用方式获得多维指纹图谱,能够提供 HPLC、GC 或 CE 所得的色谱峰及保留时间信息以及相应的质谱信息(m/z 及强度、碎片等)。所谓多息,是指指纹图谱提供的化学和药效两方面的信息。化学信息即上面提到的多维谱图;药效信息即化学成分和药效相关性,是通过确定中药各有效部位以及所含的化学成分间量的比例,从这些比例的变化来推算药物的量效关系。

2. 中药生物学指纹图谱 中药生物学指纹图谱包括中药 DNA、基因组、蛋白质组指纹图谱等。

中药 DNA 指纹图谱系指采用 PCR、DNA 测序等现代分子生物学技术将中药 DNA 序列中的信息以谱图的形式呈现出来的一种指纹分析技术。DNA 指纹图谱常见形式包括 RAPD(随机扩增多态 DNA)和 RFLP(限制性内切酶片段长度多态)指纹图谱。由于每个物种基因的唯一性和遗传稳定性,不受生境、植(动)物部位等因素的影响,中药 DNA 指纹图谱在基源鉴定方面具有优势。

中药基因组和蛋白质组指纹图谱用于表征中药作用于某特定细胞或动物后,所引起的基因组和蛋白质组的表达特征的变化情况,这两种指纹图谱可称为生物活性指纹图谱。

三、中药指纹图谱的建立与评价

(一)中药指纹图谱的技术规范

由于中药色谱指纹图谱已成为中药指纹图谱的主要表征形式,在此重点介绍构建中药色谱指纹图谱各步骤的技术规范。

1. 样品的收集 样品的收集是研究指纹图谱关键的步骤,收集的样品必须有真实性和代表性,应有完整采样原始记录,样品量应不少于 10 批,每批不少于 3 倍检验量,并留有足够的观察样品。所有样品须符合《中国药典》(2020 年版)等法定依据的质量要求。

中药材样品要包括不同产地、不同采收时期、不同加工方法、不同批次的样品收集。中药材的"批"不是工业生产的"批",是指相互独立的供试品,即不能将同一地点或同一渠道同一时间获得的供试品分成若干份供试品,以保证样品的代表性。

饮片样品应采用符合《中国药典》(2020 年版)或饮片炮制规范的供试品。

提取物、制剂样品应来自生产车间通过药材混批调整及规范的生产工艺生产的实际样品,同时应记载关键技术及相应参数。

2. 供试品溶液的制备　在中药指纹图谱研究中,制备样品的基本原则是代表性和完整性。应根据供试品所含化学成分的理化性质和检测方法的需要,选择适宜的方法进行制备。制备方法必须尽可能将样品中的化学成分最大限度地提取、富集与纯化,确保该供试品的主要化学成分在指纹图谱中得以体现。

(1)称样:选取有代表性的样品作为供试品,适当粉碎后混合均匀,再从中称取试验所需的数量,一般称取供试品与选取样品的比例为 1∶10,即如称取 1g 供试品,应在混合均匀的 10g 样品中称取。

(2)制备:中药材、饮片供试品溶液的制备,可选用适宜的溶剂和提取方法,尽量使药材中的成分较多地在色谱图中反映出来。制备的供试品溶液还应能适应色谱系统适用性试验的需要,如 HPLC 法用的供试品溶液宜用色谱流动相或色谱洗脱强度较弱的溶剂;TLC 法用的供试品溶液可采用液液萃取或固液萃取,选用适宜的溶剂制备供试品溶液。GC 法用的供试品可采用水蒸气蒸馏法、顶空进样法或固相微萃取法,供试品如需使用溶剂,应用低极性低沸点的溶剂。

中间体供试品溶液的制备,根据提取物或中间体中所含化学成分的理化性质和检测方法的要求,参考制剂和相关产品制备工艺,选择合适的制备方法,确保提取物或中间体中的主要化学成分在指纹图谱中得以体现。

各类制剂和相关产品供试品溶液的制备需按照具体的制剂情况,采用直接使用、稀释或溶剂提取的方式制备相应的供试品溶液。如液体注射剂可直接或稀释后作为供试品溶液;固体制剂,如丸剂、片剂等可用适宜的有机溶剂提取,制备成供试品溶液,同时要考虑辅料是否对分析方法有干扰,若有,则需采用适宜的样品预处理方法除去。

(3)定容:供试品溶液最终应用适宜的溶剂溶于标定容量的容器中,制成标示浓度的供试品溶液(g/ml 或 mg/ml)。

(4)放置:一般要求供试品溶液应尽量新鲜配制,如需要连续试验,供试品溶液应在避光、低温、密闭容器条件下短期放置,一般不超过两周;溶液不稳定的,一般不超过 48 小时。

(5)标签:需注明编号或批号,应与取样的样品编号一致,或有明确的关联,以保证数据的可追溯。

3. 对照品(参照物)的选择与制备　建立指纹图谱需设立参照物,根据供试品中所含化学成分的性质,选择适宜的对照品作为参照物;若没有适宜的对照品时,可选择适宜的内标物作为参照物。

(1)对照品(参照物)的选择:建立指纹图谱常需使用对照品,以确定图谱中参照峰的位置和丰度。对照品可以是道地药材及标准提取物,也可选取样品中容易获取的 1 个以上的主要活性成分或指标成分,用于考察指纹图谱的重现性,并有助于指纹图谱的辨认。所选对照品(参照物)应说明名称、来源和纯度。如没有合适对照品也可选取指纹图谱中的稳定的指纹峰作为参照峰,说明其色谱行为和有关数据,并尽可能阐明其化学结构及化学名称。如需要,也可选择适宜的内标物。

(2)对照品(参照物)溶液的制备:精密称取对照品(参照物),根据对照品的性质和检测的要求,参照供试品溶液制备方法,制成标示浓度的溶液。

4. 实验方法与条件的选择　根据中药所含化学成分的理化性质,通过比较实验,从中选取相对简单易行的实验方法和条件,获取表征该中药化学特征的指纹图谱。

由于色谱指纹图谱具有量化的概念,所以从样品的称取、供试液的制备和色谱分析均必须定量操作。在指纹图谱研究中,量化的含义是指在定量操作的条件下所得到的指纹图谱在整体特征上可以做半定量的比较,以表征供试品个体之间指纹图谱在"量"方面的总体差异程度。

(二)指纹图谱的方法学验证

获取指纹图谱前需要进行方法学验证,以保证方法和测定结果的可靠性。验证内容包括方法的精密度、重复性、稳定性、专属性、耐用性等。

1. 精密度试验　取同一供试品,连续进样 5 次以上,考察色谱峰的相对保留时间、峰面积比值的一致性。采用 HPLC 法或 GC 法构建指纹图谱,在指纹图谱中规定共有峰面积比值的各色谱峰,其峰面积比值的相对标准偏差(RSD)不得大于 3%,其他方法不得大于 5%;各色谱峰的保留时间应在平均保留时间 ±1 分钟内或相对标准偏差(RSD)不得大于 3%。

2. 重复性试验　取同一供试品 5 份以上,按照供试品溶液的制备和检测方法制备供试品溶液并进行检测,考察色谱峰的相对保留时间、峰面积比值的一致性。采用 HPLC 法或 GC 法构建指纹图谱,在指纹图谱中规定共有峰面积比值的各色谱峰,其峰面积比值的相对标准偏差(RSD)不得大于 3%,其他方法不得大于 5%;各色谱峰的保留时间应在平均保留时间 ±1 分钟内或相对标准偏差(RSD)不得大于 3%。

3. 稳定性试验　取同一供试品溶液,分别在不同时间(0、1 小时、2 小时、4 小时、8 小时、12 小时)检测,考察色谱峰的相对保留时间、峰面积比值的一致性,以确定检测时间。

4. 专属性试验　对指纹图谱中主要色谱峰的分离情况进行评价,一般可以通过计算色谱峰纯度来进行。

5. 耐用性试验　对测定方法对于测试环境变化(如不同温湿度、不同分析人员、不同厂家仪器、不同色谱柱等)以及测定方法自身的参数波动(如流速、柱温、波长变异、流动相组成)耐受程度的考察。

(三)色谱指纹图谱的重要参数

指纹图谱方法一旦建立,可依照《中药注射剂色谱指纹图谱实验研究技术指南(试行)》规定,提供指纹图谱以及说明相应的技术参数。应用相对保留时间、共有峰峰面积比值等技术参数,找到指纹图谱的指纹特征。

1. 共有指纹峰的标定　采用色谱法制定指纹图谱,必须根据参照物的保留时间,计算指纹峰的相对保留时间。根据 10 批次以上供试品的检测结果,标定共有指纹峰。色谱法采用相对保留时间标定指纹峰,光谱法采用波长或波数标定指纹峰。非共有峰的标定,根据 10 批次以上供试品的检测结果,不能在每批次供试品中都出现的色谱峰作为非共有峰。

2. 共有指纹峰面积的比值　以对照品作为参照物的指纹图谱,以参照物峰面积作为 1,计算各共有指纹峰面积与参照物峰面积的比值;以内标物作为参照物的指纹图谱,则以共有指纹峰中其中一个峰(要求峰面积相对较大、较稳定的共有峰)的峰面积作为 1,计算其他各共有指纹峰面积的比值。各共有指纹峰的面积比值必须相对固定。

(1)供试品图谱中各共有峰面积的比值与指纹图谱中各共有峰面积的比值比较,单峰面积占总峰面积大于或等于 20% 的共有峰,其差值不得大于 ±20%;单峰面积占总峰面积大于或等于 10%,而小于 20% 的共有峰,其差值不得大于 ±25%;单峰面积占总峰面积小于 10% 的共有峰,峰面积比值不做具体要求,但必须标定相对保留时间。未达基线分离的共有峰,应计算该组峰的总峰面积作为峰面积,同时标定该组各峰的相对保留时间。

(2)供试品图谱非共有峰面积与指纹图谱总峰面积比较,非共有峰总面积不得大于总峰面积的 10%。注射剂及其有效部位或中间体供试品的图谱与指纹图谱比较,非共有峰面积不得大于总峰面积的 5%。

3. 重叠率　重叠率是指供试品图谱与指纹图谱中的共有峰数乘以 2,占有两者色谱峰总数的百分率。其计算公式为式 6-1:

$$重叠率 = \frac{共有峰 \times 2}{指纹图谱峰数 + 供试品峰数} \times 100\% \qquad (式6\text{-}1)$$

重叠率反映指纹图谱的相似程度,重叠率越大,指纹图谱越相似。在实际工作中,应根据具体情况,给重叠率规定一个合理的区间范围。它是一个重要的定性依据,为中药鉴定提供依据。

4. n 强峰　n 强峰反映了中药各主要化学成分的相对含量情况,是评价中药质量的重要信息和依据。n 强峰的选择应根据实际供试品的出峰情况、峰面积而定。

首先,它的选择是从众多的色谱峰中,按其峰面积值的大小,选择前列的 n 个色谱峰为强峰,它们的总峰面积和应占整个峰面积的 70% 以上。n 值的大小取决于两个方面:①出峰总数的多少,一般以总峰数的 1/5 ~ 1/3 为宜;②根据 n 个强峰总峰面积的大小。其次,应注意 n 强峰中各色谱峰在供试品图谱中出现的频次和所列的次序。

5. 特征指纹峰　所有供试品的指纹图谱中均存在的色谱峰,可以认为是能够反映该中药的特征,故称之为特征指纹峰。特征指纹是指由一系列特征指纹峰所组成的固定峰群,实现了从多组分的角度反映中药内在特征的目的,为中药材的品种鉴定,特别是同属不同种或含有相同有效成分的不同种中药材的鉴别,提供了更多更细致的信息和依据。特征指纹峰的确立,要求所有操作步骤规范化,按优化的提取分离方法制备供试品溶液。

(四)色谱指纹图谱的评价

色谱指纹图谱的评价指标是供试品指纹图谱与该品种对照指纹图谱(共有模式)之间指纹图谱的相似性。指纹图谱的相似性从两个方面考虑,一是色谱的整体"面貌",即有指纹意义的峰的数目、峰的位置和顺序、各峰之间的大致比例(薄层色谱还有斑点的颜色)等是否相似,以判断样品的真实性;二是供试品与对照样品或"对照指纹图谱"之间及不同批次样品指纹图谱之间总积分值做量化比较。如总积分面积相差较大(如±20%),则说明同样量的样品含有的内在物质有较明显的"量"的差异,这种差异是否允许,应视具体品种,具体工艺的实际情况,并结合含量测定项目综合判断。

1．对照指纹图谱(共有模式)的建立　共有模式可用对照样品指纹图谱特征峰集中位置的量度(均值向量 X_r)和它们离散程度的量度(标准差向量 S_r)来表征。目前共有模式的建立方法主要有均值法和中位数法,这两种方法被大部分相似度评价系统所采用。

2．相似度计算方法

(1)欧氏距离:相似性反映研究对象之间的亲疏程度,可用距离测度来量度,最普遍应用的是欧氏距离,又称为二阶 Minkowski 度量(见式6-2)。

$$d_{ir} = \sqrt{\sum_{k=1}^{m}(x_{ik} - x_{rk})^2} \tag{式6-2}$$

式中, X_{ik} 代表第 i 个供试品第 k 个特征变量($k = 1, 2, \cdots, m$), X_{rk} 代表共有模式均值向量第 k 个特征变量($k = 1, 2, \cdots, m$)。

欧氏距离计算中用平方运算代替了绝对值距离中的绝对值,运算更为方便,更能突出大的特征变量值影响。欧氏距离侧重于特征变量值的大小差异,而不考虑特征变量的变化模式,即没有考虑特征变量之间的变化模式的相似性。不足之处是与变量单位有关。

(2)相关系数:在指纹图谱中以相关系数测度的相似度见式6-3。

$$r_{ir} = \frac{\sum_{k=1}^{m}(x_{ik} - \overline{x_i})(x_{rk} - \overline{x_r})}{\sqrt{\sum_{k=1}^{m}(x_{ik} - \overline{x_i})^2 \sum_{k=1}^{m}(x_{rk} - \overline{x_r})^2}} \tag{式6-3}$$

相关系数与变量单位无关,对各特征变量值上的大小不敏感,忽略了变量值大小之间的差异。其测度供试品间在特征变量的变化模式上相似,形状的相似性,又称为形状测度,以鉴别中药供试品真伪,提供定性信息的相似度。

(3)夹角余弦:计算供试品指纹图谱特征向量与共有模式向量之间的夹角余弦相似度。它是指纹图谱特征变量上变化模式的相似度,可以提供中药供试品鉴别真伪相似性的信息(式6-4)。

$$C_{ir} = \frac{\sum_{k=1}^{m}x_{ik}x_{rk}}{\sqrt{\sum_{k=1}^{m}(x_{ik}^2)\sum_{k=1}^{m}(x_{rk}^2)}} \tag{式6-4}$$

3．相似度评价软件　计算相似度大多是借助国家药典委员会推荐的"中药指纹图谱计算机辅助相似度评价软件"来计算,即"中药指纹图谱鉴别分析系统"与"计算机辅助相似性评价系统"。这两个相似度计算软件均采用了模糊信息分析法,相似度计算方法为夹角余弦法,即把每个色谱指纹图谱都可以看作一组对应保留时间下的峰面积或谱图数据点的数值,可将这组数值看作多维空间中的向量,使两个指纹图谱间相似性的问题转化为多维空间的两个向量的相似性问题,利用 $\cos\theta$ 值来定量表征指纹图谱间的相似性。$\cos\theta$ 越接近1,则说明两个向量越相似。假如色谱指纹图谱中有Ⅳ个谱峰,则可用Ⅳ维矢量空间表示。若对照指纹图谱用 $x_0=[x_{01},x_{02},\cdots,z_{0n}]$ 表示,其中 x_{0i} 为第 i 峰面积值,待测指纹图谱用 $x=[x_1,x_2,\cdots,x_n]$ 表示。用Ⅳ维矢量空间中两点表示对照指纹图谱和待测指纹图谱,根据两点间夹角的余弦函数计算指纹图谱间相似度,作出整体相似度评价。除个别品种视具体情况而定外,一般成品指纹图谱相似度计算结果在 0.9~1.0(或以 90~100 表示)之间作为符合要求。相似度小于 0.9(或 90),但直观比较难以否定的供试品,可进一步采用模式识别方法(如主成分分析)检查原因。

四、应用示例

【例6-1】 牡丹皮及其炮制品指纹图谱

牡丹皮为毛茛科植物牡丹 *Paeonia suffruticosa* Andr. 的干燥根皮。目前,临床上应用的丹皮类药材有生牡丹皮、炒牡丹皮和丹皮炭等。牡丹皮生用可清热凉血、活血散瘀,炒用可和血,制炭用可凉血止血。其临床功效不同,一定程度与其化学成分有所差异相关。

1. 仪器与试药　HPLC仪;乙腈(HPLC级);甲醇(分析纯);甲酸(分析纯);水为纯净水。氧化芍药苷、1,2,3,4,6-O-五没食子酰葡萄糖、丹皮酚、对羟基苯甲酸、苯甲酸、芍药苷、没食子酸、5-羟甲基糠醛共8个对照品,纯度均大于95%。生牡丹皮、炒牡丹皮、丹皮炭样品各10批。

2. 实验方法与结果

(1)色谱条件:Zorbax Eclipse Plus-C18色谱柱(2.1mm×100mm×1.8μm);以水(含0.1%甲酸)(A)-甲醇(0.05%甲酸)(B)为流动相进行梯度洗脱;流速为0.2ml/min;柱温30℃,进样量1μl;检测波长254nm。

(2)供试品溶液的制备:取样品粉末约0.5g,精密称定,置于具塞锥形瓶中,精密加入50%甲醇30ml,密塞,在室温下超声处理(功率500W,频率40kHz)30分钟,放冷,上清液于13 000r/min下离心10分钟,即得。

(3)对照品溶液的制备:精密称取各对照品适量,用50%甲醇溶解后,配制成适宜浓度的混合溶液,作为对照品溶液。

(4)方法学考察

1)精密度试验:取同一供试品溶液,按上述谱条件连续进样5次,以丹皮酚为参照峰,计算各共有峰的相对保留时间的 *RSD* 和相对峰面积的 *RSD*。结果显示,各共有峰相对保留时间的 *RSD* 均小于0.08%,相对峰面积的 *RSD* 均小于2.81%。

2)重复性试验:取同一样品,按照"供试品溶液的制备方法"项下操作制备5份供试品溶液,在上述色谱条件下进样分析,以丹皮酚为参照峰,计算各共有峰相对保留时间的 *RSD* 和相对峰面积的 *RSD*。结果显示,各共有峰的相对保留时间的 *RSD* 均小于0.17%,相对峰面积的 *RSD* 均小于2.74%,表明方法的重复性良好。

3)稳定性试验:取同一供试品溶液,分别于0、2小时、4小时、8小时、12小时在上述色谱条件下进样分析,以丹皮酚为参照峰,计算各共有峰相对峰面积的 *RSD*。结果显示,各共有峰相对峰面积的 *RSD* 均小于2.0%,表明供试品溶液在12小时内稳定性良好。

(5)指纹图谱建立与评价:生牡丹皮、炒牡丹皮和丹皮炭药材各10批,按供试品溶液制备方法制备,在上述色谱条件下测定。所得色谱图导入"中药色谱指纹图谱相似度评价系统(2012年版)",建立各自的指纹图谱并生成对照指纹图谱。结果显示,生牡丹皮(图6-1)和炒牡丹皮(图6-2)各有17个共有峰,而丹皮炭(图6-3)只有8个共有峰。经与对照品比对(图6-4),各指纹图谱中部分色谱峰得到鉴定,并选定丹皮酚作为参照峰。

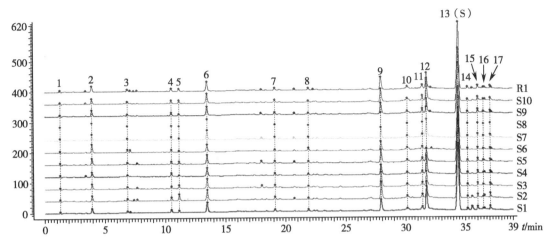

● 图6-1　10批生牡丹皮指纹图谱(S1～S10)和对照指纹图谱(R1)(共有峰2、4、6、7、9分别鉴定为没食子酸、对羟基苯甲酸、氧化芍药苷、芍药苷、1,2,3,4,6-*O*-五没食子酰葡萄糖;参照峰13为丹皮酚。)

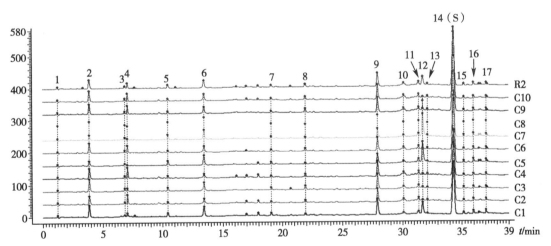

● 图6-2　10批炒牡丹皮指纹图谱(C1～C10)和对照指纹图谱(R2)(共有峰2、5、6、7、9分别鉴定为没食子酸、对羟基苯甲酸、氧化芍药苷、芍药苷、1,2,3,4,6-*O*-五没食子酰葡萄糖;参照峰14为丹皮酚。)

相似度评价结果显示(表6-1),10批生牡丹皮的相似度在0.986～1.00之间,其中相似度在0.990以上有9个批次,说明这10批生牡丹皮药材质量较为均一;10批炒牡丹皮的相似度在0.969～0.996之间,其中相似度在0.990以上有5个批次,说明经过炒制后,各批次样品的质量一致性有所下降;10批丹皮炭的相似度在0.857～0.985之间,说明经过制炭后,各批次样品的质量一致性进一步下降。对生牡丹皮及其炮制品指纹图谱的相关性研究(图6-4)发现5-羟甲基糠醛在生牡丹皮中没有检出,在炒牡丹皮中微量检出,而在丹皮炭中显著出现,推测是由生牡丹皮所含糖类成分在高温炮制过程脱水而成。

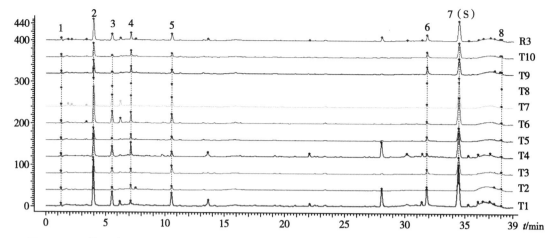

● 图 6-3　10 批丹皮炭的指纹图谱（T1～T10）和对照指纹图谱（R3）（共有峰 2、3、5 分别鉴定为没食子酸、5- 羟甲基糠醛、对羟基苯甲酸；参照峰 7 为丹皮酚。）

表 6-1　生牡丹皮、炒牡丹皮、丹皮炭指纹图谱相似度

No.	相似度	No.	相似度	No.	相似度
S1	0.996	C1	0.993	T1	0.978
S2	0.999	C2	0.994	T2	0.857
S3	0.999	C3	0.987	T3	0.987
S4	0.999	C4	0.969	T4	0.944
S5	0.999	C5	0.989	T5	0.985
S6	0.986	C6	0.995	T6	0.977
S7	0.999	C7	0.987	T7	0.976
S8	0.998	C8	0.987	T8	0.963
S9	1.00	C9	0.990	T9	0.970
S10	0.992	C10	0.996	T10	0.979

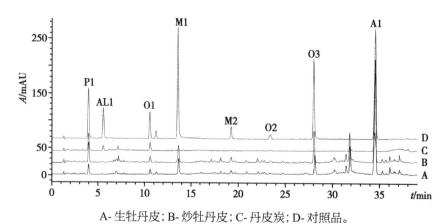

A- 生牡丹皮；B- 炒牡丹皮；C- 丹皮炭；D- 对照品。

● 图 6-4　生牡丹皮及其炮制品指纹图谱相关性研究色谱图

第二节 中药特征图谱

中药特征图谱目前主要是指中药化学特征图谱,系指某些药材、提取物或制剂经适当处理后,采用一定的分析手段,得到的能够标示其化学特征的色谱或光谱等图谱。由于色谱兼具分离和鉴别以及定量测定的能力,色谱图中各色谱峰的顺序、面积、比例、保留时间可以表达某个品种特有的化学特征,并从中选定若干具有鉴别属性的特征峰,通过其特征参数(相对保留时间、相对峰面积等),对具体品种显示特异性,具有较好的专属性与整体鉴别性,因此成为构建中药特征图谱的主要方法。

一、中药特征图谱的评价

构建中药特征图谱的操作步骤及其技术规范、方法学验证均与指纹图谱类似。中药色谱特征图谱与指纹图谱的区别在于评价方式略有不同,前者不需要计算相似度,主要通过随行对照评价(即待测样品与随行对照如对照提取物、对照药材或对照品进行谱图比对,要求特征峰保留时间一致)或特征峰分析评价;而后者主要通过计算图谱的整体相似度进行评价。

二、应用示例

【例6-2】 急性子HPLC-ELSD特征图谱

急性子为凤仙花科植物凤仙花 *Impatiens balsamina* L. 的干燥成熟种子,微苦、辛,温;有小毒;具有破血、软坚、消积的功效。现代药理学研究表明,急性子具有抗肿瘤、抗氧化、兴奋子宫平滑肌、抗炎镇痛、抗菌等多种药理活性。急性子中,巴卡林烷型(baccharenes)三萜皂苷(如凤仙萜四醇皂苷 K 等)为其特征性成分,但该类化合物紫外吸收较差,故采用 HPLC-ELSD 法建立急性子的特征图谱。

1. 仪器与试药　HPLC-ELSD 仪;乙腈(HPLC级);甲醇(分析纯);水为纯净水。凤仙萜四醇皂苷 K(hosenkolside K)对照品纯度高于98%。20 批急性子药材分别采自或购自安徽省、四川省、河北省、浙江省等急性子药材主要产区。

2. 实验方法与结果

(1)色谱条件:Shim-pack CLC-ODS(6.0mm×150mm×5μm);以水为流动相 A,以乙腈为流动相 B,进行梯度洗脱;梯度洗脱程序为 0～15 分钟 24%～28% B,15～25 分钟 28% B,25～30 分钟 28%～40% B,30～35 分钟 40% B,35～40 分钟 40%～100% B,40～45 分钟 100% B;45～48 分钟 100%～24% B;48～60 分钟 24% B;柱温为30℃;流速为 0.8ml/min;进样量 10μl;ELSD 漂移管温度104℃,载气流速2.8L/min。

(2)供试品溶液的制备:取急性子药材粉末(过三号筛)约1g,精密称定,置索氏提取器中,加石油醚(60～90℃)适量,加热回流 2 小时,弃去石油醚液,药渣挥去溶剂,转移至具塞锥形瓶中,精密加入 80% 甲醇 40ml,称定重量,加热回流 1 小时,放冷,再称定重量,用 80% 甲醇补足减失的重量,摇匀,滤过。精密量取滤液 20ml,置蒸发皿中蒸干,残渣加甲醇适量使溶解并转移至 2ml 量瓶中,加甲醇至刻度,摇匀,滤过,取续滤液,即得。

（3）对照品溶液的制备：取凤仙萜四醇皂苷 K 对照品适量,精密称定,加甲醇制成每 1ml 含 0.5mg 的溶液,即得。

（4）特征峰的标定及特征图谱的建立：将急性子药材供试品溶液按上述色谱条件测定后,色谱图导入"中药色谱指纹图谱相似度评价系统（2012 年版）",标示出 8 个共有峰作为特征峰,构建急性子的特征图谱（图 6-5）。其中 3 号峰峰面积较大,与对照品比对鉴定为凤仙萜四醇皂苷 K,选为参照峰 S。其他色谱峰以其为参照,计算相对保留时间,标定峰位。急性子特征图谱中,8 个特征峰分别为 1（0.68）,2（0.84）,3（S）（1.00）,4（1.09）,5（1.16）,6（1.28）,7（1.48）,8（1.95）。

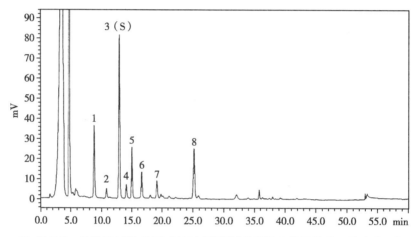

● 图 6-5　急性子 HPLC-ELSD 特征图谱（参照峰 3 为凤仙萜四醇皂苷 K）

（5）方法学验证：分别进行精密度、重复性、稳定性、专属性、耐用性试验,结果表明均符合要求。

（6）样品分：20 批急性子药材样品按"供试品溶液制备"项下方法制备得供试品溶液。分别精密吸取对照品溶液和供试品溶液 10µl,按规定的色谱条件进样分析,记录色谱图。根据对照品峰保留时间（图 6-6）确定参照物峰 S,并计算各特征峰与 S 峰的相对保留时间。20 批急性子药材

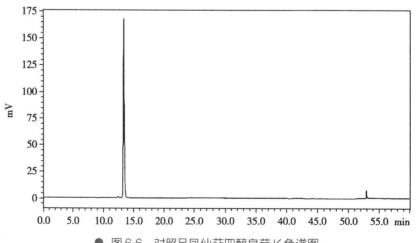

● 图 6-6　对照品凤仙萜四醇皂苷 K 色谱图

的特征图谱见图 6-7，相对保留时间见表 6-2。结果表明，20 批急性子药材，样品 JXZ-18 色谱图中没有检测出 1～8 号特征峰，推测可能为劣品或伪品，其余 19 批样品色谱图中均检测出 1～8 号特征峰。

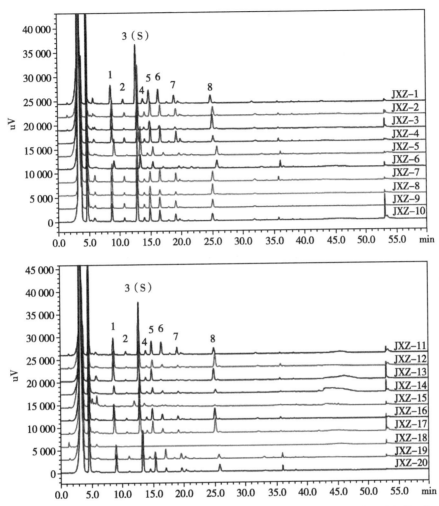

● 图6-7　20批急性子 HPLC-ELSD 特征图谱（参照峰 3 为凤仙萜四醇皂苷 K）

表6-2　20批急性子特征峰相对保留时间

样品	相对保留时间							
	峰1	峰2	峰3	峰4	峰5	峰6	峰7	峰8
JXZ-1	0.68	0.84	1.00	1.09	1.17	1.29	1.49	1.95
JXZ-2	0.68	0.84	1.00	1.09	1.16	1.28	1.48	1.94
JXZ-3	0.68	0.84	1.00	1.09	1.16	1.28	1.48	1.95
JXZ-4	0.68	0.84	1.00	1.09	1.16	1.29	1.48	1.95
JXZ-5	0.68	0.84	1.00	1.09	1.15	1.28	1.47	1.93
JXZ-6	0.68	0.84	1.00	1.09	1.15	1.28	1.47	1.93
JXZ-7	0.68	0.84	1.00	1.09	1.16	1.29	1.49	1.95
JXZ-8	0.68	0.84	1.00	1.09	1.16	1.29	1.49	1.95
JXZ-9	0.68	0.84	1.00	1.09	1.16	1.29	1.49	1.95
JXZ-10	0.68	0.84	1.00	1.09	1.16	1.29	1.48	1.95

样品	相对保留时间							
	峰 1	峰 2	峰 3	峰 4	峰 5	峰 6	峰 7	峰 8
JXZ-11	0.68	0.84	1.00	1.09	1.16	1.29	1.48	1.95
JXZ-12	0.68	0.84	1.00	1.09	1.16	1.28	1.48	1.94
JXZ-13	0.68	0.84	1.00	1.09	1.16	1.28	1.48	1.95
JXZ-14	0.68	0.84	1.00	1.09	1.16	1.28	1.48	1.94
JXZ-15	0.68	0.84	1.00	1.09	1.16	1.28	1.48	1.94
JXZ-16	0.68	0.84	1.00	1.09	1.16	1.28	1.48	1.94
JXZ-17	0.68	0.84	1.00	1.09	1.16	1.28	1.48	1.94
JXZ-18	—	—	—	—	—	—	—	—
JXZ-19	0.68	0.84	1.00	1.09	1.15	1.28	1.47	1.93
JXZ-20	0.68	0.84	1.00	1.09	1.15	1.28	1.47	1.92

第六章同步练习

第六章知识拓展

（李泽友　高　雯）

第七章课件

第七章 中药生物活性测定法

生物活性测定法（bioassay）是以药物的生物效应为基础、以生物统计为工具，运用特定的实验设计，测定药物生物活性的一种方法。

生物活性测定法适用于理化分析不能测定其含量或不能表征其生物活性、含有未知药效或毒性成分的药品，是评价中药有效性的辅助方法。例如，水蛭为常用活血化瘀类中药，具有破血通经、逐瘀消癥功效。水蛭的活血化瘀功效反映在抗凝血作用上，包括抑制凝血酶、抑制纤维蛋白原介导的血小板聚集和降解纤维蛋白（原）。水蛭的抗凝血活性可用效价表征，《中国药典》（2020年版）采用凝血酶滴定法，利用抗凝血酶活性来定义水蛭的效价。本章简要介绍中药生物活性测定的基本内容以及实验设计。

第一节 中药生物活性测定的基本内容

一、基本原则

1. 符合药理学研究基本原则 建立的生物活性测定方法应符合药理学研究的随机、对照、重复的基本原则，具备简单、精确的特点，应有明确的判断标准。

2. 体现中医药特点 鼓励应用生物活性测定方法探索中药质量控制，拟建立方法的测定指标应与该中药的"功能与主治"相关。

3. 品种选择合理 优先考虑适应证明确的品种，对中药注射剂、急重症用药等应重点进行研究。

4. 方法科学可靠 优先选用生物效价测定法，不能建立生物效价测定的中药，可考虑采用生物活性限值测定法，待条件成熟后可进一步研究采用生物效价测定法。

中药生物活性检测方法的选择应遵循以下八个原则：①相关性，是指所选取的检定方法及测定指标应尽量与该中药的"功能与主治"相一致，从而保证检测结果与临床疗效的相关性。②可量化性，是指所选取的生物检定方法应能够定量（生物效价值或活性限值）表征中药的内在质量。③特异性，是指所选取的检测方法除能够定量检测中药的生物活性外，还应对待检测物具有一定的专属性，包括对品种真伪的定性鉴别能力。④灵敏性，是指所选取的检测指标应能客观体现反应程度随剂量的变化而有显著的改变。⑤重复性，是指所选取的检测方法应能保证多次重复测定结果的精密度在一定范围内。⑥快捷性，是指所选取的方法能够在较短时间内完成测定工作，提高质量检测工作的效率。⑦经济性，是指所选取的检测方法应具有较低的成本，适于大量样品的分析检验。⑧安全性，是指所选取的方法安全，采用无毒害、无传染性的环保实验材料。

二、基本方法

广义的生物活性测定包括使用活生命体的生物检定和不使用活生命体的受体检定、免疫检定等。受体检定和免疫检定的方法操作简便、费用低、精度高，但其反应值不能完全代表整体动物的生物反应。在整体动物水平上进行的生物活性测定，其反应值代表了药品对整体动物或在体组织的生物反应，与药物的临床疗效更具一致性。

按研究对象、测定方法及评价指标的不同，中药质量生物测定方法可分为生物效价测定法（量反应法）、生物活性限值测定法（半定量法或质反应法）、毒价检定法、致死量测定等方法。效价测定法在一定剂量范围内，作用趋势一致，量效关系较明显，更易于量化评价；生物活性限值测定法多用于达到某一特定值（给药量）的条件下，才出现某效应的评价（如出现凝集、死亡、惊厥等），属于半定量或定性的范畴；毒价生物检定法可以准确、快捷地检测药品的整体毒性，对药品进行统一的毒性标示；致死量是指特定物质能使生物死亡所需的最少剂量。

除生物效价外，生物响应谱、生物活性指纹谱也是重要的生物测定方法，并有从生物响应谱（bio-response profiles）向生物活性指纹谱（bio-activity fingerprints）发展的趋势。

生物响应谱指某因子如药物，作用于生物体（动物和人），当与皮肤、组织、体液或血液等接触后，引起的生物体反应强度（生物热、热原检查等）变化的规律。生物响应可实现实时在线、定性定量地高通量检测，且与安全性、有效性相关联。如采用生物响应谱建立注射用益气复脉（冻干粉针）质量评判及不良反应预警方法。

有效成分的物理或化学谱图包含其药效活性相关的信息，其结果反映样品生物活性特征，这样一组或一群结果形成样品的生物活性指纹谱。如，采用生物热活性测量技术（微量量热法）可表征含小檗碱类中药（黄连、三颗针、黄柏、关黄柏）抑菌活性特征指纹谱，为识别含小檗碱类中药的生物活性提供了技术参考。

三、方法学考察

中药生物活性测定法不等同于一般的药理学实验方法，必须具备定量药理学与中药分析的双重属性和要求。通常，药理学实验方法主要是重现其趋势和规律，重在证实实验结果与对照组比较是否有统计学意义；而中药分析则要求重现实验数据的绝对值，但允许有一定的误差范围。因此，中药生物活性测定方法学考察应既包括试验设计、量化指标、剂间距、分组、对照、可靠性验证等定量药理学的内容，又包括测定方法影响因素考察、线性范围、精密度、重复性、回收率、适用性考察等化学定量分析的方法学考察内容。

1. 测定方法影响因素考察　应考察测定方法的各种影响因素，通过考察确定最佳的实验条件，以保证实验方法的专属性和准确性。根据对影响因素的考察结果，规定方法的误差控制限值或对统计有效性进行说明。

2．精密度考察　应进行重复性、中间精密度、重现性考察。

（1）重复性：按确定的测定方法，至少用 3 批供试品、每批 3 次或同批供试品进行 6 次测定，试验后对结果进行评价。

（2）中间精密度：考察实验室内部条件改变（人员、仪器、时间等）对测定结果的影响，至少应对同实验室改变人员进行考察。

（3）重现性：生物活性测定实验结果必须在 3 家以上实验室能够重现。

3．方法适用性考察　按拟采用的生物活性测定方法和剂量，对 10 批以上该产品进行内部质量控制测定，以积累数据、考察该测定项目的适用性。

第二节　生物活性测定的实验设计

一、生物活性测定用参照物

中药生物活性测定是一种复杂的测量形式，它所采用的参照物、方法系统和实验设计，建立在以下假设基础之上：①参照物与被测样品是同质的，至少应认为被测样品是标准物质稀释或浓缩的倍数；②规定的生物实验方法中的生物效应指标，是测量相当于参照物中的目标物或相似物；③参照物与供试品所用的剂量符合实验设计的要求。

1．参照物的选择原则

（1）同质性（homogeneity）：参照物和被测样品的同质性可以消除基体效应引入的系统误差，使得两者具有相同的生物效应趋势，反应量效曲线平行，确保在生物检定统计分析时能进行生物效价的对比和换算。

（2）代表性（typicality）：中药材品质与品种、产地、规格、部位等有密切关系，作为参照物原料的药材选择和采集应具备代表性，对采集的品种、地域、规格、药材部位等有充分的考察和足够的数量，使它的量值（生物效价）上、下限能够充分涵盖预期的品种范围。

（3）均一性（uniformity）：是相对于给定的取样量而言，当取样量足够多时物质的均匀程度能够达到预期要求，可认为是均匀的。在参照物的制备时尤应注意采取必要的制备措施，还要选取合理的最小取样量，以保证样品的均一性和代表性。

（4）稳定性（stability）：是指在规定的时间间隔和环境条件下，参照物的特性量值保持在规定范围内的性质。只有物质是稳定的才能保证在不同时间测量的一致性和可比性，才能很好地发挥参照物传递量值的功能。

（5）可延性（transitivity）：参照物作为统一量值的一种计量标准，凭借它的特性值进行定值传递，而这种传递必须保证连续和不间断，它作为计量标准才有实际意义。能够复制再生产是保证参照物延续使用的前提条件。

基于以上选择原则，并考虑到中药"多成分、多靶点、整合作用"的特点，道地优质药材可作为生物活性测定用参照物的首选。

2．参照物的制备和标定　中药生物活性测定用参照物，需按照适当程序进行制备，并参照

《国家药品标准物质技术规范》等相关的技术要求对其进行标定,确定能满足其在中药生物活性测定中的使用要求。

二、生物活性限值测定法

生物活性限值测定法是在某一特定值(给药量)的条件下,以出现的某种生物效应(或生物效应达到某种程度)作为评价指标,属于定性或半定量的范畴。该方法的参照物是反应体系中的生物活性物质,为保证生物活性限值测定结果的重复性和稳定性,可从合理设计实验、稳定实验系统、规范实验操作等方面进行控制和规范。

1. 合理设计实验　实验设计可考虑设供试品组、阴性对照或阳性对照组,测定方法需建立动物模型时,应考虑设置模型对照组。重现性好的试验,也可以不设或仅在复试时设阳性对照组。尽可能设平行对照组。

2. 稳定实验系统　包括生物品系来源固定可靠,使用标准化试剂,必要时加大样本量,作均一性和稳定性考察。

3. 规范实验操作　简化和规范操作规程,加强人员的标准化操作训练。

三、生物效价测定法

生物效价测定是比较供试品 T 和相当的参照物 S 所产生的特定反应,通过等反应剂量间比例的运算,测得供试品的效价,即对比检定。生物效价测定常用的实验设计有直接测定法、平行线测定法、斜度比例测定法和平均剂比较法。平行线测定法中参照物与供试品的对数剂量与反应呈两条平行线,参照物与供试品相同反应相对应的对数剂量之比,即为效价之比。斜度比例测定法是剂量与反应呈直线关系,其参照物与供试品的剂量与反应的两条直线零点交于纵轴的同一点,参照物与供试品效价之比实际上是两条直线的斜度之比。

以剂量与反应的数据作图可以大致看出参照物与样品的相互关系。但由于生物实验的变异性难以直接从原始数据看出剂量反应关系是否呈直线,两条直线是否平行或者交于纵轴同一点(斜度比例模式),需借助统计学的方法检验是否显著偏离其模式,常用的方法是剂量与反应关系是否显著偏离直线,两条直线是否显著偏离平行直线(平行线模式)。如果剂量与反应关系经检验在统计学上偏离直线,可能是剂量选择不当,应重新设计剂量试验,如出现两条直线显著偏离平行,则说明该试验不成立,需重做试验。

生物效价检测试验设计中以平行线测定法最为常用,根据剂量和效应反应的类型,又可分为量反应平行线模型和质反应平行线模型。

(一)量反应平行线模型

当供试品剂量的对数(x)与效应指标(y)有线性关系时,可按量反应平行线法计算生物效价。量反应平行线法最为常用,目前已有国家药典委员会编制的软件(《中国药典》生物检定统计软件 BS2000)。

1. 直线的平行化　理论上,供试品 T 和参照物 S 的量效关系线应平行,但由于实验误差,二者往往不完全平行,因此需要进行直线平行化,即将各条直线的回归系数进行合并计算,求出它们的合并回归系数 b 作为平行线的回归系数。

2. 可靠性检验　包括偏离直线、偏离平行、回归、供试品间及剂间检验等,分别由各项的方差与误差项方差构建统计量进行 F 检验,要求供试品与参照物的剂间、回归检验显著,供试品间、偏离平行和偏离直线检验不显著。若不能通过可靠性检验,则计算结果不准确。

3. 效价计算　采用"《中国药典》生物检定统计软件 BS2000"进行计算,结果以效价值和可信限率表示。

(二)质反应平行线模型

对质反应而言,其反应阳性率与对数剂量之间呈对称"S"形曲线,不能直接进行效价计算,通常采用概率单位(probit)转换方法使量效曲线直线化。可采用中国药理学会主编的 DAS(Drug Analysis System, ver1.0)软件进行转换,分别得到对数剂量(x)、expect probit(Y)、working probit(y)及各反应点的权重(nw)等中间结果。

1. 直线回归方程的校正　由 x、y、nw 分别计算量效关系的校正回归方程。

2. 可靠性检验　与量反应平行线法类似,不同之处在于需要进行 x^2 检验。

3. 效价计算　采用"《中国药典》生物检定统计软件 BS2000"进行计算,结果以效价值和可信限率表示。

四、实验设计

中药生物活性测定的实验设计涉及以下基本内容:实验方法的原理和观察指标、实验体系、观察测定指标及其测定方法、对照设置、剂量设计和结果计算、实验有效性和结果判断。

1. 实验条件

(1)实验原理和观察指标:应有明确的实验原理,能体现和说明药物的功能与主治,体现药物的主要生物效应。实验原理和观察指标的选择,应从中医药理论出发,结合现代研究,分析作用机制和途径,选择最敏感、最能体现药物功能与主治的方法体系。由于中药的药理作用具有多效性,生物活性测定的指标选择不要求完全反映功能与主治,但原理和观察指标必须与药物的功能与主治或药理作用密切相关。

(2)测定指标:应客观,专属性强,可以是量反应指标,也可以是质反应指标。应对指标测定的方法进行详细说明,包括仪器、试剂配制、测定过程描述等。

(3)受试药品:应选择疗效确切,作用途径和机制研究比较充分和清楚的中药,如中药注射剂或危重病症用药品。如果是饮片,应尽量来源(包括产地、分类等)清楚,如果是成方制剂,则应有确定的生产工艺、中试规模以上的样品,理化分析符合质量标准要求。方法学建立应使用 3 批以上样品。有条件时可采用指纹图谱控制供试品的质量一致性。供试品稀释时应注意渗透压、酸度、溶剂等因素对研究的影响。

(4)实验系统:生物活性测定所用的体系载体,包括整体动物、离体器官和组织、细胞、亚细胞器、受体、离子通道和酶等。应选择遗传背景明确、影响因素少、成本低且简单易行的体系。为更加符合国际规范,应尽量选择可控的体外实验(符合条件的整体动物实验也可用),并应研究各种因素的影响,采取必要的措施进行准确控制。

如采用实验动物,应尽可能使用小鼠和大鼠等来源多、成本低的动物,并说明其种属、品系、性别和年龄。实验动物的使用,应遵循"优化、减少、替代"的"3R"原则。如为其他实验系统,则应就系统的敏感度、灵敏度和重复性以及背景资料进行说明。

(5)参照物:由于中药的复杂性,为验证每次生物活性测定方法的可靠性,最好采用经过符合生物检定规范进行生物效应标定的中药标准参照物,也可以考虑采用已确定生物效应的化学药对照等。中药标准参照物,必须有良好的生物效应并具备可重复的量 - 效关系。如采用生物活性限值测定法,可采用中药活性成分或化学药品作为方法可靠性验证用参照物。

2.实验设计　经筛选研究,选择和功能与主治及主要药效学相关的1~2种方法作为生物活性测定方法确定实验研究,方法力求设计合理、操作简便、指标明确、灵敏度高、重现性好,尽可能使用小动物,以限值实验为主。建议首选体内实验,也可配合用一种合适的体外实验方法。

(1)剂量设计:中药生物效价测定供试品和参照物均采用多剂量组实验,并按生物检定的要求进行合理的剂量设计,使不同剂量之间的生物效应有显著性差异。方法学考察时,应采用多剂量实验充分说明用此剂量检定时,符合规定的药物可以保证生物效应,而不符合规定的药物则一定有质量问题。整体动物实验剂量按千克体重计算不应超过人临床剂量的30倍。如为效价测定的多剂量实验,不同剂量之间的生物效应存在显著性差异,应根据具体情况进行2剂量、3剂量的等剂量设计,设计合理的剂量比关系,以符合生物检定统计法的要求。如采用生物活性限值测定法,可以只设一个限值剂量,限值剂量应以产生生物效应为宜;但在方法学考察时,应采用多剂量试验,充分说明标准中设定限值剂量的依据。效价测定的单剂量实验,则药物剂量最好在标准曲线的中值附近。

(2)给药途径:给药途径应与临床拟用途径一致。如采用不同的给药途径,应说明理由。

(3)给药次数:根据药效学研究结果,合理设计给药次数,可采用多次或单次给药。

实验设计可采用给药组和阴性对照组进行组间比较方法、或给药前后指标配对比较的方法,观察质反应或量反应指标,按实验设计要求进行统计学处理。实验动物5~10只/组,也可根据实验要求使用更少的动物。

(4)对照组设置:应按《中国药典》(2020年版)生物检定统计法的要求进行实验设计研究,如采用生物活性限值测定法,实验设计应考虑采用合理的空白、阴性对照,可考虑设供试品组、阴性对照组或阳性对照组。测定方法使用动物模型时,应考虑是否设置模型对照组和阳性对照,以说明操作的正确性和实验的有效性,特别稳定的模型、重现性好的实验,也可以不设或仅在复试时设阳性对照组。

中药生物活性测定方法可以采用初试和复试结合评价测定结果,初试时可仅设阴性对照组和限值剂量的给药组比较结果,结果经统计学处理如为阳性(差异有显著意义)则符合要求。如结果为阴性或可疑阳性(有差异但无显著意义),可进行复试。在复试中可增加动物数并增设阳性对照组,复试结果可单独评价;也可与初试结果合并统计,计算结果经综合评价,如阳性对照组结果阳性而供试品仍为阴性,则生物活性测定结果判定为"阴性"。

3. 统计分析　应根据详细的试验记录,明确实验成立的判定依据,对结果进行定量和定性统计分析,说明具体的统计方法和选择理由,同时应注意对个体实验结果的评价。实验结果评价应符合生物统计要求。生物效价测定法应符合《中国药典》(2020 年版)生物检定统计法的要求,根据样品测定结果的变异性决定效价范围和可信限率($FL\%$)限值;生物活性限值测定法,应对误差控制进行说明。

4. 判定标准　生物效应检定一定要能够反映出药物生物效应的临床意义,检定标准应能就此作出说明,并规定判定的具体标准,判定标准的说明必须明确。生物效价测定,应按品种的效价范围和可信限率($FL\%$)限值进行结果判断。生物活性限值测定,应在规定的限值剂量下判定结果,初试结果有统计学意义者,可判定为符合规定;初试结果没有统计学意义者,按实验设计要求的步骤进行复试。

五、应用示例

【例 7-1】　基于凝血酶滴定法的水蛭抗凝血酶活性限值测定

水蛭为水蛭科动物蚂蟥 *Whitmania pigra* Whitman、水蛭 *Hirudo nipponica* Whitman 或柳叶蚂蟥 *W. acranulata* Whitman 的干燥全体。水蛭所含水蛭素是凝血酶的直接抑制剂,它与凝血酶的结合比例为 1∶1。因此,《中国药典》(2020 年版)水蛭中水蛭素含量测定采用凝血酶滴定法,其过程如下。

取本品粉末约 1g,精密称定,精密加入 0.9% 的氯化钠溶液 5ml,充分搅拌,浸提 30 分钟,并时时振摇,离心,量取上清液 100μl,置试管中,加入含 0.5%(牛)纤维蛋白原(以凝固物计)的三羟甲基氨基甲烷盐酸缓冲液 200μl,摇匀,置水浴(37℃±0.5℃)温浸 5 分钟,滴加每 1ml 中含 40U 的凝血酶溶液(每 1 分钟滴加 1 次,每次 5μl,边滴加边轻轻摇匀)至凝固(水蛭),或滴加每 1ml 中含 10U 的凝血酶溶液(每 4 分钟滴加 1 次,每次 2μl,边滴加边轻轻摇匀)至凝固(蚂蟥、柳叶蚂蟥),记录消耗凝血酶溶液的体积,按式 7-1 计算:

$$U = c_1 V_1 / c_2 V_2 \qquad\qquad (式7\text{-}1)$$

式中,U 指每 1g 含抗凝血酶活性单位,U/g;c_1 指凝血酶溶液的浓度,U/ml;c_2 指供试品溶液的浓度,g/ml;V_1 指消耗凝血酶溶液的体积,μl;V_2 指供试品溶液的加入量,μl。

中和一个单位的凝血酶的量,为一个抗凝血酶活性单位。本品每 1g 含抗凝血酶活性,水蛭应不低于 16.0U,蚂蟥、柳叶蚂蟥应不低于 3.0U。

【例 7-2】　基于微量量热法测定人工麝香抗金黄色葡萄球菌作用

麝香为鹿科动物林麝 *Moschus berezovskii* Flerov、马麝 *M. sifanicus* Przewalski 或原麝 *M. moschiferus* L. 成熟雄体香囊中的干燥分泌物,是我国传统珍稀名贵中药之一。人工麝香(artificial musk)是我国研制的天然麝香人工合成替代品,具有与天然麝香化学成分类同、药理作用一致、理化性质近似的特点。

精密称取人工麝香 0.50g,加甲醇 50ml,超声提取 30 分钟,滤过,滤液挥干,加二甲基亚砜(DMSO)1.0ml 使溶解,制成 0.50g/ml(每 1ml 含人工麝香 0.50g)的人工麝香供试品溶液,并以 DMSO 稀释成不同浓度的供试品溶液。采用安瓿法检测，在无菌条件下，取检测菌的菌悬液 100μl 至 100ml LB 培养基中，混匀，取 10ml 置 20ml 安瓿瓶中，然后迅速加入不同浓度的供试品溶液 10μl，加盖瓶塞，密封后放入 37℃恒温的微量热仪中，用数据采集 PicoLog 软件跟踪记录细菌生长过程的产热曲线，当曲线重新返回基线时，实验结束。

按照微量量热法，测定不同浓度人工麝香作用下的金黄色葡萄球菌生长代谢的产热曲线，得到不同浓度人工麝香作用下金黄色葡萄球菌生长代谢过程的热动力学参数，金黄色葡萄球菌的第一、第二生长速率常数 k_1、k_2，第一指数生长期的最大发热功率 P_{1m} 及出现的时间 t_{1m} 和第二指数生长期的最大发热功率 P_{2m} 及出现的时间 t_{2m}，及总发热量 Q_t，结果见表 7-1。

表 7-1　人工麝香作用于金葡菌生长代谢的热动力学参数

c/(μg/ml)	k_1/ h^{-1}	k_2/ h^{-1}	P_{1m}/mW	t_{1m}/s	P_{2m}/mW	t_{2m}/s	Q_t/J
0.0	0.713	0.235	0.506	11 612	0.685	24 033	14.33
8.0	0.840	0.180	0.442	12 028	0.606	25 770	13.21
16	0.659	0.163	0.454	12 252	0.569	27 739	13.82
31	0.451	0.130	0.453	12 536	0.467	32 336	15.46
63	1.571	0.170	0.221	13 129	0.312	38 999	12.07
125	0.858	0.112	0.260	13 621	0.323	44 838	15.93
250	0.371	0.066	0.314	13 965	0.301	46 560	17.56
500	0.546	0.067	0.260	14 015	0.307	55 077	16.74

由表中数值可以看出，随着人工麝香浓度的增大，金黄色葡萄球菌的生长速率常数 k_1 和 k_2、最大发热功率 P_{1m} 和 P_{2m} 均减小，最大发热功率出现的时间 t_{1m} 和 t_{2m} 均增大，提示人工麝香对金黄色葡萄球菌生长具有明显的抑制作用。

回归分析：以评价人工麝香抗金黄色葡萄球菌的主要热动力学参数 t_{1m} 和 t_{2m} 对人工麝香的对数浓度做回归分析，结果可见，在 0.008～0.500mg/ml 浓度范围内，热动力学参数 t_{1m} 和 t_{2m} 与人工麝香浓度 c 的对数呈现良好的相关性（$R>0.98$），以 t_{2m} 为最优（$R=0.990$），见表 7-2。

表 7-2　人工麝香作用于金葡菌的量效关系结果

参数（y）	回归方程（$y=a\ln c+b$）	相关系数（R）
t_{1m}	$y=-542.76\ln c+10\ 830$	0.985
t_{2m}	$y=7\ 156.5\ln c+9\ 118.3$	0.990

【例 7-3】　基于量反应平行线法测定板蓝根抗菌效价

1. 剂量反应关系考察　精密移取板蓝根颗粒参照物溶液和供试品溶液，照《中国药典》（2020 年版）四部抗生素微生物检定法第一法管碟法（通则 1201），按管碟法测定条件，逐一测量每个抑菌圈直径。平行操作 6 次，结果见表 7-3。

将剂量的对数值作为纵坐标、抑菌圈直径平均值作为横坐标，描绘剂量效应曲线，对实验数据进行合并处理并经线性回归和计算斜率标准误差 S_b 等，结果见表 7-4 和图 7-1。

表 7-3 板蓝根颗粒参照物与供试品作用于金黄色葡萄球菌的剂量 - 效应关系

| 次数 | 药液 | 不同浓度（g生药/ml）（对数浓度）药液对金黄色葡萄球菌的抑菌圈直径平均值 /mm | | | | | | 剂量反应相关系数（r） |
		70.0（1.85）	45.5（1.66）	29.6（1.47）	19.2（1.28）	12.5（1.10）	8.1（0.91）	
1	参照物	24.62	22.32	19.78	17.10	13.98	10.97	0.998 4
	供试品	23.84	22.07	19.38	16.39	12.45	10.49	0.994 4
2	参照物	24.03	22.14	19.39	16.91	13.66	10.58	0.996 7
	供试品	22.94	21.46	17.79	15.48	12.76	9.59	0.996 2
3	参照物	24.09	22.16	19.38	16.95	13.72	10.600 7	0.997 1
	供试品	22.96	20.90	17.02	14.77	12.54	9.45	0.996 8
4	参照物	24.22	22.17	19.54	16.98	13.78	10.75	0.997 4
	供试品	23.37	22.18	19.04	17.50	12.77	9.56	0.984 0
5	参照物	23.52	21.7	18.8	16.22	13.07	10.21	0.997 5
	供试品	22.09	19.03	17.07	13.84	11.69	9.22	0.998 4
6	参照物	24.54	22.27	19.59	17.03	13.89	10.90	0.998 5
	供试品	23.41	20.96	18.07	16.14	13.07	9.52	0.996 7
均值	参照物	24.17	22.13	19.41	16.86	13.68	10.68	0.997 8
	供试品	23.10	21.10	18.06	15.69	12.55	9.64	0.998 2

表 7-4 板蓝根颗粒参照物与供试品抑菌效应回归曲线

回归线参数	A	B	R	n	斜率标准误差 s_b	T_{b1-b2}
参照物	0.156 4	0.068 5 6	0.997 3	6	0.002 52	0.029 7
供试品	0.232 4	0.068 6 6	0.997 9	6	0.002 23	

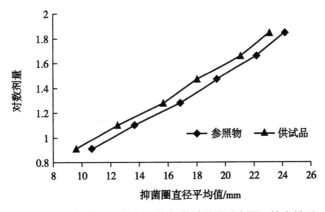

● 图 7-1 板蓝根颗粒参照物与供试品溶液剂量 - 效应关系

计算公式为式 7-2、式 7-3：

$$s_b = \frac{b}{r}\sqrt{\frac{1-r^2}{n-2}} \qquad （式 7-2）$$

$$T_{b1-b2} = \frac{|b_1 - b_2|}{\sqrt{s_{b1}^2 + s_{b2}^2}} = 0.029\ 7 \qquad （式 7-3）$$

上述分析结果表明：

（1）参照物与供试品的剂量-效应关系：在一定剂量范围内对板蓝根颗粒参照物与供试品溶液的对数剂量与其抑菌圈直径（平均值）进行直线回归处理，剂量反应相关系数 r 均大于 0.995，说明线性关系良好。板蓝根颗粒参照物的生物效价为 100.0U/g 生药，转换为效价浓度，即在 810.0～7 000.0U/ml 范围内与抑菌圈直径（平均值）呈良好的线性关系。

（2）参照物与供试品回归线的统计分析：表 7-4 中 A 和 B 分别为回归线的截距和斜率，r 为回归系数，经计算 T_{b1-b2}（0.029 7）$<t_{0.05}$（2.306），说明两直线基本平行。即板蓝根颗粒参照物与供试品在 810.0～7 000.0U/ml 剂量范围内，二者对数剂量和抑菌圈直径的回归线基本平行。

2. 实验设计与统计分析　按照《中国药典》（2020 年版）四部生物检定统计法项下"量反应平行线法"，选择（$k\cdot k$）法中的（2·2）法，剂距 $r=2:1$，随机分组设计实验。

（1）计算方法：取备好的双碟不少于 4 个，在每 1 个双碟中对角的 2 个不锈钢小管中分别滴满高浓度及低浓度的参照物溶液，其余 2 个不锈钢小管中分别滴满相应的高低两种浓度的供试品溶液。在规定条件下培养后，测量各个抑菌圈的直径，照生物检定统计法进行可靠性测验及效价计算。

效价计算公式如下（式 7-4—式 7-8）：

$$R = D \times \lg^{-1}\frac{VI}{W} \tag{式 7-4}$$

$$P_{\mathrm{T}} = D \times A_{\mathrm{T}} \times \lg^{-1}\frac{VI}{W} \tag{式 7-5}$$

$$S_{\mathrm{M}} = \frac{1}{W^2(1-g)}\sqrt{mS^2[(1-g)\,AW^2 + BV^2]} \tag{式 7-6}$$

$$R\text{的}FL = \lg^{-1}[\frac{\lg R}{1-g} \pm t \cdot S_{\mathrm{M}}] \tag{式 7-7}$$

$$P_{\mathrm{T}}\text{的}FL = A_{\mathrm{T}} \cdot \lg^{-1}[\frac{\lg R}{1-g} \pm t \cdot S_{\mathrm{M}}] \tag{式 7-8}$$

式中，R 为效价比值 $P_{\mathrm{T}}/A_{\mathrm{T}}$；$r$ 为剂间浓度比；$V = \frac{1}{2}(T_1 + T_2 - S_1 - S_2)$；$W = \frac{1}{2}(T_2 - T_1 + S_2 - S_1)$；$D$ 为 S 和 T 的相同剂量溶液浓度比 $c_{\mathrm{S}}/c_{\mathrm{T}}$；$A_{\mathrm{T}}$ 为估计效价；P_{T} 为 T 效价。$A=1$；$B=1$；$g = \frac{(t^2s^2m)}{W^2}$。

（2）实验结果：以上述板蓝根颗粒参照物溶液为参比，对市售板蓝根颗粒的不同样品根据预实验调整剂量进行实验，在上述检测方法和条件下进行生物效价检测。以某一批次板蓝根颗粒样品为例，测定结果见表 7-5。

表 7-5　板蓝根颗粒参照物与供试品的生物效价试验结果

剂量	S/（g/ml）		T/（g/ml）	
	D_{SL} 14	D_{SH} 28	D_{TL} 12	D_{TH} 24
抑菌圈直径 Y/mm	14.22	18.82	13.28	19.20
	13.87	18.64	14.08	18.82
	12.82	19.78	13.36	17.98
	14.04	18.06	12.98	18.66
	13.68	18.26	13.74	19.14
	13.44	19.02	13.86	18.76
$\sum Y$	82.07	112.58	81.3	112.56

对上述试验结果,运用生物统计学方法进行其可靠性测验、效价计算和实验误差估计等,结果如表7-6:

表7-6　供试品(2·2)法检测的方差分析和可靠性检验结果

变异来源	自由度	差方和	方差	F值	P值
试品间	1	0.026	0.026		>0.05
回归	1	158.98	158.98	564.78	<0.01
偏离平行	1	0.023	0.023	<1	>0.05
剂间	3	159.03	53.01	188.32	<0.01
区组间	5	0.70	0.14	<1	>0.05
误差	15	4.22	0.28		
总和	23				

（3）可靠性检验:供试品间差异不显著($P>0.05$),说明供试品与标准品效价无明显差别;回归项有非常显著意义($P<0.01$),说明随着剂量的增加抑菌圈直径有规律地增加;偏离平行的差异无显著意义($P>0.05$),说明 S 和 T 平行关系可靠;剂间差异有非常显著意义($P<0.01$),说明实验剂量比例和实验安排合理;同时区组间差异不显著($P>0.05$),说明碟间差异小,实验误差小。综上,可用(2·2)法检测供试品效价。

（4）效价计算:按前述公式计算可得,$S_M=0.012$,$P_T=108.30\text{U/g}$,测得效价的可信限率为6.24%,该批次板蓝根颗粒样品抗菌效价可信限范围为101.54～115.06U/g。

第七章同步练习

第七章知识拓展

（张振秋　何　凡）

第八章 中药质量标准制定

中药质量标准是用以检验中药质量是否达到药用要求，以及其质量是否稳定均一的技术规定。研究制定出科学、合理、可行的质量标准，确保质量标准所设定的检测方法与指标能控制中药的质量，是中药质量分析的终端目标。

随着我国中医药基础研究的深入，中药质量标准的基础性、系统性、规范性研究得到显著提升。其中，《中国药典》（2020年版）在收载品种数量、质量控制水平等方面稳步提高，不仅在我国各级中药质量标准中居于主导地位，而且已成为国际上植物药标准研究制定的重要参照。本章主要介绍《中国药典》（2020年版）收载中药质量标准的主要内容、研究制定中药质量标准的技术要求、中药质量标准起草说明。

第一节 质量标准制定原则与研究程序

一、制定原则

1. 目标性原则 "质量可控"是药品质量标准的目标性原则。为了实现"质量可控"，制定中药质量标准应充分考虑基源、采收加工、市场流通等各个环节可能影响质量的因素，确定有针对性的质量检测项目，并建立相应的检测方法。一个完善的质量标准既要设置通用性项目，又要设置体现该品种自身质量特点的针对性项目。

2. 科学性原则 "准确灵敏"是药品质量标准选用检测方法的科学性原则。中药化学组成复杂，选择检测方法时应注重对方法的专属性、灵敏度进行考察，最大限度减少各种假阴性、假阳性结果。随着现代分析技术的发展以及仪器设备的普及，药品检测手段也已由经典的容量法、分光光度法向色谱法、质谱法等方向发展。

3. 适用性原则 "简便实用"是药品质量标准的适用性原则。药品质量标准的制定，应在实现科学性的前提下考虑其适用性，即不必要制定操作烦琐、费用高昂的检测方法去控制那些用简单方法即可实现的检测项目。选择检测方法，既要积极采用现代分析技术，又要结合药检工作的实际情况，将先进性与可行性相结合。

4. 时效性原则 "持续改进"是药品质量标准的时效性原则。药品质量标准持续改进需要做到：①通过实践检验，保证验证分析方法的可控性和稳定性，以及科技的发展不断地改变或优化使检验项目设置更科学、合理，检测方法更成熟、稳定，操作更简便、快捷，结果更准确、可靠；

②随着该品种基础研究的不断深入，质量标准也应不断提高，使之能更客观、更全面地反映药品质量。

5. 规范性原则 "格式规范"是药品质量标准作为法律性文书的规范性原则。所制定的药品质量标准应按现行版《中国药典》和《国家药品标准工作手册》的格式和用语进行规范，务必做到体例格式、文字术语、计量单位、数字符号以及通用检测方法等统一规范。

二、研究程序

1. 查阅文献资料 根据研究对象，广泛查阅其在本草沿革、基源鉴定、化学成分、药理作用、质量分析、生产加工、市场流通、临床应用等方面的文献资料，力求发现影响该品种质量的关键因素及主要评价指标。同时，还需要查阅该品种被其他国家或地区性药典/专论或者地方标准收载情况，为制定科学、合理的质量标准提供参考。

2. 拟定研究方案 可根据国家药品监督管理局颁发的《药品注册管理办法》中对中药制剂及其原料药材、饮片质量标准研究的技术要求，以及国家药典委员会颁发的《<中国药典>中药质量标准研究制定技术要求》等相关技术规范，拟定总体研究方案。

3. 准备样品及标准物质 样品及标准物质是质量标准研究的重要物质基础，关乎质量标准研究的水平与成败。质量标准研究用样品及标准物质的技术要求与规范参见本章第二节相关内容。

4. 开展实验研究 开展方法学考察及验证，在确保检测方法的可行性和实验结果的重现性前提下，获取并积累各项原始实验数据。

5. 制定标准草案，编写起草说明 根据实验研究所得的各项原始实验数据，确定质量标准的项目和限度；参照现行版《中国药典》的规范用语及格式，制定出合理、可行的质量标准草案。在制定质量标准的同时，还应编写起草说明，对质量标准中各项作逐项注释。

6. 标准复核、补充与终审 起草的质量标准草案必须经标准主管部门指派复核单位进行标准复核。起草单位在提请标准复核时，需要提供质量标准草案及起草说明、样品检验报告书、送检样品。复核单位在确认资料完整并符合起草技术要求后安排复核工作，复核检验方法的可行性与重现性，并根据复核结果对标准草案中各项内容提出意见、建议。起草单位根据复核单位提出的意见、建议，进行补充研究，形成标准起草申报资料（包括复核资料）并提交至标准主管部门，后者适时开启专家审评程序对标准进行终审。

第二节 中药质量标准的主要内容及技术规范

一、中药质量标准的主要内容

中药材质量标准的内容，一般包括【名称】【来源】【性状】【鉴别】【检查】【特征图谱】【浸出物】【含量测定】等项目。

中药饮片质量标准的内容，基本同药材，但来源简化为"本品为××（指原药材）的炮制加工品"，并增加【炮制】【性味与归经】【功能与主治】【用法与用量】【贮藏】等项。列在药材【炮制】项下的饮片，不同于原药材的项目应逐项列出，如【制法】【性状】【含量测定】等，并必须明确规定饮片相应项目的限度。

中药提取物质量标准的内容，基本同药材、饮片，但【名称】上不设拉丁名，并增加【制法】项。

中药制剂的质量标准，一般包括【名称】【处方】【制法】【性状】【鉴别】【检查】【特征图谱或指纹图谱】【含量测定】【功能与主治】【用法与用量】【注意】【规格】及【贮藏】等项目。

二、药材及饮片质量标准制定的技术规范

（一）名称

名称包括中文名、汉语拼音及拉丁名。国家药典委员会颁发的《中国药品通用名称命名原则》中关于中药材及饮片的命名，有如下原则。

1. 中药材的命名

（1）中文名：①一般应以全国多数地区习用的名称命名，如各地习用名称不一致或难以定出比较合适的名称时，可选用植物名命名。②中文名一般不加药用部位，如麻黄不叫麻黄草；若采用习用名，其中已包括药用部位者，可保留药用部位名，如白茅根、枇杷叶等。③对于地区用药习惯不同、品种来源比较复杂的中药材，如需分列几个中药材，命名时应考虑使它们之间保持一定的联系，如五加皮和香加皮。④药材人工方法制成品，其中文名称应与天然品的中文名称有所区别，如人工麝香、培植牛黄。⑤中药材的汉语拼音名，第一个字母需大写，并注意药材读音习惯，如阿胶为"Ejiao"、阿魏为"Awei"；药名较长（一般在五个字以上）者，可按音节分为两组拼写，每组的第一个字母必须大写，如凤仙透骨草为"Fengxian Tougucao"；在拼音中如有与前一字母合拼能读出其他音的，要用隔音符号，如地耳草为"Di'ercao"。

（2）拉丁名：药材的拉丁名一般采用"属名或属种名＋药用部位"的命名方式，分为以下几种情形。①以属名命名，即在该属中只有一个药用种，或该属有几个药用种，但均作为一味药材使用，如白果 GINKGO SEMEN（一属只有一个种作药材用）、麻黄 EPHEDRAE HERBA（一属有几个种作同一药材用）；或者有些药材虽然所在属中有几个种作不同的药材使用，但习惯已采用属名作拉丁名，一般不改动，而把同属其他种的药材，加上种名使之得以区分，如细辛 ASARI RADIX ET RHIZOMA 与杜衡 ASARI FORBESII HERBA、黄精 POLYGONATI RHIZOMA 与玉竹 POLYGONATI ODORATI RHIZOMA。②以属种名命名，即同属中有几个物种来源，分别作为不同药材使用的，如当归 ANGELICAE SINENSIS RADIX、独活 ANGELICAE PUBESCENTIS RADIX、白芷 ANGELICAE DAHURICAE RADIX。③以种名命名，属于习惯用法，如人参 GINSENG RADIX ET RHIZOMA、柿蒂 KAKI CALYX、红豆蔻 GALANGAE FRUCTUS。

除少数藻、菌、动物、矿物药材可不标明药用部位外，大多药材需要标明药用部位。药用部位拉丁名用第一格，原植（动）物拉丁名用第二格，如远志 POLYGALAE RADIX；如有形容词，则放在最后，如苦杏仁 ARMENIACAE SEMEN AMARUM、淡豆豉 SOJAE SEMEN PRAEPARATUM；若一味药材包括两个不同药用部位时，把主要的或多数地区习用的药用部位列在前面，用"et"连

接,如大黄 RHEI RADIX ET RHIZOMA。

需要说明的是,2005 年版及以前历版《中国药典》中药材拉丁名采用"药用部位拉丁名在前,原植(动)物拉丁名在后"的命名形式,2010 年版及以后《中国药典》则采用"原植(动)物拉丁名在前,药用部位拉丁名在后"的命名形式。

2. 饮片的命名 饮片是中药材经过炮制后可直接用于中医临床或制剂生产使用的处方药品,其名称应与药材名称相对应,如炙黄芪、蜜麻黄、熟地黄等。

(1)以鲜品应用的饮片,在原药材前冠上"鲜"字,如鲜薄荷;以修治、净选、切制成的生用饮片,按原药材命名;剧毒和生熟品差异较大的药材,在药材名前加"生"字,以资区别,如生草乌、生天南星等。

(2)以炒、蒸、煅等方法炮制的饮片,在中药材名前冠以炮制方法或后缀以炮制后的形态,如煨肉豆蔻、煅石膏、巴豆霜、地榆炭;加辅料炮制或以功能定名的饮片,冠以辅料名或习惯用名,如酒白芍、清半夏。

(3)炮制品的汉语拼音命名与中药材的汉语拼音命名方法相同;炮制品的拉丁名在其中药材的拉丁名后加上 PRAEPARATA。

(二)来源

来源包括基源即原植(动)物的科名、植(动)物的中文名、拉丁学名,以及药用部位、采收时间、产地加工和药材传统名称;矿物药包括该矿物的类、族、矿石名或岩石名、主要成分及产地加工。

1. 基源与药用部位 原植物的科名、拉丁学名的主要参照依据为 *Flora of China* 及《中国高等植物》,如该植物不在 *Flora of China* 及《中国高等植物》收载范围,则依照《中国植物志》的相关卷册核定。各地方植物志、《新编中药志》、《常用中药材品种整理和质量研究》等资料可供参考。现行版《中国药典》未收载的新增药材品种,应进行原植物的鉴定。药用部位是指植(动、矿)物经产地加工后可药用的某一部分或全部。

2. 采收时间 采收时间与药材质量有密切关系,故应对采收时间进行考察,使规定的最佳采收时间能保证药材质量。

对采收时间必须控制在某生长阶段的药材,则应明确规定,如"花盛开时采收""枝叶茂盛时采收";有的品种对采收时间段虽不十分敏感,但某生长阶段的采收质量相对较好,则可规定为"全年均可采收,以枝叶茂盛时采收为佳"等;凡全年均可采收,对药材质量无影响者,规定为"全年均可采收"。

3. 产地加工 主要规定药材采收后进行加工处理的基本要求。由于地区习惯不同、加工的方法不一,对有的药材的加工应尽可能选择能确保质量具有代表性的一种方法,必要时也可列两种方法。

加工处理应重点注明影响药材质量及性状的方法,如"烤干""趁鲜切片后干燥""开水略烫后干燥""刮去外皮后干燥"等。

(三)性状

性状主要指药材、饮片的形状、大小、表面(色泽、特征)、质地、断面、气、味等特征。性状按药材、饮片的实际形态描述,应抓住主要特征,文字要简练,用语要准确。

(1)性状的观察方法主要是运用感官来鉴别,如用眼看(较细小的可借助于扩大镜或解剖镜)、手摸、鼻闻、口尝等方法。

(2)多植(动)物来源的药材,其性状无明显区别者,可合并描述;有明显区别者,应分别描述。药材形状有明显区别,但植(动)物来源相互交叉则按传统习惯,以药材的形状分别描述,如川贝母中"松贝""青贝""炉贝"。

(3)无论是根、根茎、藤茎、果实、皮类药材,应尽量多描述断面特征,以便进行破碎药材或饮片的性状鉴别。

(四)鉴别

鉴别是指判断药材、饮片真伪,其方法包括经验鉴别、显微鉴别(组织切片、粉末或表面制片、显微化学反应等)、理化鉴别(一般理化鉴别、色谱鉴别和光谱鉴别等)和DNA分子标记鉴别。所选用的方法要求专属、灵敏、快速、简便,并应尽可能区别同类相关品种或可能存在的易混淆品种。

1.经验鉴别 系根据传统的实践经验,对药材、饮片的某些特征,采用直观方法进行鉴别真伪的方法,如蟾酥药材的经验鉴别方法是"取本品断面蘸水,即呈乳白色隆起",胖大海药材的经验鉴别方法为"取本品数粒置烧杯中,加沸水适量,放置数分钟即吸水膨胀成棕色半透明的海绵状物"。

2.显微鉴别 系用显微镜对药材、饮片的切片、粉末、解离组织或表面制片的显微特征进行鉴别的一种方法。显微特征描述应力求准确、规范,选择容易观察、具有鉴别意义的显微特征列入标准。

(1)凡有下列情况的药材、饮片,应尽量规定显微鉴别:组织构造特殊或有明显特征可以区别类似品或伪品的;外形相似或破碎不易识别的;某些常以粉末入药的毒性或贵重药材、饮片。

(2)鉴别时选择具有代表性的样品,制备组织、表面或粉末显微切片进行观察。对植物类药材,如根、根茎、藤茎、皮、果实、种子类,一般制作横切片观察;叶、花类药材多制作表面片观察,叶类药材或花类药材的花梗、膨大的花托亦可制作横切片观察;木类药材制作横切片、径向纵切片及切向纵切片三个面观察;观察粉末类药材或药材粉末特征时,制作粉末片。

(3)显微粉末鉴别,通常观察并收载药材细粉(过五号筛)的特征,以便与成方制剂粉末药材通常以细粉投料的生产实际相一致。但观察药材粉末,尤其是腺毛、非腺毛、纤维、导管等细长特征时,也可取过四号筛的药材粉末观察。

(4)对于多来源药材或易混淆品应注意考察显微特征是否一致,在组织构造和粉末特征研究的基础上,确定显微特征的相同点和不同点,并说明其专属性。

3.理化鉴别 包括物理、化学、光谱、色谱等方法,根据药材、饮片中所含化学成分而规定,但必须注重方法的专属性及重现性。中药材因成分复杂,干扰物质多,一般理化鉴别、光谱鉴别方法很难符合专属性的要求,因此除矿物药材及炮制品外,原则上不予采用。

(1)一般理化鉴别:应在明确鉴别成分或成分类别时,选择专属性强及反应灵敏的显色反应、沉淀反应等理化鉴别。选择显色反应、沉淀反应时，供试品溶液应经初步分离提取，以避免出现假阳性的结果。

（2）光谱鉴别：对于某些药材、饮片，当难以建立专属性鉴别方法时，如含有的化学成分在紫外或可见光区有特征吸收光谱，也可作为鉴别的依据。鉴别特征可采用测定最大吸收波长；如有2~3个特定吸收波长时，可测定各波长吸收度的比值。

选择荧光特征鉴别时，可采用药材新的切面（或粉末），置紫外光灯下直接观察，或药材、饮片经过提取处理后直接观察，或将溶液滴在滤纸上观察，使用波长根据实际应用标明。注意荧光颜色描述应尽量准确。荧光鉴别的收载一定要慎重，应考察药材、饮片放置不同时间引起的荧光变化情况。

（3）色谱鉴别：色谱鉴别是利用薄层色谱、气相色谱或液相色谱等对中药材、饮片进行真伪鉴别的方法。薄层色谱法因具有专属性强、快速、经济、操作简便、重现性好等优点而被广泛采用。气相色谱与高效液相色谱鉴别一般用于薄层色谱分离度差、难以建立有效鉴别方法的样品，其条件一般不能采用与含量测定相同的色谱条件进行，因为含量测定色谱条件的建立只考虑单一或几个被测成分，而鉴别需要获得能表征该品种有别于其他品种的整体特征，因此气相色谱与高效液相色谱在鉴别中主要用于多基源品种的种间或易混淆品种的特征图谱鉴别。

4．DNA分子鉴别　DNA分子鉴别是指通过比较药材间DNA分子遗传多样性差异来鉴别药材基源、确定学名的方法。该法适用于采用性状、显微、理化鉴别等方法难以鉴定的药材的鉴别，如同属多基源品种的鉴别。

（五）检查

检查是指对药材、饮片的纯净程度、有害或有毒物质、浸出物等进行的限量或含量检查。应根据药材、饮片的具体情况规定检查项目，制定能真实反映其质量的指标和限度，以确保安全与有效。一般均应有水分、灰分检查；如产地加工中易带进非药用部位的应规定杂质检查；易夹带泥沙的需做酸不溶性灰分检查；栽培药材还应提供重金属及有害元素、农药残留量等研究资料，必要时在质量标准正文中做相应规定；易霉变的品种应增加黄曲霉毒素检查；某些品种还需进行二氧化硫残留量检查。

（六）特征图谱

特征图谱是指能表征中药的某类或数类化学成分整体特性的色谱或光谱图谱。考虑到中药化学组成的复杂性，色谱是建立特征图谱的首选方式。特征图谱用于中药材、饮片的真伪鉴别，一般选取色谱图谱中若干专属性强的色谱峰，尽可能进行归属确认，将各色谱峰与参照物色谱峰的相对保留时间、峰面积比值等作为鉴别特征，并应提供对照特征图谱，通过比较供试品色谱图谱与对照特征图谱的一致性判断样品的真伪。

（七）浸出物

浸出物是指用水、乙醇或其他适宜溶剂，有针对性地对药材、饮片中相应的有效物质群进行测定。根据采用溶剂的不同，可分为水溶性浸出物、醇溶性浸出物及挥发性醚浸出物等。该项目适用于尚无法建立含量测定，或虽已建立含量测定、但所测定成分与功效相关性差或含量低的药材或饮片，以便更好地控制质量。

（八）含量测定

含量测定是指用化学、物理或生物的方法，对药材或饮片含有的有效成分、指标成分或类别成分进行测定，以评价其内在质量的项目。凡已知有效成分、毒性成分及能反映药材内在质量的指标成分，均应建立含量测定项目。

1. 测定成分的选定

（1）应首选有效或活性成分，如药材、饮片含有多种活性成分，应尽可能选择与中医用药功能与主治相关的成分。

（2）为了更全面地控制质量，可以采用同一方法测定两个以上成分的含量，制定各成分的含量限度，或以总量计制定含量限度。

（3）对于尚无法建立有效成分的含量测定，或虽已建立含量测定、但所测定成分与功效相关性差或含量低的药材和饮片，而其有效成分类别清楚的，可进行该类别成分总量的测定，如总黄酮、总生物碱、总皂苷、总鞣质等的测定；含挥发油成分的，可测定挥发油含量；某些品种，除检测单一专属性成分外，还可测定其他类别成分，如五倍子测定没食子酸及鞣质、姜黄测定姜黄素及挥发油含量等。

（4）应选择测定药材、饮片所含的原型成分，不宜选择测定水解成分；不宜采用无专属性的指标成分和微量成分进行含量测定。

2. 含量测定方法的选择　含量测定方法很多，常用的如经典分析方法（容量法、重量法）、紫外-可见分光光度法、高效液相色谱法、薄层色谱扫描法、气相色谱法等。对测定方法的选择应遵循"准确、灵敏、简便、快速"的原则，同时要考虑到方法的专属性、重现性、稳定性及实际工作中的可操作性等。

3. 含量测定方法的验证　含量测定应进行分析方法学验证，验证方法按照《中国药典》（2020年版）中的"中药质量标准分析方法验证指导原则"进行。验证内容包括准确度（即回收率试验）、精密度、专属性、线性、范围、检测限、定量限、耐用性等。

4. 含量限（幅）度的制定　含量限（幅）度的制定，应根据药材、饮片的实际情况来制定。一般应根据不低于 10 批样品的测定数据，按其平均值的 ±20% 作为限度；毒性药材、饮片要根据毒理学研究结果及中医临床常用剂量，确定合理的上下限数值（幅度）。

含量限度表示的方式，有以下几种：①所测定成分为有效成分时可只规定下限；所测定成分为有毒成分时可做限量检查，只规定上限。②所测定成分为有毒成分同时又为有效成分时必须规定幅度，如规定马钱子"本品按干燥品计算，含士的宁应为 1.20%～2.20%"。③凡含有两种以上的有效成分，而且该类成分属于相互转化的，可规定两种成分之和，如规定苦参"本品按干燥品计算，含苦参碱和氧化苦参碱的总量，不得少于 1.2%"。④多基源的药材、饮片，外形能区分开而其含量差异又较大者，可制定不同的限度指标，如规定昆布"本品按干燥品计算，海带含碘不得少于0.35%；昆布含碘不得少于 0.20%"。

三、中药制剂质量标准制定的技术规范

制定中药成方制剂质量标准,首先应注意与方中原药材质量标准的衔接以及一致性。例如,成方制剂中含有现版药典未收载的药材,应在起草说明中注明所执行的标准,如中药材部颁标准、进口药材标准、地方药材标准等;无国家药品标准的药材,应先制定地方药材标准。此外,中药成方制剂质量标准在处方、制法、性状、检查、含量测定等方面有其不同之处,简要列举如下。

1. 处方

(1)成方制剂应列处方;单味制剂为单一药味,故不列处方,而应在制法中说明药味及其分量;制剂中使用的药引、辅料及附加剂一般不列入处方中,需在制法中加以说明。

(2)处方中的药材名称,凡国家标准已收载的药材,采用最新版规定的名称。地方标准收载的品种与国家药品标准名称相同而来源不同的,应另起名称。国家药品标准未收载的药材,应采用地方标准收载的名称,并另加注明。

(3)处方药味的排列,根据中医理论,按"君、臣、佐、使"顺序从左到右、从上到下排列。

(4)处方中药材不注明炮制要求的,均指净药材(干品);某些剧毒药材生用时,冠以"生"字,以引起重视;处方中药材属炮制品的,一般用括号注明,与药典方法不同的,应另加注明。

(5)处方中各药材的量一律用法定计量单位,重量以"g"为单位,容量以"ml"为单位,全处方量应以制成1 000个制剂单位的成品量为准。

2. 制法

(1)制法项下主要叙述处方中药物共多少味(包括药引、辅料)。各味药处理的简单工艺,对质量有影响的关键工艺,应列出控制的技术条件(如时间、温度、压力、pH值等)。

(2)属于常规或药典已规定的炮制加工品,在制法中不需叙述,特殊的炮制加工可在附注中叙述。

(3)制法中药材粉末的粉碎度用"粗粉""中粉""细粉""极细粉"等表示,不列筛号。

(4)单味制剂如属取原料直接打粉或直接投料,按常规方法制作的,不需经过各种处理的,可不列制法,如珍珠粉胶囊。

3. 性状　一种制剂的性状往往与投料的原料质量及工艺有关。原料质量好,工艺恒定,则成品的性状应该基本一致,故质量标准中规定制剂的性状,能初步反映其质量情况。制剂的性状指成品的颜色、形态、形状、气味等。

(1)除去包装后直观情况,按颜色、外形、气味依次描述;片剂、丸剂如有包衣的还应描述除去包衣后的片芯、丸芯的颜色及气味,硬胶囊剂应写明除去胶囊后内容物的色泽;丸剂如用朱砂、滑石粉或煎出液包衣,先描述包衣色,再描述除去包衣后丸芯的颜色及气味。

(2)制剂色泽如以两种色调组合的,描写时以后者为主,如棕红色,以红色为主,书写时颜色、形态后用分号(;)。描写色泽避免用各地理解不同的术语,如青黄、土黄色、肉黄色、咖啡色等。

4. 检查　中药制剂的检查包括制剂通则检查和杂质检查。在检查项中应先描述制剂通则规定以外的检查项目,再写上"其他应符合×剂项下有关的各项规定"。如定喘膏检查项描述为"软化点应为57~67℃,其他应符合膏药项下有关的各项规定"。

中药制剂中的杂质检查项目,应根据处方组成、制备工艺、剂型及临床应用等具体情况而定。例如:①含有毒性药材的制剂,原则上应制定有关毒性成分的检查项目,以确保用药安全;②生产过程可能造成重金属和砷盐污染的中药制剂,使用含有矿物药、动物药及可能被重金属和砷盐污染的中药材生产的中药制剂,应制定重金属和砷盐的限量检查;③中药注射剂应制定铅、镉、砷、汞、铜检查项,含雄黄、朱砂的制剂应采用专属性的方法对可溶性砷、汞进行检查,并制定限度,严格控制在安全剂量以下;④使用乙酸乙酯、甲醇、三氯甲烷等有机溶媒萃取、分离、重结晶等工艺的中药制剂,应检查溶剂残留量,规定残留溶剂的限量;⑤工艺中使用非药用吸附树脂进行分离纯化的制剂,应控制树脂中残留致孔剂和降解产物。根据吸附树脂的种类、型号规定检查项目,主要有苯、二甲苯、甲苯、苯乙烯、二乙基苯等。

5. 特征图谱或指纹图谱　特征图谱或指纹图谱用于评价中药成方制剂批间质量均一性。所建立的色谱指纹图谱除了规定特征色谱峰外,一般还应规定相似度。为了确保特征图谱或指纹图谱具有足够的信息量,必要时中药成方制剂可建立两张以上对照图谱。

6. 含量测定

(1)测定成分的选定:①应首选制剂处方中的君药、臣药、贵细药及毒性药中的有效成分进行含量测定。如处方中君药、臣药、贵细药及毒性药的有效成分不明确或无专属性方法进行测定时,也可选择组方中佐药、使药或其他能反映药品内在质量的成分进行含量测定。②如被测成分与其他性质相近的成分难以分离或提取分离方法过于烦琐,可以测定相应成分的总量再以某一主成分计算含量。③为了更全面控制中药制剂质量,可以分别测定两个以上单一有效成分的含量;也可以测定单一有效成分后再测定其类别成分总量,如总黄酮、总生物碱、总皂苷、总鞣质等。④尽量与药材测定成分相对应,以便更有效地控制质量。

(2)含量限度的确定:①含量限度应根据中药制剂实测结果与原料药材的含量情况确定。尽可能多地测定数据才有足够的代表性,至少应有 10 批以上样品与原料药材数据为依据,一般原粉入药的转移率要求在 90% 以上;②有毒成分的含量应规定上下限,上下限幅度应根据测试方法、品种情况、转移率及理论值确定,一般应在 ±5% ~ ±20% 之间,并在安全有效范围内,制定上下限应有充分依据。

四、供研究制定质量标准用样品

1. 样品收集　收集样品前应认真考证该药材品种的来源、产地、资源情况(写入起草说明)。收集的样品应具有代表性,选择在主产区收集,如有道地产区则选择在道地产区收集,避免在迁地植物种质保存区(如标本园、植物园)采集;药材样品产地加工遵循当地传统方法;对于容易区分的多基源品种,每种基源都要收集 3 ~ 5 批样品,单一基源的品种至少应收集 10 批以上(道地产地样品至少不少于 3 批)。同时还应注意收集该品种的易混伪品,供比较研究用。

收集的饮片、成方制剂样品应由通过 GMP 认证的全国不同省份的生产企业提供(同时收集对口药材),并标明生产企业、生产批号、炮制工艺、制备工艺等相关信息。对于具有多种不同规格的品种,尽量收齐全部规格的样品。避免从同一供货渠道收集实际为一批样品的"多批样品"。

中药制剂质量标准研究所用的阴性对照,系指按处方除去被测定的药味,按制法制备的样品,注意应包括所有的辅料和工艺步骤,制成量应与原标准相符。

2. 样品鉴定　收集的药材样品应标明产地(如有可能应标明野生或栽培)、收集地、收集时间等。现行版药典未收载的新增药材品种,要求附带 2 份腊叶标本,腊叶标本须经相关专家鉴定、签名,并写入起草说明中。

五、供研究制定质量标准用标准物质

标准物质是质量标准制定和质量检验实施的物质基础。中药标准物质由国家药品监督管理部门指定中国食品药品检定研究院制备、标定和供应。实际工作中,如果所用标准物质为现行国家药品标准收载并由中国食品药品检定研究院提供者,可直接采用;其他来源的标准物质,则应按一定的工作程序制备,并提供资料,经省级以上药品检验所(研究院)标定或鉴定后方可使用,并同时向中国食品药品检定研究院申请备案。

中药质量标准用标准物质包括化学对照品、对照药材和对照提取物。

1. 化学对照品　化学对照品是结构明确的纯化合物。供含量测定用的对照品,含量(纯度)应在98%以上;供鉴别用的对照品,含量(纯度)应在95%以上。

2. 对照药材　对照药材指经过准确鉴定、基源明确的药材粉末。对照药材是我国药品检验工作中按标准规定供薄层鉴别使用的、除中药化学对照品外的另一类对照物质,主要用于中药材、中药饮片、中药提取物、中药制剂的薄层鉴别。对照药材在充分利用色谱信息、提高鉴别方法的整体性与专属性上,具有其他对照物质不可替代的重要作用。

3. 对照提取物　对照提取物是一类非单体成分对照物,但要求其主要成分比例相对固定。对照提取物若用于鉴别,具有类似于对照药材、可提高鉴别方法专属性的优点;若用于含量测定,则具有制备简单、价格低廉等优点。

第三节　中药质量标准起草说明

起草说明是质量标准制定的详尽技术资料,用以阐述标准起草过程中,规定的各个项目的理由以及各项检测方法和指标的依据。起草说明应包括理论性解释和实践工作的经验总结,尤其是对中药的真伪鉴别及质量控制方面的经验和实验研究,即使不太成熟(质量标准正文中没有收载的项目),但有实用意义的也可编写在内。

一、药材及饮片质量标准起草说明

1. 名称　对正名选定的说明,以及历史名称、别名或国外药典收载名。

2. 来源

(1)历史沿革:简要说明始载于何种本草,历代本草的考证及历代本草记载中有无品种改变情况,目前使用和生产的药材品种情况,以及历版药典的收载、修订情况。

（2）原植（动、矿）物：原植（动、矿）物形态按常规描写。突出重点，同属两种以上的可以前种为主描述，其他仅写主要区别点。学名有变动的应说明依据。

（3）生境与主产地：野生或栽培。主产的省、自治区、直辖市名称，按产量大小次序排列。道地药材可写出县名。

（4）采收时间：采收时间与药材质量有密切关系的，采收时间应进行考察，并在起草说明中列入考察资料。

（5）采收加工：产地加工的方法，包括与主产地不同的方法或有关这方面的科研结果。

3．性状　说明性状描述的依据，主要包括：①正文描述性状的药材标本来源；②增修订性状的理由，若由于栽培发生性状变异，应附详细的质量研究资料；③各药材标本间的差异，多基源药材的合写或分写的理由；④曾发现过的伪品、类似品与本品性状上的区别点；⑤未列入正文的某些性状特点及理由。

4．成分　摘引文献已报道的化学成分。注意核对其原植（动、矿）物品种的拉丁学名，应与标准收载的品种一致。化学成分的中文名称后用括号注明外文名称，以免混淆。

5．鉴别　应说明正文规定各项鉴别的依据，并提供全部试验研究资料，包括：①药工经验鉴别方法；②理化鉴别反应原理；③薄层色谱法实验条件选择的说明；④多基源品种种间鉴别试验情况；⑤伪品、类似品与正品鉴别试验的比较情况，并进一步说明选定方法的专属性；⑥起草过程中曾做过的其他试验，但未列入正文的显微鉴别及理化试验方法。

6．检查　说明正文规定各检查项目的理由及其试验数据，阐明确定该检查项目限度指标的意义及依据。

7．特征图谱　需要说明：①对照特征图谱中各特征色谱峰的选定依据以及结构鉴定数据；②方法学验证的研究资料（如精密度、重复性、耐用性等研究资料），详述不同品牌色谱柱、不同柱温、不同流速、不同流动相pH值等色谱条件改变时对各特征色谱峰出峰顺序、相对保留时间等的影响。

8．浸出物　需要说明：①规定浸出物测定的理由，选用浸出溶剂和方法的依据；②浸出物测定结果与商品等级、规格或药工经验鉴别质量优劣是否相关；③实验数据以及规定浸出物限量的依据。

9．含量测定　需要说明：①选定测定成分和测定方法的理由，测定条件确定的研究资料；②测定方法的原理及其研究资料（方法学验证如重现性、精密度、稳定性、回收率等研究资料）；③实验数据（至少应有10批样品20个数据）以及规定限度的理由，其他经过试验而未选用的含量测定方法也应提供其全部试验资料。

10．炮制　需提供以下资料：①历代本草炮制记载；②炮制研究情况（包括文献资料及起草时研究情况）；③简述全国主要省份炮制规范收载的方法，说明正文收载炮制方法的理由；④正文炮制品性状、鉴别及规定炮制品质量标准的理由和实验数据。

11．药理作用　综述本品文献报道及实际所做的药理实验研究结果。

12．性味与归经、功能与主治　综述历代本草以及现代临床报道的性味与归经、功能与主治。

13．贮藏　需特殊贮藏条件的应说明理由。

14．参考文献　起草说明中涉及的相关文字内容和数据，若引自前人文献报道，需列出具体参考文献。

15．附图　如说明与伪品、类似品的区别，尽可能附正品与伪品、类似品的药材照片；显微鉴别组织或粉末特征应提供彩色图片，应标注各个鉴别特征，并附标尺或放大倍数；薄层色谱应附彩色照片；光谱鉴别应附光谱图；含量测定应附相应的谱图如液相色谱图、气相色谱图。

二、中药制剂质量标准起草说明

针对中药制剂质量标准起草说明的特殊之处，简要列举如下。

1．处方　需对处方药味排列次序进行说明。若处方中的药味不是药典所收载的品种，应附标准，说明其标准收载情况，并注明其科、属、种、拉丁学名及药用部位。处方中如有药典未收载的炮制品，应详细说明炮制方法和质量要求。

2．制法　需要说明：①详细的工艺流程，包括全部工艺参数和技术指标、关键半成品的质量标准及确定最终制备工艺及其技术条件的依据。②如需粉碎的药材应说明药粉粒度；药材经提取后制成清膏的应说明出膏率（干膏率），并列出相应数据；写明制成品总量及允许的公差率等。③主要辅料品种及用量、标准收载情况，药典未收载的辅料应附执行标准。④同一品种下收载不同规格应分别说明，如蜜丸，收载水蜜丸、小蜜丸、大蜜丸应分别说明；又如片剂，收载大片与小片、糖衣片、薄膜衣片应分别说明；如颗粒剂有含糖颗粒、无蔗糖颗粒、含乳糖颗粒等应分别说明。⑤制法过程中的注意事项。

3．鉴别　需要说明：①说明正文收载的各项鉴别试验所鉴别的药味，包括鉴别增订、修订的理由，操作中应注意的事项。②显微鉴别应说明正文各鉴别特征所代表的药材。③理化鉴别试验若非药典附录"一般鉴别试验"收载的方法，应说明鉴别反应的原理，并说明所鉴别的药味。④鉴别试验应提供前处理条件选择的依据和实验数据，说明阴性对照溶液的制备方法，详述专属性、重现性与耐用性考察结果，并附含阴性对照的彩色照片或色谱图。

4．检查　对药典附录通则规定以外的检查项目除说明制定理由，还要说明其限度拟定的理由。

5．特征图谱或指纹图谱　需要明确图谱中各特征色谱峰的药味归属，以证明药材与制剂特征图谱的相关性。

6．含量测定　需要说明：①含量测定所测药味和成分选定的理由及测定方法选定的依据；②测定方法的原理及其研究资料（包括各项实验条件选择的依据及方法验证的数据与图谱，如干扰成分的去除，阴性对照试验情况以及方法的专属性与可行性，按中药质量标准分析方法验证指导原则的要求，列出方法学考察的全部研究资料，如准确度、精密度、专属性、线性、范围、耐用性等考察项目的试验方法、实验数据、结果结论等）；③说明含量限度拟定的依据；④起草过程中所进行的含量测定研究，若未列入标准正文，也应详尽地记述于起草说明中。

第四节　中药质量标准制定及起草说明示例

【例 8-1】 天麻药材质量标准修订及起草说明

《中国药典》（2015 年版）以天麻素及其苷元对羟基苯甲醇作为天麻主要的质量评价指标。

研究发现,天麻中的结合型天麻素,即天麻素与柠檬酸缩合而成的酯类成分如巴利森苷、巴利森苷 B、巴利森苷 C 的含量远高于天麻素,并且此类成分还表现出与天麻传统药效相关的药理活性,如巴利森苷 C 能显著缓解苯环利定所引起的小鼠分裂样精神病症状,改善东莨菪碱所致的大鼠学习记忆障碍,且作用优于天麻素;巴利森苷 B 有一定的抗哮喘活性等。此外,研究还发现在兰科其他中药如山慈菇[杜鹃兰 Cremastra appendiculata(D. Don)Makino、独蒜兰 Pleione bulbocodioides(Franch.)Rolfe 或云南独蒜兰 P. yunnanensis Rolfe 的干燥假鳞茎]、手掌参[Gymnadenia conopsea(L.)R. Br. 的块根]中也含有天麻素,说明天麻素并非天麻的专属性成分。因而,仅以天麻素作为质控指标有一定的局限性,有必要对天麻质量标准进行提高和完善,建立天麻多指标质量控制方法。鉴于此,对《中国药典》(2015 年版)天麻药材质量标准进行了修订,现将修订的质量标准草案(薄层色谱鉴别项、含量测定项)及起草说明简介如下。

一、天麻质量标准草案

天麻

Tianma

GASTRODIAE RHIZOMA

本品为兰科植物天麻 Gastrodia elata Bl. 的干燥块茎。立冬后至次年清明前采挖,立即洗净,蒸透,敞开低温干燥。

【性状】 本品呈椭圆形或长条形,略扁,皱缩而稍弯曲,长 3～15cm,宽 1.5～6cm,厚 0.5～2cm。表面黄白色至黄棕色,有纵皱纹及由潜伏芽排列而成的横环纹多轮,有时可见棕褐色菌索。顶端有红棕色至深棕色鹦嘴状的芽或残留茎基;另端有圆脐形疤痕。质坚硬,不易折断,断面较平坦,黄白色至淡棕色,角质样。气微,味甘。

【鉴别】

(1)本品横切面:表皮有残留,下皮由 2～3 列切向延长的栓化细胞组成。皮层为十数列多角形细胞,有的含草酸钙针晶束。较老块茎皮层与下皮相接处有 2～3 列椭圆形厚壁细胞,木化,纹孔明显。中柱占绝大部分,有小型周韧维管束散在;薄壁细胞亦含草酸钙针晶束。

粉末黄白色至黄棕色。厚壁细胞椭圆形或类多角形,直径 70～180μm,壁厚 3～8μm,木化,纹孔明显。草酸钙针晶成束或散在,长 25～75(93)μm。用醋酸甘油水装片观察含糊化多糖类物的薄壁细胞无色,有的细胞可见长卵形、长椭圆形或类圆形颗粒,遇碘液显棕色或淡棕紫色。螺纹导管、网纹导管及环纹导管直径 8～30μm。

a(2)取本品粉末 1g,加甲醇 10ml,超声处理 30 分钟,滤过,滤液浓缩至干,残渣加甲醇 1ml 使之溶解,作为供试品溶液。另取天麻对照药材 1g,同法制成对照药材溶液。再取天麻素对照品、对羟基苯甲醇对照品、巴利森苷对照品,加甲醇分别制成每 1ml 各含 1mg 的溶液,作为对照品溶液。照薄层色谱法(通则 0502)试验,吸取供试品溶液 2μl、对照药材溶液及对照品溶液各 5μl,分别点于同一硅胶 G 薄层板上,以二氯甲烷∶乙酸乙酯∶甲醇∶水(1.5∶4∶2.5∶1)为展开剂,展开,取出,晾干,喷以 2% 对羟基苯甲醛硫酸乙醇溶液(取对羟基苯甲醛 0.2g,溶于乙醇 10ml 中,加50% 硫酸溶液 1ml,混匀),在 120℃加热至斑点显色清晰,置日光下检视。供试品色谱中,在与对照药材色谱和对照品色谱相应的位置上,显相同颜色的斑点。

[b]【特征图谱】 照高效液相色谱法(通则0512)测定。

色谱条件与系统适应性试验:以十八烷基硅烷键合硅胶为填充剂;以乙腈为流动相A,以0.1%磷酸溶液为流动相B,按下表中的规定进行梯度洗脱;流速为0.8ml/min;柱温30℃;检测波长为220nm。理论板数按天麻素峰计算应不低于5 000。

时间/min	流动相A/%	流动相B/%
0～10	3→10	97→90
10～15	10→12	90→88
15～25	12→18	88→82
25～40	18→18	82→82
40～42	18→95	82→5

参照物溶液的制备:取天麻对照药材约0.5g,置具塞锥形瓶中,加入50%甲醇25ml,超声处理(功率500W,频率40kHz)30分钟,放冷,摇匀,滤过,取滤液,作为对照药材参照物溶液。另取【含量测定】项下的对照品溶液,作为对照品参照物溶液。

供试品溶液的制备:取本品粉末(过四号筛)约0.5g,照对照药材参照物溶液制备方法同法制成供试品溶液。

测定法:分别精密吸取参照物溶液与供试品溶液各3μl,注入液相色谱仪,测定,记录色谱图,即得。

供试品特征图谱中应呈现6个特征峰,并应与对照药材参照物色谱峰中的6个特征峰相对应,其中峰1、峰2应与天麻素对照品和对羟基苯甲醇对照品参照物峰保留时间相一致。

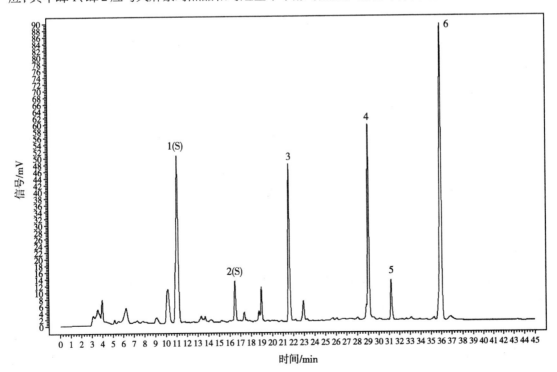

1(S)-天麻素;2(S)-对羟基苯甲醇;3-巴利森苷E;4-巴利森苷B;5-巴利森苷C;6-巴利森苷。

● 对照特征图谱

【检查】 水分：不得过 15.0%（通则 0832 第二法）。

总灰分：不得过 4.5%（通则 2302）。

二氧化硫残留量：照二氧化硫残留量测定法（通则 2331）测定，不得过 400mg/kg。

【浸出物】 照醇溶性浸出物测定法（通则 2201）项下的热浸法测定，用稀乙醇作溶剂，不得少于 15.0%。

^c【含量测定】 照高效液相色谱法（通则 0512）测定。

色谱条件与系统适用性试验：以十八烷基硅烷键合硅胶为填充剂；以乙腈为流动相 A，以 0.02% 磷酸溶液为流动相 B，按下表中的规定进行梯度洗脱；柱温为 30℃；检测波长为 220nm。理论板数按天麻素峰应不低于 5 000。

时间 /min	流动相 A/%	流动相 B/%
0～10	3→10	97→90
10～15	10→12	90→88
15～25	12→18	88→82
25～35	18	82
35～37	18→95	82→5

对照品溶液的制备：取天麻素对照品适量，精密称定，加甲醇制成每 1ml 含 0.05mg 的溶液，即得。

供试品溶液的制备：取本品粉末（过三号筛）约 0.5g，精密称定，置具塞锥形瓶中，精密加入 50% 甲醇 25ml，密塞，称定重量，超声处理（功率 500W，频率 40kHz）30 分钟，放冷，再称定重量，用 50% 甲醇补足减失的重量，摇匀，滤过，取续滤液，即得。

测定法：分别精密吸取对照品溶液与供试品溶液各 3μl，注入液相色谱仪，测定，计算天麻素的含量；以天麻素为对照，利用校正因子分别计算对羟基苯甲醇、巴利森苷 E、巴利森苷 B、巴利森苷 C、巴利森苷的含量。

供试品色谱中，对羟基苯甲醇、巴利森苷 E、巴利森苷 B、巴利森苷 C、巴利森苷色谱峰与天麻素色谱峰的相对保留时间应在规定值的 ±5% 范围之内。相对保留时间及校正因子见下表：

待测成分（峰）	相对保留时间	校正因子
天麻素	1.00	1.00
对羟基苯甲醇	1.49	0.57
巴利森苷 E	2.03	1.58
巴利森苷 B	2.80	1.24
巴利森苷 C	3.03	1.26
巴利森苷	3.56	1.19

本品按干燥品计算，含天麻素（$C_{13}H_{18}O_7$）和对羟基苯甲醇（$C_7H_8O_2$）的总量不得少于 0.25%；含巴利森苷 E（$C_{19}H_{24}O_{13}$）、巴利森苷 B（$C_{32}H_{40}O_{19}$）、巴利森苷 C（$C_{32}H_{40}O_{19}$）、巴利森苷（$C_{45}H_{56}O_{25}$）的总量不得少于 1.0%。

饮片

【炮制】 洗净，润透或蒸软，切薄片，干燥。

本品呈不规则的薄片。外表皮淡黄色至黄棕色,有时可见点状排成的横环纹。切面黄白色至淡棕色。角质样,半透明。气微,味甘。

【检查】 水分同药材,不得过12.0%。

【鉴别】 除横切面外。

【检查】 总灰分、二氧化硫残留量。

【浸出物】【含量测定】 同药材。

【性味与归经】 甘,平。归肝经。

【功能与主治】 息风止痉,平抑肝阳,祛风通络。用于治疗小儿惊风,癫痫抽搐,破伤风,头痛眩晕,手足不遂,肢体麻木,风湿痹痛。

【用法与用量】 3~10g。

【贮藏】 置通风干燥处,防蛀。

注:①ᵃ、ᵇ、ᶜ系在《中国药典》(2015年版)天麻质量标准基础上修订。

②ᵃ、ᵇ被《中国药典》(2020年版)所采纳。

二、天麻质量标准草案的起草说明

(一)概述

在天麻原质量标准基础上[《中国药典》(2015年版)],本质量标准修订了薄层色谱鉴别项、特征图谱项、含量测定项。在薄层色谱鉴别项中,鉴定成分增加了巴利森苷,提高了鉴别的专属性。关于含量测定项,针对巴利森苷类化合物的分离纯化难度大、对照品价格昂贵的困境,建立了以天麻素为参照、同时测定天麻素、羟基苯甲醇、巴利森苷E、巴利森苷B、巴利森苷C、巴利森苷6个酚类成分的一标多测法,增加了巴利森苷类成分总量的限度。

(二)起草说明

本质量标准草案仅涉及对薄层色谱鉴别项及含量测定项的修订,因此略去对其他项目【名称】【来源】【性状】【鉴别】【特征图谱】【检查】【浸出物】【炮制】【性味与归经】【功能与主治】【用法与用量】【贮藏】的起草说明。

【鉴别】 《中国药典》(2015年版)采用不同的薄层色谱方法鉴别天麻素及对羟基苯甲醇,操作较为烦琐。通过对供试品溶液制备方法、薄层色谱条件(包括展开剂、展开距离、温度、相对湿度、显色剂等)的试验考察(具体过程及数据略),最终确定最佳薄层色谱鉴别方法。该方法经一次薄层色谱操作即可以同时鉴别天麻素、对羟基苯甲醇和巴利森苷,既提高了专属性,又简化了操作步骤(色谱图见ER-8-1)。

ER-8-1

【含量测定】

1.待测成分的选定 天麻中巴利森苷类成分不仅含量较高,而且表现出与其传统功效一致的药理活性,因此选择天麻素、对羟基苯甲醇及巴利森苷类成分为待测成分。

2.测定方法的选择 考虑到巴利森苷类成分对照品价格昂贵,而6个待测酚苷类成分结构相似,紫外吸收光谱相近(见图8-1),因此采用一标多测法进行多成分定量分析。

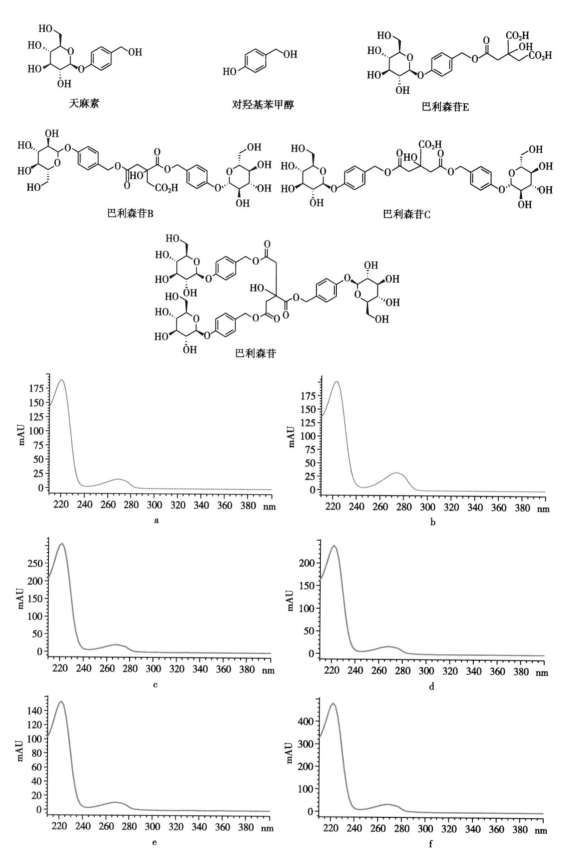

a- 天麻素；b- 对羟基苯甲醇；c- 巴利森苷 E；d- 巴利森苷 B；e- 巴利森苷 C；f- 巴利森苷。

● 图 8-1　天麻中酚苷类成分紫外吸收光谱图

3. 色谱条件　HP1100 高效液相色谱仪为 Agilent G1312A 二元泵, 自动进样器, Chemstation6.01 色谱工作站; 色谱柱为 Agilent Zorbax SB-C18(4.6mm×50mm×1.8μm); 柱温 30℃; 流动相为乙腈 (A)-0.02% 磷酸溶液(B)系统; 梯度洗脱程序为 0~4 分钟 3%~10% B, 4~5 分钟 10%~12% B, 5~7 分钟 12%~18% B, 7~12 分钟 18% B; 检测波长 220nm; 流速为 0.6ml/min; 进样体积 3μl。 代表性色谱图如图 8-2。

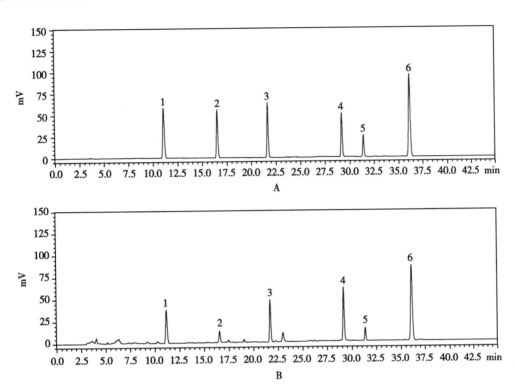

1- 天麻素; 2- 对羟基苯甲醇; 3- 巴利森苷 E; 4- 巴利森苷 B; 5- 巴利森苷 C; 6- 巴利森苷。

● 图 8-2　对照品(A)和供试品(B)高效液相色谱图

4. 供试品溶液制备方法考察　以提取率为考察指标, 采用单因素实验方法, 先后对提取溶剂 (如水、30% 甲醇、50% 甲醇、70% 甲醇、100% 甲醇)、提取方式(超声处理、热回流、冷浸)、提取时间以及固液比等参数进行了考察(具体过程及数据略), 最终确定供试品溶液制备方法为: 取本品粉末(过三号筛)约 0.5g, 精密称定, 置具塞锥形瓶中, 精密加入 50% 甲醇 25ml, 密塞, 称定重量, 超声处理(功率 500W, 频率 40kHz)30 分钟, 放冷, 再称定重量, 用 50% 甲醇补足减失的重量, 摇匀, 滤过, 取续滤液, 即得。

5. 方法学验证

(1) 线性关系考察: 精密称取天麻素、对羟基苯甲醇、巴利森苷、巴利森苷 B、巴利森苷 C 及巴利森苷 E 对照品适量, 置 5ml 量瓶中, 加 50% 甲醇溶解并稀释至刻度, 摇匀, 制成浓度分别为 0.316 5mg/ml、0.099 5mg/ml、0.648 0mg/ml、0.261 8mg/ml、0.110 2mg/ml、0.407 0mg/ml 的混合对照品储备液。分别精密吸取上述混合对照品储备液 0.1ml、0.25ml、0.5ml、1.0ml、1.5ml、2.5ml, 置 5ml 量瓶中, 加 50% 甲醇稀释至刻度, 摇匀, 配制成一系列梯度浓度的对照品溶液。分别吸取上述对照品溶液 3μl, 注入液相色谱仪, 记录色谱图, 测定各成分的峰面积。以浓度(μg/ml)为横坐标(x)、峰面积为纵坐标(y), 绘制标准曲线, 以最小二乘法计算得回归方程。结果见表 8-1。

表 8-1　线性关系考察结果（$n=6$）

待测成分	回归方程	相关系数	线性范围 /（μg/ml）	LOD/μg	LOQ/μg
天麻素	$y = 6\,140.1x + 4\,344.7$	1.000 0	6.33～316.50	0.23	0.76
对羟基苯甲醇	$y = 10\,853x + 2\,301.1$	1.000 0	1.99～99.50	0.05	0.12
巴利森苷 E	$y = 3\,856.6x + 3\,254.6$	1.000 0	12.96～648.00	0.16	0.26
巴利森苷 B	$y = 4\,919.5x + 2\,065.8$	0.999 9	5.24～261.80	0.05	0.16
巴利森苷 C	$y = 4\,830.8x + 1\,213.7$	0.999 8	2.20～110.20	0.07	0.17
巴利森苷	$y = 5\,157.9x + 4\,537.8$	1.000 0	8.14～407.00	0.31	1.22

（2）检测限与定量限测定：先进样空白溶剂，测出噪音水平，再进样低浓度的对照品溶液，根据其对应的峰高值，将对照品溶液稀释至约 3 倍信噪比的浓度（$S/N = 3$），即为检测限（LOD）；约 10 倍信噪比的浓度（$S/N = 10$）即为定量限（LOQ）。在选定的色谱条件下，各成分的检测限与定量限见表 8-1。

（3）精密度试验：取"线性关系考察"项下高、中、低 3 个梯度浓度的对照品溶液，在上述色谱条件下，于 1 个工作日内连续进样 6 次，测定各成分峰面积，计算相对标准偏差（RSD,%）来考察日内精密度；每个工作日进样 3 次，连续 3 个工作日，测定各成分峰面积，计算 RSD 来考察日间精密度。结果见表 8-2、表 8-3。结果显示，日内与日间精密度 RSD 值均小于 2%，说明精密度良好。

表 8-2　日内精密度试验结果（$n=6$）

No.	峰面积					
	天麻素	对羟基苯甲醇	巴利森苷 E	巴利森苷 B	巴利森苷 C	巴利森苷
1	534.3	270.2	470.0	347.9	147.5	843.3
2	535.5	271.0	471.8	349.3	148.3	846.8
3	537.6	272.4	473.8	350.8	148.7	849.9
4	539.9	273.0	474.1	349.7	148.4	848.3
5	538.2	272.8	472.9	348.2	148.5	847.1
6	538.9	273.2	474.4	347.9	148.1	848.0
RSD /%	0.39	0.45	0.36	0.34	0.28	0.26

表 8-3　日间精密度试验结果（$n=9$）

No.	峰面积					
	天麻素	对羟基苯甲醇	巴利森苷 E	巴利森苷 B	巴利森苷 C	巴利森苷
第一天	534.3	270.2	470.3	347.9	147.5	843.3
	528.5	271.1	481.6	349.3	145.3	847.8
	541.6	272.4	473.8	350.8	148.7	848.9
第二天	539.9	273.9	474.1	349.7	148.4	849.3
	532.2	272.8	472.9	348.2	146.5	846.5
	543.9	273.2	474.4	347.9	147.1	843.1
第三天	531.3	270.3	469.5	341.5	147.6	837.3
	535.4	271.6	471.2	339.3	143.3	843.8
	547.6	272.4	463.8	345.1	146.7	839.7
RSD/%	1.20	0.47	0.84	1.20	1.20	0.52

（4）重复性试验：取同一批次天麻药材粉末，按上述"供试品溶液制备方法"制备"低、中、高"三个水平（称样量分别为0.25g、0.50g、0.75g）的供试品溶液，每个水平平行制备3份，在上述色谱条件下进样分析，记录各成分峰面积并计算含量，测定结果见表8-4。结果显示各成分含量的RSD值小于3%，表明该方法重复性良好。

表8-4　重复性试验考察结果（$n=9$）

浓度水平	称样量/g	含量/%					
		天麻素	对羟基苯甲醇	巴利森苷E	巴利森苷B	巴利森苷C	巴利森苷
低	0.250 2	0.287	0.084	0.574	0.558	0.144	1.328
	0.250 2	0.286	0.084	0.573	0.556	0.143	1.325
	0.250	0.284	0.084	0.571	0.549	0.148	1.303
中	0.500 2	0.281	0.082	0.566	0.55	0.14	1.308
	0.500 1	0.283	0.083	0.565	0.551	0.141	1.311
	0.500 5	0.286	0.083	0.572	0.555	0.142	1.334
高	0.750 0	0.277	0.082	0.558	0.557	0.139	1.303
	0.750 6	0.278	0.081	0.56	0.558	0.139	1.303
	0.750 0	0.279	0.082	0.564	0.559	0.14	1.297
均值	—	0.282	0.083	0.567	0.555	0.142	1.312
RSD/%	—	1.40	1.32	1.03	0.69	2.00	1.00

（5）加样回收试验：取已知含量的同一批次天麻样品9份，每份0.25g，精密称定，置锥形瓶中，按"低、中、高"三个水平分别精密加入0.5ml、1.0ml、1.5ml天麻素（0.65mg/ml）、对羟基苯甲醇（0.20mg/ml）、巴利森苷（3.22mg/ml）、巴利森苷B（1.36mg/ml）、巴利森苷C（0.35mg/ml）及巴利森苷E（1.43mg/ml）的混合对照品溶液，每个水平平行3份。按上述"供试品溶液制备方法"制备供试品溶液，在上述色谱条件下进样分析，记录各成分峰面积并计算加样回收率。结果见表8-5（仅列出天麻素加样回收试验数据，其余成分加样回收试验数据略）。结果表明，各成分"低、中、高"三个水平的加样回收率均在95%~105%之间，且RSD值小于3%，说明方法准确度好。

表8-5　天麻素加样回收试验结果（$n=9$）

浓度水平	称样量/g	含有量/mg	加入量/mg	测得量/mg	回收率[*]/%
低	0.250 5	0.706 4	0.325	1.028 4	99.08
	0.250 5	0.706 4	0.325	1.031 9	100.15
	0.250 0	0.705 0	0.325	1.038 6	102.65
中	0.250 9	0.707 5	0.650	1.352 9	99.28
	0.250 8	0.707 3	0.650	1.349 1	98.75
	0.250 3	0.705 8	0.650	1.352 3	99.45
高	0.250 1	0.705 3	0.975	1.661 1	98.03
	0.250 2	0.705 6	0.975	1.657 0	97.58
	0.250 4	0.706 1	0.975	1.668 9	98.75
均值	—	—	—	—	99.30
RSD/%	—	—	—	—	1.5

注：[*]回收率（%）=[（测得量−含有量）/加入量]×100%

6. 一标多测法的建立

（1）相对校正因子及相对保留时间测定：取一系列梯度浓度的混合对照品溶液，吸取 3μl，注入高效液相色谱仪，测定各成分峰面积及保留时间。以天麻素为参照物，按下列公式分别计算对羟基苯甲醇、巴利森苷 E、巴利森苷 B、巴利森苷 C、巴利森苷的相对校正因子及相对保留时间。结果见表 8-6、表 8-7。

相对校正因子（式 8-1）：

$$f_{si}=f_s/f_i=(A_s/c_s)/(A_i/c_i) \qquad （式8-1）$$

式中，f_{si} 为天麻素对某待测成分 i 的相对校正因子，A_s 为天麻素对照品峰面积，c_s 为天麻素对照品浓度，A_i 为某待测成分对照品 i 峰面积；c_i 为某待测成分对照品 i 浓度。

相对保留时间（式 8-2）：

$$RRT=RT_i/RT_s \qquad （式8-2）$$

式中，RRT 为某待测成分的相对保留时间，RT_s 为参照物的保留时间，RT_i 为某待测成分的保留时间。

表8-6　各待测成分的相对校正因子

No.	天麻素	对羟基苯甲醇	巴利森苷 E	巴利森苷 B	巴利森苷 C	巴利森苷
1	1.00	0.56	1.57	1.23	1.27	1.20
2	1.00	0.56	1.58	1.25	1.27	1.20
3	1.00	0.58	1.57	1.25	1.26	1.18
4	1.00	0.56	1.58	1.25	1.26	1.18
5	1.00	0.58	1.59	1.22	1.26	1.20
6	1.00	0.57	1.58	1.23	1.26	1.19
7	1.00	0.58	1.57	1.24	1.23	1.18
均值	1.00	0.57	1.58	1.24	1.26	1.19
RSD/%	—	1.75	0.48	0.98	1.20	0.84

表8-7　各待测成分的相对保留时间

No.	天麻素	对羟基苯甲醇	巴利森苷 E	巴利森苷 B	巴利森苷 C	巴利森苷
1	1.00	1.47	1.93	2.59	2.79	1.41
2	1.00	1.49	2.02	2.83	3.05	1.50
3	1.00	1.47	2.00	2.73	2.93	3.36
4	1.00	1.52	2.04	2.84	3.08	3.80
5	1.00	1.51	2.14	2.92	3.14	3.60
6	1.00	1.48	2.06	2.88	3.12	3.64
7	1.00	1.48	2.03	2.83	3.13	3.61
均值	1.00	1.49	2.03	2.80	3.03	3.56
RSD /%	—	1.31	3.12	3.94	4.27	4.20

（2）相对校正因子及相对保留时间的耐用性考察：实验考察了色谱条件（流动相 pH 值、检测波长、流速、柱温等）发生微小改变时，以及测试环境（不同品牌仪器、不同类型色谱柱、不同操作人员）发生变动时对相对校正因子及相对保留时间的影响。结果发现，所测得的相对校正因子及相对保留时间耐用性良好，RSD 值小于 5%（具体数据略）。

7. 样品测定　分别按标准曲线法和一标多测法测定含量。其中，一标多测法测定含量按式 8-3 计算：

$$c'_i = f_{si} \times c'_s \times A'_i / A'_s \qquad （式 8-3）$$

式中，c'_i 为供试品溶液中待测成分 i 的浓度，f_{si} 为天麻素对待测成分 i 的相对校正因子，c'_s 为供试品溶液中天麻素的浓度实测值（由标准曲线法测得），A'_i 及 A'_s 分别为供试品溶液中待测成分 i 及天麻素的峰面积。

含量测定结果见表 8-8。

表 8-8　天麻药材含量测定结果（n=3，%）

| 产地 | 1 | 2 | | 3 | | 4 | | 5 | | 6 | |
	a	a	b	a	b	a	b	a	b	a	b
云南省	0.65	ND	ND	0.38	0.38	0.60	0.60	0.12	0.12	0.83	0.83
云南省	0.15	0.08	0.09	0.65	0.67	0.25	0.25	0.05	0.05	0.21	0.21
云南省	0.41	0.10	0.10	0.71	0.71	0.91	0.92	0.21	0.22	2.85	2.87
云南省	0.58	0.29	0.29	0.62	0.62	0.96	0.97	0.19	0.19	3.00	3.02
云南省	0.30	0.22	0.22	0.51	0.51	0.70	0.71	0.13	0.13	1.14	1.15
云南省	0.25	0.19	0.19	0.55	0.56	0.57	0.58	0.10	0.10	0.97	0.98
云南省	0.08	0.17	0.18	0.25	0.25	0.19	0.20	0.04	0.04	0.50	0.51
贵州省	1.08	0.02	0.02	0.30	0.30	0.38	0.38	0.07	0.07	0.30	0.29
贵州省	0.31	0.07	0.07	0.60	0.61	0.58	0.59	0.12	0.12	1.52	1.54
贵州省	0.55	0.04	0.04	0.80	0.80	0.77	0.78	0.17	0.17	1.91	1.92
贵州省	0.64	0.04	0.04	0.35	0.35	0.42	0.42	0.13	0.13	0.98	0.98
四川省	0.29	ND	ND	0.51	0.52	0.64	0.65	0.12	0.12	1.83	1.85
四川省	0.46	0.07	0.07	0.43	0.43	0.35	0.35	0.24	0.24	0.82	0.83
四川省	0.51	0.04	0.04	0.39	0.39	0.55	0.56	0.13	0.12	1.36	1.36
四川省	0.48	0.02	0.02	0.34	0.33	0.45	0.45	0.12	0.12	0.98	0.98
陕西省	0.30	0.05	0.04	0.40	0.40	0.50	0.51	0.14	0.14	1.44	1.45
陕西省	0.84	0.03	0.02	0.50	0.50	1.02	1.03	0.20	0.20	2.49	2.50
陕西省	0.97	ND	ND	0.40	0.40	0.68	0.69	0.10	0.10	0.70	0.69
陕西省	1.45	0.02	0.02	0.38	0.37	0.58	0.59	0.08	0.08	0.40	0.39
湖北省	0.94	ND	ND	0.30	0.29	0.48	0.48	0.07	0.07	0.36	0.36
湖北省	0.60	0.03	0.02	0.65	0.65	0.66	0.66	0.14	0.14	1.35	1.35
湖北省	0.20	0.13	0.14	0.58	0.58	0.57	0.58	0.10	0.10	1.15	1.17
均值	0.55	0.09	0.09	0.48	0.48	0.58	0.59	0.13	0.13	1.23	1.24

注：1～6 分别为天麻素、对羟基苯甲醇、巴利森苷 E、巴利森苷 B、巴利森苷 C、巴利森苷；a- 外标法；b- 一标多测法；ND- 未检测到或含量低于定量限。

含量测定结果表明：①采用外标法与一标多测法所得结果无显著差异，说明一标多测法的可靠性；②由于产地、生长年限、采收季节等因素的影响，导致各批次样品之间含量差异较大；③若以《中国药典》（2015年版）对天麻素和对羟基苯甲醇的含量限度（两者之和不得少于0.25%）为评判依据，22批天麻药材中有1批质量不合格；④6个酚苷类成分含量高低顺序为巴利森苷>巴利森苷B>巴利森苷E>天麻素>巴利森苷C>对羟基苯甲醇；⑤根据巴利森苷类成分的含量测定结果，将限度暂定为"含巴利森苷E、巴利森苷B、巴利森苷C、巴利森苷的总量不得少于1.0%"。

第八章同步练习

第八章知识拓展

（李会军）

第九章　中药成分体内分析

中药成分进入机体后，会出现两种不同的效应，一种是药物对机体产生生物效应，包括治疗作用和毒副作用，即药物效应动力学，简称药效学（pharmacodynamics）和毒理学（toxicology）。另一种是机体对药物的作用，包括对药物的吸收（absorption）、分布（distribution）、代谢（metabolism）和排泄（excretion），简称ADME，即所谓的药物代谢动力学，简称药动学（pharmacokinetics）。

中药成分体内分析要研究中药化学成分在生物体内ADME过程中质和量的变化规律，获得其药物代谢动力学参数，明确其ADME过程。随着高灵敏度、高选择性的现代分析技术的发展，人们对中药质量的研究已由过去单纯采用理化、生物等方法进行鉴别、检查、含量测定的体外模式，向体外、体内双向评价模式延伸和发展，这对中药的质量评价、作用机理、临床试验、研发生产、临床应用等均具有十分重要的意义。本章主要介绍中药成分体内过程与生物转化、中药成分体内分析主要特点及样品制备方法、中药成分体内分析方法的建立与验证等。

第一节　中药成分体内过程

一、中药成分的吸收、分布、代谢、排泄

（一）吸收

中药成分的吸收是指中药成分从给药部位进入血液循环的过程。除注射给药外，其他给药途径（胃肠道给药、呼吸道给药、经皮给药）均存在吸收过程。药物成分在到达血液循环之前会选择性地通过多层半渗透性细胞膜，口服给药必须经胃肠道吸收和门静脉到肝脏后才进入血液循环。口服药物在到达体循环之前，经肠道、肠壁和肝脏的代谢分解，使进入体循环的相对药量降低，这种现象叫首过效应（first-pass effect）。中药成分从给药部位进入血液循环过程通常用吸收速度和吸收程度来描述。吸收程度通常指生物利用度（bioavailability），即成分由给药部位到达血液循环中的相对量。中药成分在胃肠道的吸收是一个非常复杂的过程，受到多种因素的影响，如成分的理化性质（如脂溶性、通透性）、成分间相互作用、给药剂型、生理条件（如胃排空、肠道通过时间、pH值等）、食物因素、胃肠道疾病等。

（二）分布

中药成分的分布是指中药成分从机体的一个部位转移到另一个部位的可逆过程。不管是哪

一种给药途径，成分进入血液之后，都随血液分布到机体各组织中，在靶组织发挥药效作用。其分布受机体生理因素及成分理化性质的影响，包括组织血流速率、生理性屏障、成分的脂溶性、成分与血浆蛋白结合等。同时，分布影响成分在机体各组织的浓度，对药效和毒性起到关键作用。中药成分首先分布于血流速率快的组织，然后分布到肌肉、皮肤或脂肪等血流速率慢的组织，也有部分成分会与血浆中的蛋白质结合。通常认为，游离成分才能通过生物膜，进入到相应的组织或靶器官而产生效应或进行代谢与排泄。因此，血浆蛋白结合率（rate of plasma protein binding）对成分的分布和代谢会产生影响。多数情况下，酸性成分与白蛋白结合，碱性成分与 α_1- 酸性糖蛋白结合。另外，有些中药成分还可能和血红细胞结合。

（三）代谢

中药成分的代谢是指中药成分经吸收、分布后，在血液和组织中发生生物转化（biotransformation）的过程，生物转化的产物称为代谢产物（metabolites）。其主要有胃肠道、肝脏等代谢方式。

1. 胃肠道代谢　绝大多数中药通过口服吸收而发挥作用。中药成分进入胃肠道之后会受到胃液、肠液、药物代谢酶及肠道菌群作用，多数成分代谢后被吸收，少部分成分则以原型物直接被吸收。

例如，苷类成分在胃酸环境下易发生水解反应，导致分子量减小、极性减弱、脂溶性增强。除碳苷类外，其他大部分苷类成分均可在胃内发生酸水解。如人参皂苷 Rg_1 在胃内的代谢途径是人参皂苷 $Rg_1 \rightarrow 20(S, R)$- 人参皂苷 Rh_1[$20(S, R)$-ginsenoside Rh_1]$\rightarrow 24$- 氢 -25- 羟基 -20(S, R)- 人参皂苷 Rh_1[24-hydro-25-hydroxy-20(S, R)-ginsenoside Rh_1]，反应式如下。

20（S）–人参皂苷Rh_1　　　　人参皂苷Rg_1　　　　20（R）–人参皂苷Rh_1

24–氢–25–羟基–20（S）–人参皂苷Rh_1　　　　24–氢–25–羟基–20（R）–人参皂苷Rh_1

一些能在碱性条件下水解的中药成分可在小肠内(pH 值为 8.5 左右)发生水解反应。如芍药苷在肠内的碱水解，由健康成人粪便的肠内菌和单菌株在厌氧条件下芍药苷可转化产生三种转化产物，分别为芍药苷代谢素(paeoniemtabolin)Ⅰ、Ⅱ和Ⅲ，其中芍药苷代谢素Ⅲ仅在转化早期出现，根据芍药苷代谢素Ⅰ、Ⅱ的结构，芍药苷的代谢反应式如下。

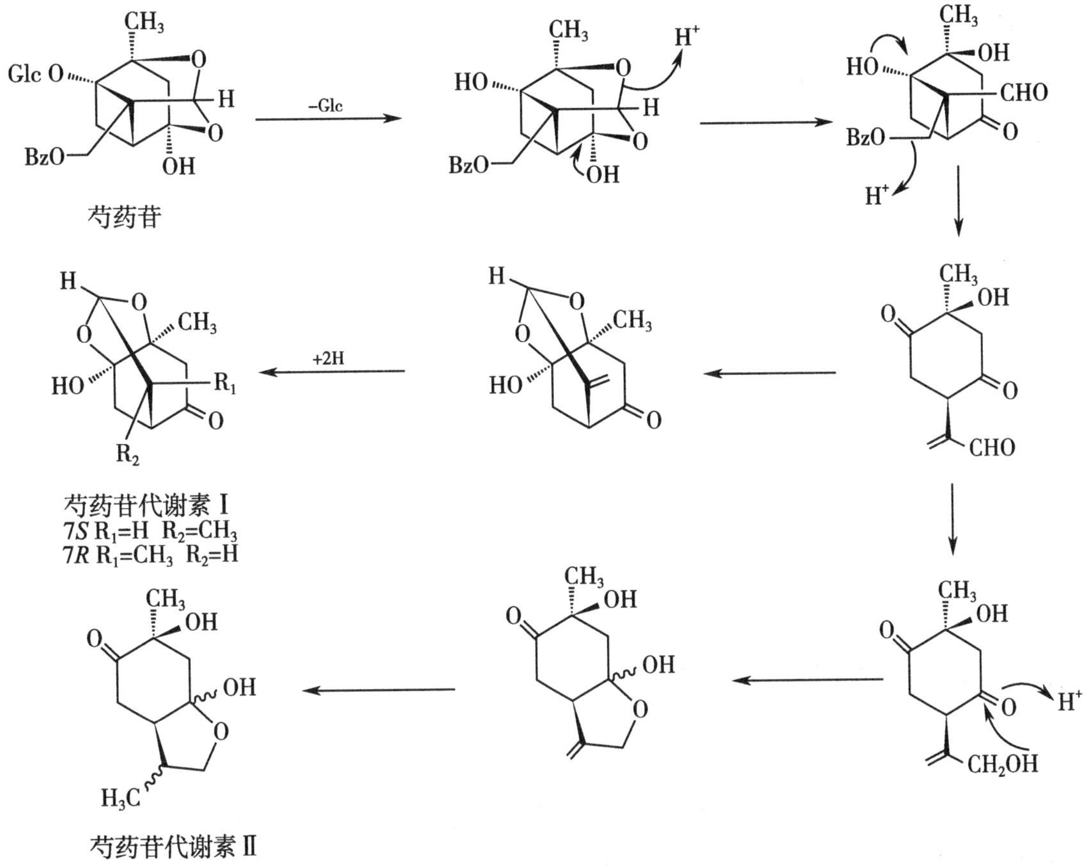

芍药苷

芍药苷代谢素 Ⅰ
7S R₁=H R₂=CH₃
7R R₁=CH₃ R₂=H

芍药苷代谢素 Ⅱ

肠道中药物代谢酶主要分布于成熟的上皮细胞内，其中绒毛尖端活性最强。目前已经在肠道中发现众多代谢酶，如 CYP2C6、CYP2C9、CYP2C19、CYP3A4、CYP3A5 等。许多有效成分为 CYP3A 的底物，可以在肠道内代谢。胃肠道代谢也是中药成分口服生物利用度偏低的重要原因之一。

2. 肝脏代谢　肝脏是中药成分的主要代谢器官，具有生物转化的功能，可将进入生物体内的成分转化为代谢产物而最终排出体外。肝脏富含Ⅰ相代谢和Ⅱ相代谢所需的各种酶，成分首先在Ⅰ相代谢酶的作用下被氧化、还原或水解，然后在Ⅱ相代谢酶的作用下与葡糖醛酸、甘氨酸、硫酸等内源性物质结合或经甲基化、乙酰化后，随尿液和粪便排出体外。其中，在参与中药成分代谢的Ⅰ相和Ⅱ相代谢酶中，以细胞色素 P-450 最为重要。

3. 其他代谢　除胃肠道和肝脏之外，中药成分代谢的部位还有血浆、肺、皮肤、肾、鼻黏膜、脑等。随着分子生物学如蛋白质分离纯化技术、免疫抗体标记及 cDNA 技术的发展和应用，越来越多的药物代谢酶在肝以外组织和器官中被发现。如Ⅰ相反应的主要酶系 - 细胞色素 P-450 及黄素单加氧酶、过氧化物酶、环氧化物水合酶等；Ⅱ相代谢反应的葡糖醛酸转移酶、硫酸转移酶、乙酰化酶、甲基化酶、氨基酸结合酶等。有些成分的部分代谢过程仅在肝外的特定组织进行，如绿原酸在体内的主要代谢产物为绿原酸的类似物,其主要集中在尿液。

中药成分在体内代谢的过程中会产生活性变化。有些成分本身没有药理活性,而经体内代谢后形成活性代谢物,这种成分又称为前体药物或前药(prodrug),如甘草酸(glycyrrhizin)本身并不能被机体吸收,在肠道菌群的作用下,分解为甘草次酸(glycyrrhetinic acid),被机体吸收而显现其药理活性。

部分中药成分在体内代谢后可形成毒性代谢物,对肝、肾等代谢器官造成损害。例如,冰片在体内代谢为樟脑(camphor),而产生一定的毒性;苦杏仁苷(amygdalin)在肠道内水解,其代谢产物氢氰酸具有毒性。

(四)排泄

中药成分的排泄是指中药成分及其代谢产物经机体的排泄或分泌器官排出体外的过程。其主要排泄途径为肾脏排泄(renal excretion)和胆汁排泄(biliary excretion),其他组织器官如肺、皮肤也参与某些成分的排泄。排泄过程的特点是:①多数成分和代谢产物的排泄属于被动转运,少数成分属于主动转运;②在排泄或分泌器官中成分或代谢产物浓度较高时可能具有治疗作用,或造成某种程度的不良反应;③各类成分的主要排泄器官功能障碍时均能引起排泄速度减慢,产生蓄积、血药浓度增加,从而导致中毒,此时应注意调整用药剂量或给药时间间隔。

二、肠道菌群与中药成分的生物转化

研究表明,中药中某些成分必须经过肠道菌群代谢后才能被吸收而发挥药理作用。此外,参与肠肝循环的药物经肝脏解毒后其代谢物随胆汁分泌到肠道后,再次与肠道菌群接触,也可能再次被肠道菌群代谢转化。因此,肠道菌群对中药的代谢转化具有非常重要的影响。肠道菌群对于中药成分的生物转化反应复杂多样,包括脱甲基反应、脱羟基反应、水解反应、氧化还原反应等。

(一)苷类成分的生物转化

1. 苷的水解反应　除碳苷类,大部分苷类成分在肠道内都可被菌群产生酶代谢转化,完成第一步去糖链的水解反应。如人参皂苷 Rb_1 的肠内菌群转化代谢,肠内菌酶对其水解是温和的,类似于 Smith 降解,可得到天然型的皂苷元。少部分以原型吸收入血的苷类在肝内被水解去糖。柴胡皂苷 a、b_1、b_2、d 与肠内菌群共温孵一定时间,均得到对应苷元与柴胡次皂苷。

2. 苷元的生物转化　苷类成分的苷元部分也可被肠道菌群酶代谢转化。如白芍苷(albiflorin)经健康成人粪便的肠内菌在厌氧条件下转化,可产生两种转化产物,即芍药内酯 A(paeonilactone A)和芍药内酯 B(paeonilactone B)。

(二)黄酮类成分的生物转化

黄酮类成分除黄酮碳苷(如葛根素)外,通常在吸收入血前被消化管的酸碱环境和肠道菌群酶水解成黄酮苷元和糖,而苷元还可以被肠道菌群进一步代谢转化,归纳起来有以下几种类型。

1. 黄酮类化合物的生物转化 黄酮类化合物多发生 A 型开环裂解反应(即开环部位在 C 环的 C_4 与 A 环的 C_5 之间,生成具有苯环和 3 个碳原子侧链的苯丙酸衍生物),裂解点为 C_4 连接 A 环的 C—C 键,B 环生成苯丙酸型衍生物。例如芹菜素 7-O-β-D- 葡萄糖苷(apigetrin)可在肠内代谢成其苷元芹菜素和转化产物对羟基苯丙酸(p-hydroxyphenylpropionic acid),其代谢反应如下。

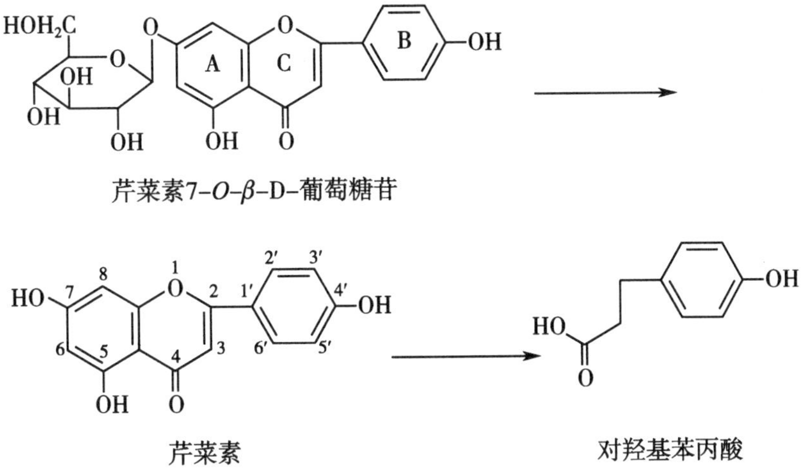

芹菜素7-O-β-D-葡萄糖苷

芹菜素   对羟基苯丙酸

2. 黄酮醇类化合物的生物转化 黄酮醇类化合物多发生 B 型开环裂解反应(即开环部位在 C 环的 C_3 与 A 环的 C_4 之间,生成具有苯环和 2 个碳原子侧链的苯乙酸衍生物的反应),裂解点在 C_3 连接 C_4 的 C—C 键,B 环生成苯乙酸型衍生物。如将人结肠内栖息的混合菌群与芦丁厌氧培养 1 小时,芦丁可被完全水解;温孵培养 2 小时,则主要转化产物为 3,4- 二羟基苯乙酸;温孵培养至 8 小时,产生脱羟基化产物 3- 羟基苯乙酸。同时也得到微量的 4- 羟基 -3- 甲氧基苯乙酸(4-hydroxy-3-methoxy-phenylacetiac acid)。实际上,结肠内栖息的菌群不能进行甲基化反应,甲基化反应是在组织中进行的。芦丁的人肠内代谢转化途径如下。

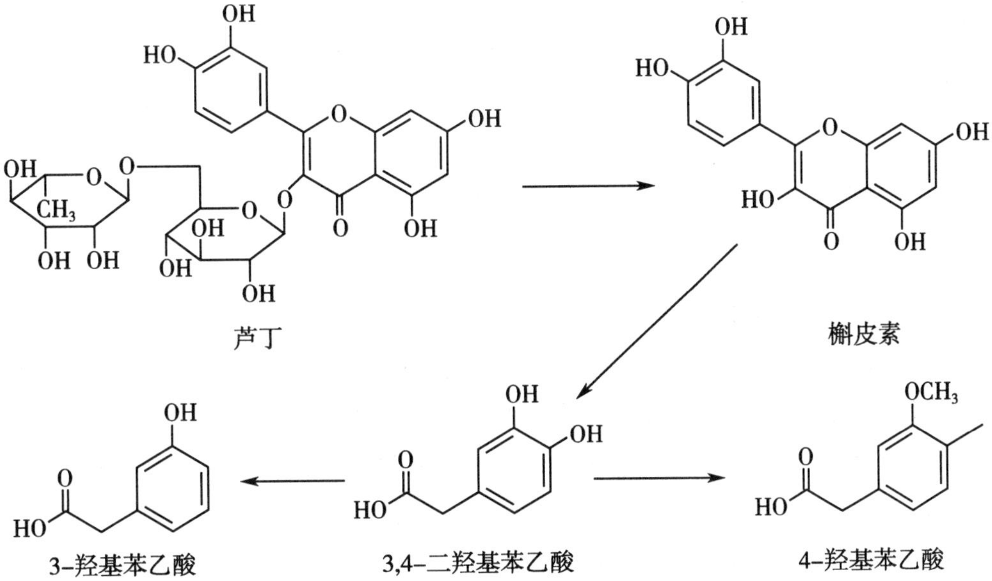

芦丁   槲皮素

3-羟基苯乙酸   3,4-二羟基苯乙酸   4-羟基苯乙酸

3. 二氢黄酮类化合物的生物转化　二氢黄酮类化合物的代谢反应与黄酮类化合物类似,多发生 A 型裂解反应。如柚皮苷(naringin)可转化为对羟基苯丙酸、对羟基桂皮酸、对羟基苯甲酸和柚皮苷元(naringin)四个代谢产物。

4. 异黄酮类化合物的生物转化　葛根素(puerarin)为异黄酮类化合物的碳苷。将葛根素与人肠内混合菌群在厌氧条件下温孵培养 12 小时,可检出 2 个转化产物,分别为大豆黄素(daidzein)和毛蕊异黄酮(calycosin),反应如下。

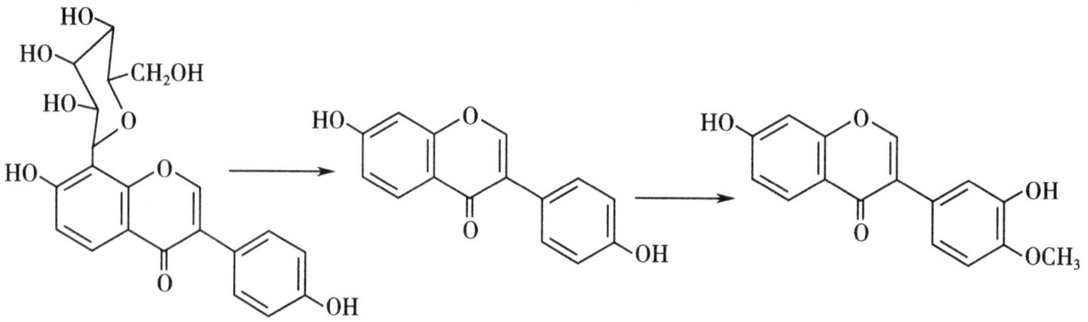

葛根素　　　　　　大豆黄素　　　　　毛蕊异黄酮

(三) 醌类成分的生物转化

醌类成分多数在肠内代谢水解成糖和苷元。苷元或者被吸收入血,再由肝进一步代谢转化,或者被肠内菌群进一步代谢转化。如大黄酸可被肠内菌群(主要是大肠菌群)作用转化为大黄酸蒽酮类衍生物表现出泻下作用,反应如下。

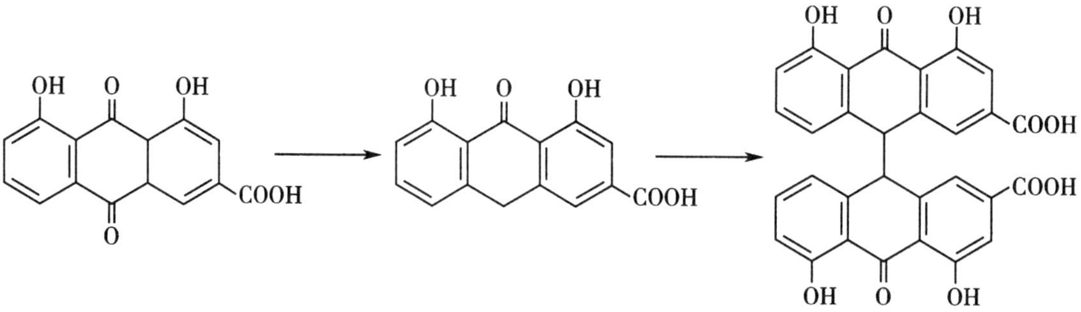

大黄酸　　　　　　大黄酸蒽酮　　　　　番泻苷元A、B

(四) 生物碱类成分的生物转化

生物碱类成分种类繁多,不易成苷,大多极性较小,被消化管吸收速度较快,如乌头碱在食管和胃即可被大量吸收,所以肠内菌群代谢和肠壁代谢发生的机会相对减少,总体上,生物碱类成分的代谢以肝代谢为主。在肝代谢中,主要产生 N-脱烃、N-氧化、脱氨基、酰胺水解等反应及其他肝内代谢反应,但共性特征不显著。例如士的宁 N-氧化物(strychnine N-oxide)肠内转化为 16-羟基士的宁(16-hydroxystrychnin)和士的宁。

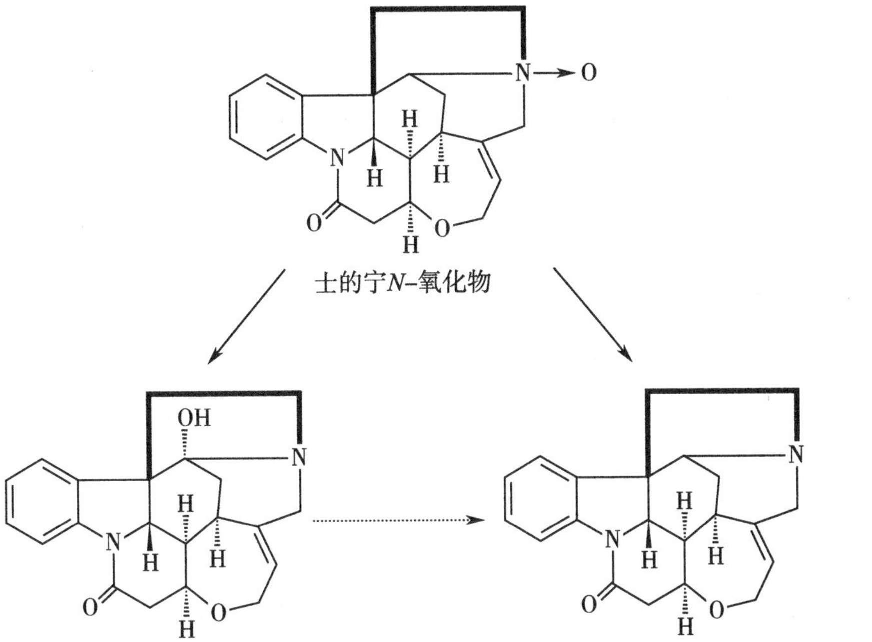

士的宁N-氧化物

16-羟基士的宁

士的宁

（五）香豆素类成分的体内代谢和生物转化

香豆素类化合物分子量和极性都较小，多易于被肠道吸收，进入肝脏代谢。部分化合物在吸收前内酯键被肠道菌群酶解，转化成相应的酚酸类成分。如岩白菜素（bergenin）在肠内转化为4-O-甲基没食子酸（4-O-methylgallic acid）。

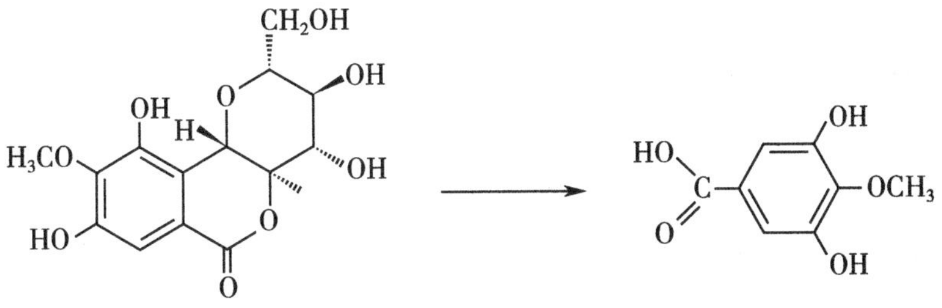

岩白菜素

4-O-甲基没食子酸

秦皮乙素（aesculetin）在大鼠肝脏可被代谢为东莨菪亭（scopoletin）和异莨菪亭（isoscopoletin），两者的比率约为2∶1。

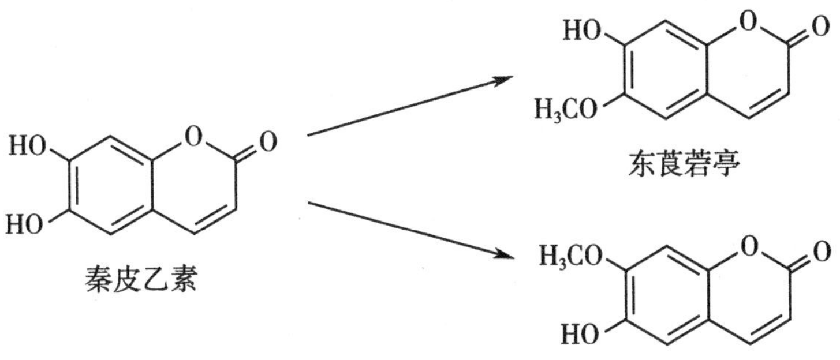

秦皮乙素

东莨菪亭

异莨菪亭

第二节　中药成分体内分析的主要特点及样品制备

一、中药成分体内分析的主要特点

（一）研究对象

凡是中药成分在生物体内有分布的体液、器官、组织、排泄物等都是中药成分体内分析研究的对象。分析样本有血液、尿液、唾液、胆汁、淋巴液、泪液、脊髓液、汗液、乳汁、羊水、粪便、各种器官、组织和呼出的气体等。由于中药研究在大多情况下，要求先在动物体上进行试验，所以中药成分体内分析对象既包括人体，也包括动物体。

中药成分体内分析的目标，不仅是原型药物也包括代谢产物，因为代谢产物常具有生理活性，阐明它们的种类、结构、数量及分布情况，可了解中药成分在生物体内的变化及消除规律，这对安全用药和正确评价中药质量也是非常重要的。

（二）主要特点

1. 分析样品量少，浓度低　中药成分体内分析最显著的特点是可供分析的样品量较少，样品中被测成分含量甚低，一般在 ng/ml 至 μg/ml 之间，同时还受到给药剂量、给药途径、吸收、分布、代谢和排泄等诸多因素的影响，造成样品浓度变化大，时常达到 3 个数量级或以上。特别是在连续测定过程中，样品的重现性差。因此，分离提取后，常需要对被测组分进行富集。

2. 机体共存组分多，干扰大　与常规体外分析比较，生物样品内的共存组分和干扰因素都明显增多，除药源性的其他成分、杂质、添加剂及其代谢产物外，还包括体液和组织中的内源性物质，如蛋白质、多肽、脂肪酸、色素等，这些物质往往还会与中药成分及代谢物结合，致使原本微量的被测成分分离、分析都更加困难。因此，应采取合适的预处理技术。

3. 样品稳定性差，要求快速测定　由于生物样品中存在多种代谢酶，取样后仍可与被测物作用。另外，生物内源性物质也极易产生氧化、变性等反应，导致样品不稳定，对保存条件要求较为严格。故制备生物样品时，通常要进行一些特殊的处理，如抗氧化或及时进行衍生化反应等，有时需低温冷藏。

基于上述原因，加之中药成分体内分析还时常要求快速报告分析结果，如临床用药监测以及毒物分析等，所以要求选用简便、快速、灵敏度高、专属性强的分析测定方法。

二、常用生物样品的采集和贮藏

中药成分体内分析工作中，生物样品的采集至关重要。其必须能真实反映中药在体内的吸收、分布、转运、代谢等过程，及其与靶点相互作用的情况。常见的生物样品有血样、尿样、脏器组织和粪便，在一些特定情况下，也可选用唾液、乳汁、胆汁、羊水、泪液等作为分析样品。

生物样品采集后,还要注意贮藏。冷藏或冷冻保存是最常用的方法,冷冻的样品测定时需临时解冻,解冻后的样品应一次性测定完毕,避免反复冻融,如果样品不能一次性测定完毕,则应以小体积分装贮藏,每次按计划取一定数量进行测定。冷冻温度一般为-20℃,特殊情况下需在-80~-40℃贮藏。

(一)血样

供测定的血样,应代表整体血药浓度,宜在血液中分布均匀后取样。实验中,应用较多的方法是静脉采血。根据血中药物浓度和分析方法灵敏度的要求,一般每次采血1~5ml,且采血量以不超过动物总血量的十分之一为宜。静脉取血时,通常是直接将注射器针头插入静脉血管内抽取,抽取的血液移至试管或其他容器时,注意不要用力压出,最好取下针头后轻轻推出,以防血球破裂使血浆或血清带有红色。对于动物试验,直接从动脉或心脏取血最为理想。常见动物及人的采血量、采血方法见表9-1。

表9-1 常见动物及人的采血量和采血方法

类别	(总血液量/体重)/%	采血量	采血方法
小鼠	5.4~8.2	多量(全血)	心脏穿刺,断头
		中量(0.1~0.2ml)	眼窝静脉丛穿刺
		少量(数滴)	尾尖取血
大鼠	4.0~5.3	多量(全血)	腹主动脉采血,断头
		中量(1.0~1.5ml)	眼窝静脉丛穿刺
		少量(0.3~0.5ml)	尾尖取血
田鼠	5.0~5.8	多量(全血)	心脏穿刺,断头
		中量(0.5~1.0ml)	眼窝静脉丛穿刺
		少量(数滴)	足静脉穿刺
豚鼠	4.5~8.3	多量(全血)	股动脉采血
		中量(3.0~5.0ml)	心脏穿刺
		少量(数滴)	足静脉穿刺,耳缘剪口采血
兔	4.5~8.1	多量(全血)	颈动脉穿刺
		中量(10~15ml)	心脏穿刺
		少量(3.0~5.0ml)	耳静脉穿刺
犬	5.0~8.5	5~10ml	前肢皮下静脉,后肢小隐静脉
人	7.0~8.0	5ml左右	前臂静脉

中药成分体内分析常常用的血样包括全血、血浆和血清,以血浆最为常用。血浆、血清的化学成分与组织液相近,内含药物直接与组织液接触并达到平衡,测定血浆或血清中的药物浓度比全血中的药物浓度更能反映作用部位药物浓度的变化,与药物的临床治疗作用有较好的对应关系。

1. 血浆 血浆(plasm)是将采集的静脉血液置于含有抗凝剂的离心管中,混合后,以2 500~3 000r/min离心5~10分钟使血浆与血细胞分离,所得淡黄色上清液。血浆的量约为全血的50%~60%。若血浆中含有的抗凝剂对药物浓度测定有影响时,则应使用血清样品。

常用肝素作为抗凝剂。肝素是一种含硫酸的黏多糖,多用其钠盐和钾盐。肝素能阻止凝血酶原转化为凝血酶,从而抑制纤维蛋白原转化为纤维蛋白。肝素是体内正常生理成分,因此不会改变血样的化学组成进而引起药物的变化。通常每 1ml 血液加入肝素 0.1～0.2mg 或 20IU 左右(1mg 相当于 126IU)。方法为取血前取适量肝素钠溶液,置试管等容器内,旋转试管,使肝素钠溶液均匀分布在容器壁上,干燥后加入血样,立即轻轻旋摇即可。其他抗凝剂是一些能与血液中的 Ca^{2+} 结合的试剂,如 EDTA、柠檬酸盐等,可能引起被测组分发生变化或干扰某些药物的测定,所以不常使用。

2．血清　血清(serum)是将采集的静脉血液置离心管中,放置 30 分钟到 1 小时,再用 2 500～3 000r/min 离心 5～10 分钟,上层澄清的淡黄色液体即为血清。血清为全血的 20%～40%。目前,作为血药浓度测定的样品,血浆和血清可任意选用。现有的文献、资料所列的血药浓度,一般都是指血浆或血清中的药物总浓度(即游离型药物和结合型药物的总浓度)。

3．全血　全血(whole blood)是将采集的血液置于含有抗凝剂的试管中,不经离心操作,保持血浆和血细胞混合在一起,则称为全血。全血样品可冷冻贮藏或直接分析。全血样品放置或自贮藏处取出解冻之后,可明显分为上、下两层,上层为血浆、下层为血细胞,轻微摇动即可混匀。某些情况下,如血浆内药物浓度波动太大,难以控制,或血浆药物浓度很低而影响测定时,也可以考虑使用全血样品。

血浆和血清都需要在采血后及时分离,最迟不超过 2 小时,分离后再置冰箱中保存。若不予分离,血凝后冰冻保存易引起细胞溶解,会阻碍血浆或血清的分离。血浆或血清样品不需经蒸发、浓缩,直接置于硬质玻璃试管中完全密封后保存。短期保存时,可置 4℃中;长期保存时,需置 -20℃中。

(二)尿样

尿样(urine)主要用于成分剂量回收、肾清除率、体内代谢及生物利用度等研究。收集的尿样是自然排出的尿液,属于非损伤性采样方式。其易受食物种类、饮水量和排汗情况等影响,使尿药浓度变化较大。尿液中药物浓度的改变不能直接反映血药浓度,即与血药浓度相关性差。受试者的肾功能直接影响药物排泄,因而肾功能不良者不宜采用尿样;婴儿或动物的排尿时间难以掌握,不易采集完全。

采集动物尿液时,一般将动物禁食过夜后,先收集空白尿,再给药,并立即放入代谢笼中,收集给药后的一定时间的尿液,合并,记录体积。

尿液主要成分是水、含氮化合物及盐类。放置后会析出盐类,因伴有细菌繁殖、固体成分的崩解等,使尿液混浊。因此,采集的尿样应及时测定。若收集 24 小时的尿液不能立即测定时,应加入防腐剂置冰箱中保存。常用防腐剂有甲苯、二甲苯、三氯甲烷及乙酸等。其中利用甲苯等可以在尿液的表面形成薄膜,乙酸等可以改变尿液的酸碱性来抑制细菌的生长。保存时间为 24～36 小时,可置冰箱(4℃)中,长时间保存时,应冰冻(-20℃)。

(三)脏器组织

脏器组织(organs and tissues)可为中药成分的吸收、分布、转运、代谢、排泄等体内过程提供重要信息,常常需要采集肝、脾、肾、肺、胃、脑等脏器进行中药成分及代谢产物的检测。方法为分别于动物给药前、给药后不同时间点处死,迅速解剖取其脏器组织,用生理盐水冲洗,除去残血,滤纸吸干。测定之前,首先均匀化,制成水基质溶液,然后再用适当方法萃取药物。常用的方法有以下几种。

1. 匀浆化法　取组织检材加入一定量的水或缓冲液,在刀片式匀浆机中匀浆,使被测成分溶解,取上清液备用。该法简单,但回收率较低。

2. 沉淀蛋白法　在组织匀浆中加入甲醇、乙腈、高氯酸、三氯乙酸、钨酸盐等沉淀剂,沉淀蛋白质后取上清液备用。该法操作简单,所得上清液常澄清透明,干扰物质较少,多被采用,但对有些成分回收率偏低。

3. 酸水解或碱水解法　在组织匀浆中加入一定量的酸或碱,置水浴中加热,待组织液化后,滤过或离心,取上清液备用。本法分别适用于在热酸或热碱条件下稳定的少数中药成分。

4. 酶解法　在组织匀浆中加入一定量酶和缓冲液,置水浴上水解一定时间,待组织液化后,滤过或离心,取上清液备用。最常用的酶是蛋白水解酶中的枯草菌溶素(50～60℃活力最强)。它不仅可使组织溶解,还可使待测成分析出。本法优点是可避免某些成分在酸或高温下降解;对与蛋白质结合紧密的药物,可提高回收率;当用有机溶剂直接提取酶解液时,则不会乳化;采用 HPLC 法检测时,无须再进行过多的净化处理,但本法不适用于在碱性条件下易水解的成分。

(四)唾液

唾液(saliva)是由腮腺、颌下腺、舌下腺和口腔黏膜内许多散在口腔内的小腺体分泌的,在口腔内合并成混合唾液。收集唾液是无损伤性取样,易收集。一些药物的唾液药物浓度与血浆游离药物浓度密切相关。唾液样品也可用于药物代谢动力学的研究。唾液的 pH 范围为 6.2～7.4,当分泌增加,碳酸氢盐含量增高,pH 会更高。唾液中蛋白质的总量接近血浆蛋白含量的十分之一左右。唾液的采集一般在漱口后 15 分钟左右,应尽可能让受试者在刺激少的安静状态下进行采集,用插入漏斗的试管接收口腔内自然流出的唾液,采集时间至少为 10 分钟。唾液样品采集后,应立即测量其除去泡沫部分的体积,放置后分成泡沫部分、透明部分及乳白色沉淀部分三层。取透明部分以 3 000r/min 离心 10 分钟,取上清液作为药物浓度测定的样品,可以供直接测定或冷冻保存。

(五)粪便

粪便(excrements)的四分之三组成是水分,其余大部分是蛋白质、无机盐、脂肪、未消化的食物纤维、脱水的消化液残余、从肠道脱落的细胞及死亡的细菌等。粪便是提供中药成分进入体内后代谢和消除情况的主要分析样品之一。粪便易于采集,但易受食物、药物、运动、睡眠等多种因素影响。

采集动物粪便时,一般将动物禁食过夜,先收集空白粪便,再给药,并于代谢笼中,定时收集,称重、干燥、研碎备用。

三、常用生物样品的制备

进行体内(生物样品中)中药化学成分及其代谢物分析时,除了少数情况可将体液做简单处理后进行直接测定外,一般都要根据分析对象的特点及成分的存在形式、转化情况等,在测定之前采取适当的预处理技术,如分离、净化、富集等,制备成供试品溶液,以保证测定结果的科学性和准确性。

生物样品的预处理方法主要有蛋白质沉淀法,分离、纯化与浓集法,缀合物水解法、有机消化法等。

(一)除去蛋白质方法

1. 蛋白质沉淀法(protein precipitation, PPT) 在测定血样及组织匀浆样品时,应去除蛋白质,以使结合型的待测成分释放出来,达到对待测成分纯化的目的,亦可减少对仪器设备的污染和损坏。下面介绍几种常用方法。

(1)酸性试剂沉淀法:当 pH 值低于蛋白质的等电点时,蛋白质以阳离子形式存在,此时加入强酸,可与蛋白质阳离子形成不溶性盐而沉淀,离心后可得到澄清的上清液。常用的强酸性沉淀剂有 10% 三氯乙酸、6% 高氯酸、硫酸-钨酸混合液及 5% 偏磷酸等。含待测成分血清与强酸的比例为 1:0.6(V/V)混合,即可以除去 90% 以上的蛋白质。

(2)有机溶剂沉淀法:加入水溶性的有机溶剂,可使蛋白质的分子内及分子间的氢键发生变化而使蛋白质凝聚,使与蛋白质结合的中药待测成分释放出来。操作时,将水溶性有机溶剂与血浆或血清按一定比例混合后离心分离,取上清液作为样品。常用的水溶性有机溶剂有乙腈、甲醇、乙醇、丙醇、丙酮、四氢呋喃等。含药的血浆或血清与水溶性有机溶剂的体积比为 1:1~1:3时,即可以将 90% 以上的蛋白质除去。

(3)盐析法:加入过量的中性盐,使溶液的离子强度发生变化,中性盐能将蛋白质中的水合水分子置换出来,使蛋白质脱水而沉淀。常用的中性盐有饱和硫酸铵、硫酸钠、镁盐、磷酸盐及柠檬酸盐等。

(4)金属盐沉淀法:当 pH 值高于蛋白质的等电点时,金属阳离子与蛋白质分子中带负电荷的羧基形成不溶性盐而沉淀。常用的沉淀剂有 $CuSO_4$-Na_2SO_4、$ZnSO_4$-$NaOH$ 等。含药血清与沉淀剂的比例为 1:1~1:3时,可以将 90% 以上蛋白质除去。

(5)加热法:当待测组分热稳定性好时,可采用加热的方法将一些热变性蛋白沉淀。加热温度视待测组分的热稳定性而定,通常可加热到 90℃。蛋白沉淀后可离心或滤过除去,这种方法最简单,但只能除去热变性蛋白。

2. 超滤法 超滤法是以多孔性半透膜-超滤膜作为分离介质的一种膜分离技术。与通常的分离方法相比,超滤不需要加热,不需要添加化学试剂,操作条件温和,没有相态变化,具有破坏待测成分的可能性小、能量消耗少、工艺流程短等优点。适合测定超滤液中的待测成分浓度,即游离待测成分浓度。该方法简便快捷,从样本处理到测定结束耗时仅 1~1.5 小时,且结果稳定、可靠,已成为游离待测成分的首选方法。因所需血样量极少,尤其适合临床患者血样分析。

（二）缀合物水解方法

待测成分或其代谢物与体内的内源性物质结合生成的产物称为缀合物（conjugates）。内源性物质主要包括葡糖醛酸、硫酸、甘氨酸、谷胱甘肽和醋酸等，如葡糖醛酸可与一些含羟基、羧基、氨基、巯基的待测成分形成葡糖醛酸苷缀合物；硫酸可与一些含酚羟基、芳胺及醇类待测成分形成硫酸酯缀合物。尿中药物多数呈缀合状态，与原型待测成分相比极性增大，不易被有机溶剂提取。因此，测定尿液中待测成分总量时，无论是直接测定或提取分离后测定，都需要进行水解，将缀合物中的待测成分释放出来，常用如下方法。

1. 酸水解法　通常加入适量的盐酸溶液进行水解。酸的用量、浓度、反应时间及温度等条件需通过实验来确定。该法简便、快速，但应注意有些药物在水解过程中会发生分解。

2. 酶水解法　对于遇酸及受热不稳定的药物，可以采用酶水解法，常用葡糖醛酸苷酶或硫酸酯酶。前者可专一地水解药物的葡糖醛酸苷缀合物，后者水解药物的硫酸酯缀合物。在尿样处理中，最常使用的是葡糖醛酸苷酶-硫酸酯酶的混合酶，一般控制 pH 值为 4.5～5.5，37℃培育数小时进行水解。本法比酸水解温和，专属性强，且不易引起被测物分解。缺点是所用时间较长，费用较高，有些酶制剂可能带入的黏蛋白会导致乳化或色谱柱阻塞。在采用本法时，还应注意事先除去尿液中能抑制酶的阳离子。

3. 溶剂分解法　缀合物亦可通过加入的溶剂在萃取过程中被分解，称作溶剂解。例如尿中的甾体硫酸酯在 pH 值为 1 时，加乙酸乙酯提取及溶剂解，本法条件也比较温和。

目前对缀合物的分析，逐渐趋向于直接测定缀合物的含量，以获得中药成分体内代谢的更多信息。如体内以缀合物形式存在成分量，排泄后缀合物占所有排出成分总量的比率等。

（三）分离、纯化与富集

生物样品分析时，通常在去除蛋白质之后，还需要对待测成分进一步分离、纯化和富集。分离、纯化的目的是除去机体其他干扰物质，富集是为了使待测成分达到一定的检测限度。

1. 分离、纯化方法

（1）液-液提取法：液-液提取法（liquid-liquid extraction，LLE）是基于样品中待测成分与干扰物质在互不相溶的两种溶剂中的分配系数不同从而进行分离、纯化的方法。进入体内多数中药成分具有亲脂性，而血样或尿样中含有的内源性物质大多亲水性较强，因此用有机溶剂提取一次即可除去大部分杂质。条件选择包括萃取溶剂、pH 值及有机相与水相比例等。最常用的有乙醚、乙酸乙酯、甲基叔丁基醚等。本法操作简单、快速、应用广泛，但有时会发生乳化现象及被测成分的损失。

（2）液-固提取法：液-固提取法（liquid-solid extraction，LSE）又称"固相萃取法"（solid-phase extraction，SPE），即将不同填料作为固定相装入小柱，生物样品流经小柱时，其药物或杂质保留在固定相上，再用适当溶剂将药物洗脱下来。该方法具有样品处理速度快、有机溶剂用量少、回收率高等优点，与 LLE 相比，避免了乳化现象，大大缩短了样品制备时间，且便于自动化操作，特别适用于挥发性及热不稳定药物的提取。

值得一提的是，当用 SPE 分离、富集生物组织样品中的小分子分析物时，样品中的生物大分子如蛋白质及核酸等，遇到疏水性反相填料时会发生生物大分子的变性。变性后的大分子物质会吸附在填料的表面,造成填料孔径堵塞,从而使柱效降低、吸附容量下降、萃取柱寿命缩短,最终严重干扰生物样品中中药成分的处理和测定。涡流色谱(turbulent flow chromatography,TFC)是利用大粒径填料使流动相在高流速下产生涡流状态的色谱技术,具有保留小分子而不保留生物大分子的特性,从而实现生物样品中待测中药成分的净化与富集。涡流色谱技术最大的特点在于与液相色谱、质谱在线联用可对生物样品中的中药成分直接测定,而不受样品中蛋白质等大分子物质的干扰,具有分析速度快、效率高、灵敏度和选择性好等优点。随着该技术的发展,已经出现了4类商品化的涡流色谱柱(反相柱、正相柱、离子交换柱、混合模式柱),其性能各有差异,对不同极性的化合物具有不同的萃取能力。

此外,柱切换(column switching)、固相微萃取(solid-phase micro-extraction,SPME)、微透析(microdialysis,MD)、膜提取(membrane extraction,ME)等适用于中药成分体内分析的提取技术可将样品预处理与分析测定方法连接起来,便于自动化操作,避免了烦琐的分离、纯化、浓缩等操作,节省了样品处理与测定时间。

2. 富集方法　经过一定处理后的生物样品,往往是微量的被测组分分布在较大体积(数毫升)的溶剂中。一些分析方法如 GC 法和 HPLC 法等都受进样量的限制,直接进样很难达到检测灵敏度要求,因此,常需要对被测组分富集后再进行测定。

生物样品常用的富集方法主要有两种:一是在末次提取时加入的提取液尽量少,使被测组分提取到小体积溶剂中,然后直接吸出适量提取液测定;二是通过挥去提取溶剂,如通入氮气流吹干。对于易随气流挥发或遇热不稳定的药物,可采用减压法挥去溶剂。溶剂蒸发所用的试管,底部应为尖锥形,这样可使最后数微升溶剂集中在管底部,便于量取。

(四)化学衍生化法

有时为了提高分析检测灵敏度,或使被测组分具有更好的稳定性,或与干扰组分分离,或便于选择合适的分析方法,必须先经过衍生化反应制备成衍生物后才能进行测定。分子中含有活泼氢,如含有 RCOOH、ROH、RNH_2、RNHR 等官能团的药物成分易被化学衍生化。

1. GC 法常用的化学衍生化　对一些极性较大、挥发性较低以及稳定性差的组分或代谢物进行 GC 法测定时,不但保留时间长,而且峰形不对称或拖尾,因此需将其转变成稳定的挥发性衍生物,以提高分离分析效果。目前应用较为广泛的衍生化反应主要有硅烷化、酰化、烷基化及生成非对映异构体等衍生化方法。

(1)硅烷化:用于具有 ROH、RCOOH、RNHR 等极性基团成分的衍生化。以三甲基硅烷化试剂,取代药物分子中极性基团上的活泼氢原子,生成三甲基硅烷化衍生物。

(2)酰化:用于具有 ROH、RNH_2、RNHR 等极性基团药物的衍生化。

(3)烷基化:用于具有 ROH、RCOOH、RNHR 等极性基团成分的衍生化。

(4)生成非对映异构体衍生化法:具有光学异构体的成分,由于 $R(-)$ 与 $S(+)$ 构型不同,使之具有不同的药效和药动学特性。因此,异构体的分离也是十分重要的。分离光学异构体的方法之一,就是采用不对称试剂,使其生成非对映异构体衍生物,然后采用 GC 法进行分析测定。

2. HPLC 法常用的化学衍生法　在高效液相色谱分析中,对分子结构中没有紫外吸收或吸收比较弱的成分及代谢物,为了便于检测或提高分析检测灵敏度,在测定前需要将它们转变为具有较强紫外吸收或荧光的衍生物，以便于用紫外或荧光检测器进行检测。在 HPLC 法中，衍生化的主要目的是提高药物的检测灵敏度。

HPLC 法中的化学衍生法分为：①以是否与 HPLC 系统联机划分为在线衍生法与离线衍生法两种。②以发生衍生化反应的前后区分为柱前（pre-column）衍生法与柱后（post-column）衍生法。柱前衍生法是在色谱分离前，预先将样品制成适当的衍生物，然后进样分离和检测。该方法具有衍生试剂、反应条件和反应时间的选择不受色谱系统的限制，衍生产物易进一步纯化，不需要附加的仪器设备等优点；但操作过程较烦琐，具有相同官能团的干扰物也能被衍生化，影响定量的准确性。柱后衍生法是在色谱分离后，于色谱系统中加入衍生试剂及辅助反应液，与色谱流出组分直接在系统中进行反应，然后检测衍生反应的产物。该方法具有操作简便、可连续反应以实现自动化分析等优点，但在色谱系统中反应，对衍生试剂、反应时间和反应条件均有很多限制，而且还需要附加的仪器设备，如输液泵、混合室和加热器等，还会导致色谱峰展宽。常见的衍生化反应及其作用见表 9-2。

表 9-2　HPLC 法中的衍生化反应

衍生化反应	作用
紫外衍生化反应	一些化合物在紫外光区无吸收或摩尔吸收系数很小而不能被检测，将它们与具有紫外吸收基团的衍生试剂反应，生成具有紫外吸收的衍生物，从而被紫外检测器检测
荧光衍生化反应	荧光检测器是一种高灵敏度、高选择性的检测器，比紫外检测器的灵敏度高约 10～100 倍，适合痕量分析。但对于脂肪酸、氨基酸、胺类、生物碱、甾类等本身不具荧光或荧光较弱的成分，需与荧光衍生试剂反应，生成具有强荧光的衍生物以达到痕量检测的目的
电化学衍生化反应	电化学检测器灵敏度高、选择性强，但对没有电化学活性的成分，需与某些试剂反应，生成具有电化学活性的衍生物，以便在电化学检测器上检测
手性衍生化法	采用手性衍生化试剂将成分对映异构体转变为相应的非对映异构体，用常规非手性 HPLC 法进行分离分析

第三节　中药成分体内分析方法的建立与验证

揭示中药成分在人或动物体内的动态变化规律、阐明成分的吸收、分布、代谢及排泄情况等，依赖于体内分析提供准确、可靠的数据。因此，建立生物样品中微量成分及其代谢物的可靠分析方法及其评价体系至关重要。

一、中药成分体内分析常用方法

20 世纪 80 年代初，我国只有极少数药学工作者开展一些生物样品分析工作，在分析方法上也多采用分光光度法、薄层色谱法、微生物学法、气相色谱法及放射免疫分析法等。随着现代分离和检测技术特别是联用分析技术的不断发展和完善,中药成分体内分析方法与技术逐步进入准确、灵敏、精密、自动化、智能化的时代,使得复杂生物样品内中药化学成分及其代谢产物的测定更加快速和准确。这些分析技术包括高效液相色谱法及其联用技术、气相色谱法及其联用技术、高效毛细管电泳法及其联用技术、超临界流体色谱法、胶束色谱法、柱切换技术等分离分析方法,以及同位素标记示踪法,免疫分析法(发射免疫分析、酶免疫分析、时间分辨荧光免疫分析、酶联免疫吸附分析法,电化学发光免疫分析等),生物检定法(体内、体外测定法)等生物免疫方法。

中药成分体内分析常用分析方法及特点见表9-3。

表9-3　中药成分体内分析常用方法及特点

分析方法	检测限/g	选择性
紫外分光光度法(UV)	10^{-8}	—
荧光分光光度法(MFS)	10^{-9}	±
火焰原子吸收分光光度法(FAAS)	10^{-10}	+
石墨炉原子吸收分光光度法(GFAAS)	10^{-14}	+
ICP-原子发射光谱法(ICP-AES)	10^{-11}	+
ICP-质谱法(ICP-MS)	10^{-12}	++
薄层色谱扫描法(TLCS)		
紫外检测器(UVD)	10^{-8}	++
荧光检测器(FD)	10^{-9}	++
气相色谱法(GC)		
氢火焰离子化检测器(FID)	10^{-9}	++
氮磷检测器(NPD)	10^{-10}	+++
电子捕获检测器(ECD)	10^{-11}	+++
气相色谱-质谱联用(GC-MS)	10^{-12}	++++
高效液相色谱法(HPLC)		
紫外检测器(UVD)	10^{-9}	++
荧光检测器(FD)	10^{-10}	+++
电化学检测器(ECD)	10^{-11}	+++
高效液相色谱-质谱联用(HPLC-MS)		
四级杆质谱(Q-MS)	10^{-12}	+++
三重四级杆(QQQ-MS)	10^{-12}	+++
离子阱质谱(IT-MS)	10^{-12}	++++
飞行时间质谱(TOF-MS)	10^{-14}	++++
四级杆飞行时间质谱(Q/TOF-MS)	10^{-14}	+++
免疫法(IA)		
发射免疫法(RIA)	10^{-12}	++
酶免疫法(EIA)	10^{-12}	++

二、中药成分体内分析方法建立的一般步骤

（一）分析方法的选择

中药成分体内分析方法的设计受多种因素的影响。但一般而言，生物样品内的中药成分浓度是决定分析方法的首要因素。无论从实验动物或是从人体内获得的生物样品，其中所含成分或其活性代谢产物的浓度均较低（$10^{-10} \sim 10^{-6}$g/ml），且样品量通常又很少，难以通过增加取样量等途径提高方法的灵敏度，这种情况就需要借助高灵敏度检测仪器。

（二）分析方法的建立

分析方法拟定之后，需进行一系列试验工作，以选择最佳分析条件。

1. 检测条件的选择　取待测成分或其特定的活性代谢产物、内标物质（必要时）的标准物质（对照品、标准品），按照拟定的分析方法（不包括生物样品的预处理步骤）进行测定。根据分析结果，确定最佳分析检测条件和检测灵敏度。采用色谱法分析时，可通过调整色谱柱（型号、填料性状与粒径、柱长度）、流动相（组成与配比）及其流速、检测波长、柱温、进样量、内标物质的浓度及其加入量等条件，使各物质具有良好的色谱参数、待测物与内标物质的峰面积比，并具有适当的保留时间（t_R）以避开内源性物质干扰。通过选择适当的检测器，以获得较高的方法灵敏度。

2. 分离条件的选择

（1）空白溶剂试验：取待测成分的非生物基质溶液（通常为水溶液），可采用拟定的分析方法进行衍生化反应，或采用分离萃取等样品预处理（反应试剂、衍生化试剂、萃取试剂等），并测定响应信号（如 HPLC 峰面积或峰高）。考察方法的专属性，空白响应值应尽可能小，并有效校正。以色谱分析法为例，可通过改变反应条件、萃取方法或萃取条件（萃取溶剂的极性、混合溶剂的配比、固相萃取填料性质、冲洗剂与洗脱剂及其用量等），甚至通过改变检测器类型，力求降低空白试剂信号并使其不干扰成分的测定。

（2）空白生物基质试验：取空白生物基质，如空白血浆，采用拟定的分析方法进行样品预处理。主要考察生物基质中内源性物质对测定的干扰，在待测物、特定的活性代谢物、内标物质等的信号附近不应出现内源性物质信号。

（3）模拟生物样品试验：取空白生物基质，加入待测物制成模拟生物样品，照"空白生物基质试验"项下方法，考察方法的线性范围、精密度与准确度、灵敏度以及待测成分的提取回收率等各项指标，同时进一步检验生物基质中内源性物质以及可能共存成分对测定的干扰程度。对于色谱法，应进一步考察待测物、内标物质与内源性物质或其他共存成分的分离情况。例如，色谱峰的 t_R 等是否与水溶液的一致，色谱峰是否为单一成分，标准曲线的截距是否显著偏离零点等，均可说明内源性物质是否对待测成分或内标物质构成干扰。

（4）实际生物样品的测试：通过空白生物基质和模拟生物样品试验，所确定的分析方法及其条件尚不能完全确定是否适合于实际生物样品的测定。因为待测成分在体内可能与内源性物质结合（如与血浆蛋白结合），或经历各相代谢生成数个代谢产物及其进一步的结合物或缀合物，使

得从体内获得的实际生物样品变得更为复杂。所以,在分析方法建立后,尚需进行实际生物样品的测试,考察代谢产物对待测成分、内标物质的干扰情况,以进一步确证方法的可行性。

总之,在分析方法建立之前应充分了解待测成分在体内的吸收及代谢动力学过程,从而使所拟定的分析方法尽可能地避免受到代谢产物的干扰,适用于实际生物样品测定。若待测成分的体内代谢情况及其代谢动力学参数尚无文献报道,可通过比较模拟生物样品和用实际生物样品中的检测信号,如 HPLC 谱图中待测成分色谱峰的 t_R 等是否一致,确证该色谱峰是否受到代谢产物的干扰。

(三)分析方法验证与评价

为了确保中药成分分析方法的重现性与可靠性,在实际样品分析之前,必须对所建立的方法进行全面的生物分析方法验证。包含专属性、标准曲线和定量范围、定量下限、精密度与准确度、制备的生物样品和标准储备液的稳定性及提取回收率的验证。必要时可用复合试验进行评价。

1. 专属性　专属性(specificity)是指在生物样品中所含内源性和外源性物质及相应代谢产物同时存在时,所用方法准确测定待测物质的能力,通常表示所检测的信号(响应)应是属于待测成分所特有。如果有几个分析物,应保证每一个分析物都不被干扰。

专属性验证,对于色谱法至少要考察 6 个不同来源空白生物样品、空白生物样品加对照物质(模拟生物样品)及实际生物样品的色谱图来验证分析方法的专属性,检查每个空白样品的干扰情况并确保在定量下限处的专属性。生物介质中可能的干扰物质包括内源性介质组分、代谢物、降解产物,以及配伍用药和其他外源性成分。如 HPLC 法应着重考察色谱图中各待测物色谱峰的 t_R,及其与内源性物质色谱峰的分离度(R),确证内源性物质对分析方法无干扰;质谱法则应着重考察分析过程中的基质效应;对于结构已知的化合物测定,必要时可通过二极管阵列检测器(DAD)和质谱检测器(MS)确证被测定色谱峰的单纯性和同一性;对于结构未知的代谢产物的测定,也可采用 HPLC-NMR 进行结构的初步推测后,考察其干扰情况。

2. 标准曲线与线性范围　标准曲线(standard curve)又称校正曲线(calibration curve)或工作曲线(working curve),系指生物样品中所测定成分的浓度与响应(如 HPLC 峰面积或峰高)的相关性,通常用回归分析方法所得回归方程来评价。除少数方法(如免疫分析法)外,标准曲线通常为线性模式。最常用的回归分析法为最小二乘法或加权最小二乘法。回归方程的自变量(X)为生物样品中待测成分的浓度。因变量(Y)为响应信号的强度。标准曲线的最高与最低浓度的区间为线性范围(linear range),待测成分浓度在线性范围内的模拟生物样品的测定结果,应达到试验要求的精密度和准确度。

对于中药成分体内分析,标准曲线应用模拟生物样品建立,其线性范围(不包括零点)应能覆盖全部待测生物样品中的中药成分浓度,不能使用线性范围外推的方法求算未知生物样品中的成分浓度。标准曲线的最高浓度点,即定量上限(upper limit of quantification, ULOQ)应高于用药后生物介质中药物的达峰浓度(c_{max});定量下限(lower limit of quantification, LLOQ)是标准曲线上的最低浓度点,即测定样品中符合准确度和精密度要求的最低药物浓度,表示方法的灵敏度。建立标准曲线所使用的模拟生物样品应使用与待测的含药生物样品相同的生物基质制备。如测定血浆中成分浓度时,应使用空白血浆添加待测成分制成的模拟血浆样品进行试验。标准曲线的一般建立方法如下。

（1）标准溶液的制备:精密称取待测成分的标准物质(对照品或其他标准物质)适量,用适宜溶剂(通常为水、甲醇或其他溶剂)溶解并定量稀释制成一定浓度的标准贮备液,置冰箱保存备用;精密量取标准贮备液适量,用适宜溶剂定量稀释制成系列工作溶液,并等体积与空白生物样品混合后,配制成标准溶液。工作溶液的浓度一般为模拟生物样品中成分浓度的 50 倍以上,使工作溶液的加入量为生物样品总体积的 2% 以下,以避免因大量溶剂的加入而导致标准溶液与实际样品存在较大差异。若为难溶性成分,其浓度可适当降低,但要求成分完全溶解;在制备标准溶液时,应除去溶剂后再加入生物基质。否则,在实际样品测定时应加入等体积的溶剂并涡旋混匀后,再依法操作。

线性的标准曲线建立至少应包含 6 个浓度点(不包括零点,即空白),非线性模式的浓度点应适当增加。标准溶液的浓度系列一般为等比梯度模式。

（2）内标溶液的制备:精密称取内标物质适量,用适宜溶剂溶解并定量稀释制成一定浓度的内标贮备液,置冰箱保存备用;精密量取内标贮备液适量,用适宜溶剂定量稀释制成内标工作溶液。内标溶液的终浓度一般选择与系列"标准溶液"的几何平均浓度相当。

（3）标准曲线的绘制:取系列标准样品,按拟定方法预处理后分析,以待测物的检测响应(如色谱峰面积)与内标物质(内标法)的响应的比值(Y)对标准样品中的待测物浓度(X),用最小二乘法或加权最小二乘法进行线性回归分析,求得回归方程及其相关系数,并绘制标准曲线。标准样品中的待测物浓度,以单位体积(如血浆)或质量(如肝脏)的生物介质中加入标准物质的量表示,如 μg/ml 或 μg/g 等。

3. 精密度与准确度　精密度(precision)是指在确定的分析条件下相同生物介质中相同浓度样品的一系列测量值的分散程度,通常用质控样品(quality control sample,系将已知量的待测药物加到生物介质中配制的样品,用于质量控制,同时进行方法的精密度和准确度考察)的相对标准偏差(RSD)表示。精密度一般要求 RSD 不超过 15%,在 LLOQ 附近 RSD 应不超过 20%。

准确度(accuracy)是指在确定的分析条件下测得的生物样品浓度与真实浓度的接近程度,通常用 QC 样品的实测浓度与标示浓度的相对回收率(relative recovery,RR)。准确度可通过重复测定已知浓度的待测物样品获得,也可以用多次测定结果的平均值与制备时的加入量比较计算,一般 RR 应在 85%～115% 范围内,当浓度在 LLOQ 附近时应在 80%～120% 范围内。

方法的精密度与准确度考察一般都选择低、中、高三个浓度的 QC 样品同时进行。低浓度通常选择在 LLOQ 的 3 倍以内;中间浓度选择应接近低、高浓度的几何平均数,即以几何级数排列的标准曲线的中部;高浓度接近标准曲线浓度上限,即在 ULOQ 的 70%～85% 浓度范围。与随行的标准曲线同法操作,每个样品测定 1 次。在测定批内 RSD 时,每一浓度至少测定 5 个样品。为获得批间 RSD,应在不同天(每天 1 个分析批)连续制备并测定,至少有连续 3 个分析批,不少于 45 个样品的分析结果。

4. 定量下限　定量下限是标准曲线上的最低浓度点,要求至少能满足测定 3～5 个半衰期时样品中的药物浓度,或 c_{max} 的 1/20～1/10 时的药物浓度。取同一生物介质,制备至少 5 个独立的标准样品，其浓度应使信噪比（*S/N*）大于 5，进行精密度与准确度验证。其准确度应在真实浓度 80%～120% 范围内，*RSD* 应小于 20%。

5. 稳定性　生物样品往往数量较大，常需在多个工作日内完成。故根据具体情况，对含药生物样品在室温、冰冻和冻融条件下以及不同存放时间进行稳定性考察，以确定生物样品的存放条件和时间。

6. 提取回收率　提取回收率又称绝对回收率，系指从生物样本介质中回收得到待测物的响应值与标准物质产生的响应值的比值，通常以"%"表示。主要考察生物样品在制备过程中造成的待测成分的损失。由于生物样品的量较少、待测物的浓度通常较低，不宜进行多步骤操作，且要求样品处理方法尽量简便、快速。所以，对于生物样品处理方法的评价主要在于结果的准确性与重现性，而待测物提取的完全与否是次要的。一般提取回收率应大于 50%，要求结果重现性好。

提取回收率要求考察高、中、低三个浓度的 QC 样品，每个浓度至少 5 个样品。低浓度的 *RSD* 应不大于 20%；中、高浓度的 *RSD* 应不大于 15%。

7. 基质效应　基质是指在样品中被分析物以外的组分，常常会对分析物的分析过程有显著的干扰，影响分析结果的准确性。在采用 LC-MS 和 LC-MS/MS 方法测定生物样品中的待测物的浓度时，应着重考察。考察方法为：取空白生物基质照生物样本的处理方法处理后，加入待测药物的对照品，测定响应值；另取等体积的水同法处理后，加入等量药物对照品后测其响应值。两者响应值之比，即为基质效应。需考察高、中、低三个浓度的基质效应，每一浓度至少 5 个样品。基质效应在 85%～115% 范围内，可认为该方法基质干扰较小。

8. 样品测定与质量控制　应在生物样品分析方法验证完成之后开始测试未知样品。每个未知样品一般测定一次，必要时可进行复测。生物样品每个分析批测定时应建立新的标准曲线，并随行测定高、中、低三个浓度的质控样品，每个浓度多重样本。每个分析批质控样品数不得少于未知样品数的 5%，且不得少于 6 个。质控样品测定结果的偏差一般应小于 15%，低浓度点偏差一般应小于 20%。最多允许 33% 的质控样品结果超限，且不得均在同一浓度。如不合格则该分析批样品测试结果作废。

第四节　中药成分体内分析示例

一、体内代谢产物鉴定

【例 9-1】　黄柏碱在大鼠体内代谢产物分析

采用 HPLC-Q/TOF MS 技术鉴定黄柏碱（phellodendrine）在大鼠体内的代谢产物。在尾静脉注射黄柏碱的大鼠血浆、胆汁和尿液中共检测到 9 个代谢产物，鉴定其中 7 个。大鼠给药黄柏碱后，体内的代谢途径包括脱羟基、加羟基、脱羧基和葡糖醛酸化等。

1. 样品采集　18 只雄性大鼠适应性喂养两周后，随机分为三组，给药前禁食 12 小时，均尾静脉注射给药 12mg/kg 的黄柏碱。第一组在给药后 0.083 小时、0.25 小时、0.5 小时、1 小时、2 小时、4小时、6小时、8小时、12小时、24小时、36小时、48小时经眼眶静脉丛取血约300μl,置于加有肝素钠的EP管中,于4℃下4 000r/min离心10分钟,分离血浆,于-80℃保存备用。第二组置于代谢笼中,每笼1只,收集48小时内的尿液,保存于-80℃。第三组腹腔注射乌拉坦进行麻醉,于上腹部(剑突下)正中线开口约2cm,在肠系膜上分离胆总管,结扎胆总管远肝端,向近肝端插入胆管并固定,胆管引出腹壁外,用纱布包裹腹部,收集48小时内的胆汁,保存于-80℃。

2.样品预处理

(1)血浆样品:各时间点的血浆样品等量混合后,取500μl加500μl去离子水稀释,用已活化的反相固相萃取小柱滤过,水冲洗后用甲醇洗脱,收集甲醇洗脱液,室温氮气吹干后,残留物用1ml甲醇复溶,13 000r/min离心10分钟,取上清液即得血浆样品溶液。

(2)尿液样品:取尿液样品1ml过已活化固相萃取小柱,水和甲醇分别洗脱,收集甲醇洗脱液,在室温下进行氮吹至干后,残留物用1ml甲醇复溶,13 000r/min离心10分钟,取上清液即得尿液样品溶液。

(3)胆汁样品:取胆汁样品1ml过已活化的固相萃取小柱,经水和甲醇相继洗脱后,收集甲醇洗脱液,于室温下用氮气流吹干,残留物用1ml甲醇复溶,13 000r/min离心10分钟,取上清液即得胆汁样品溶液。

3.分析方法

(1)色谱条件:色谱柱为Agilent Zorbax Extend-C$_{18}$柱ZORBAX SB-C18(2.1mm×100mm×1.8μm),柱温25℃;流速0.5ml/min;0.1%甲酸水溶液(A)-甲醇(B);梯度洗脱条件为0~5.0分钟5%~25%B,5.0~9.0分钟25%~55%B,9.0~20.0分钟55%~65%B,20.0~30.0分钟65%~80%B,30.0~38.0分钟80%~100%B,38.0~45.0分钟100%B;进样量为5μl。

(2)质谱条件:电喷雾离子化(ESI)源;正离子检测;雾化气压力310kPa;干燥气流速10L/min;干燥气温度330℃;传输电压120V;二级碰撞电压10~40V。

4.代谢产物的鉴定

(1)黄柏碱质谱裂解规律:黄柏碱为季铵型生物碱,在负离子下响应微弱,在正离子模式下有较强的响应,故选用正离子模式检测。在正离子模式下,黄柏碱的分子离子峰为m/z 342.178。对其进行二级质谱扫描,可看到m/z 192.10的二级特征碎片离子,这是黄柏碱在碰撞电压的诱导下,发生了RDA反应产生的碎片离子(图9-1)。

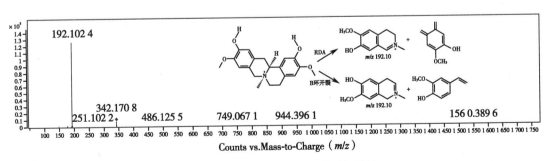

● 图9-1 黄柏碱的二级质谱裂解规律

(2)代谢产物的结构鉴定:取空白血浆样品溶液、空白胆汁样品溶液、空白尿样和给药血浆样品溶液、给药胆汁样品溶液和给药尿样注入HPLC-Q-TOF/MS分析检测,分别得到总离子流图见图 9-2。给药后在大鼠尿液、胆汁、血液中除检测到黄柏碱原型外，共检测到 9 种代谢产物，对其中的 7 种代谢产物进行了鉴定。代谢物 M1 的分子离子峰 [M]$^+$ 为 m/z 314.13，与黄柏碱相差 28Da，二级碎片离子为 m/z 178.08，比黄柏碱的二级碎片离子少了一分子 CO，推测 M1 为黄柏碱脱羧基的代谢产物。代谢物 M2 和 M6 的分子离子峰 [M]$^+$ 均为 m/z 518.20，与黄柏碱相差 176Da，且在二级质谱上出现了与黄柏碱的分子离子峰相同的碎片离子，以及黄柏碱特征碎片离子，推测 M2 和 M6 为黄柏碱的葡糖醛酸化的产物（黄柏碱 - 葡糖醛酸苷）。代谢物 M3 和 M7 的分子离子峰为 m/z 358.15，二级碎片离子为 m/z 208.09 和 m/z 192.10，一级和二级碎片离子均和黄柏碱的一级和二级碎片离子相差 16Da，且出现了黄柏碱的特征碎片离子，推测 M3 和 M7 为黄柏碱加羟基的代谢产物。代谢物 M4 和 M5 的分子离子峰为 m/z 328.15，二级碎片出现了黄柏碱的特征碎片离子峰 m/z 192.10，推测 M4 和 M5 为黄柏碱脱羟基的产物（见表 9-4）。

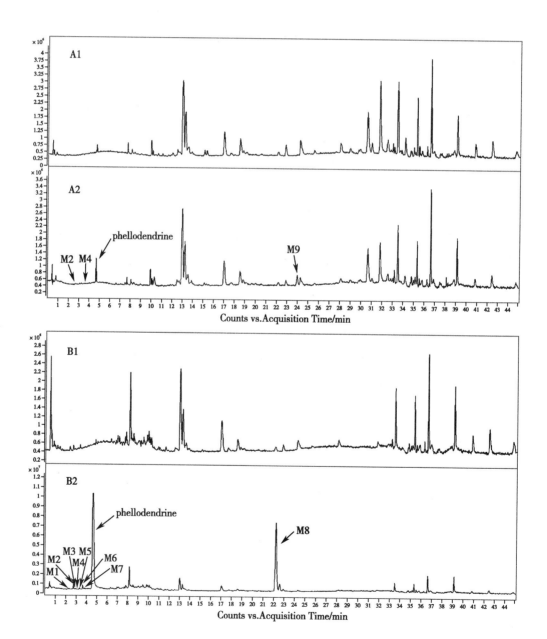

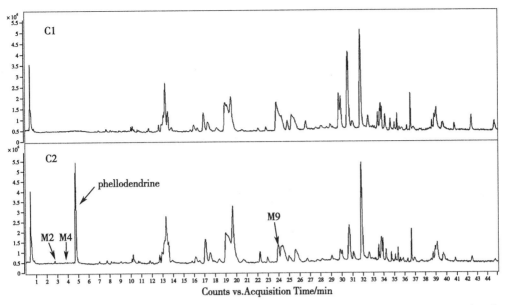

● 图9-2 大鼠空白血浆(A1)、给药血浆(A2)、空白尿液(B1)、给药尿液(B2)、空白胆汁(C1)、给药胆汁(C2)的HPLC-Q/TOF MS 总离子流图

表9-4 黄柏碱体内代谢产物质谱信息

代谢产物编号	保留时间/min	分子离子	碎片离子	代谢产物
M1	2.22	314.139 4[M]$^+$	178.087 1	$P-CO$
M2	2.72	518.203 0[M]$^+$	342.170 4; 192.102 5	$P+C_6H_8O_6$
M3	2.90	358.164 0[M]$^+$	208.097 2; 192.102 5	$P+OH$
M4	3.32	328.154 9[M]$^+$	192.102 6	$P-CH_2$
M5	3.62	328.154 9[M]$^+$	192.102 6	$P-CH_2$
M6	3.75	518.201 7[M]$^+$	342.170 4; 192.102 5	$P+C_6H_8O_6$
M7	3.85	358.166 0[M]$^+$	208.097 2; 192.102 5	$P+OH$
M8	21.07	301.143 8[M]$^+$	245.073 1	Unknown
M9	24.01	431.279 1[M]$^+$	\	Unknown

注:P为黄柏碱。

5. 代谢途径分析　黄柏碱在体内同时发生Ⅰ相和Ⅱ相代谢反应,共生成9个代谢产物。主要代谢产物为Ⅰ相代谢产物,包括加羟基、去亚甲基和脱羧基等产物,Ⅱ相代谢产物主要发生葡糖醛酸化反应,具体代谢途径见图9-3。不同的生物基质中产生的代谢产物略有差异,血浆和胆汁样品中仅发现三个相同的代谢产物M2、M4以及M8,主要以黄柏碱的原型为主。且黄柏碱在血浆中的含量较低,推测黄柏碱可能在进入体内后会快速地进入胆汁和尿液。尿液中的代谢产物较多,M8在所有代谢物中响应最高,仅次于黄柏碱原型,表明M8是静脉注射给药黄柏碱的主要代谢产物。

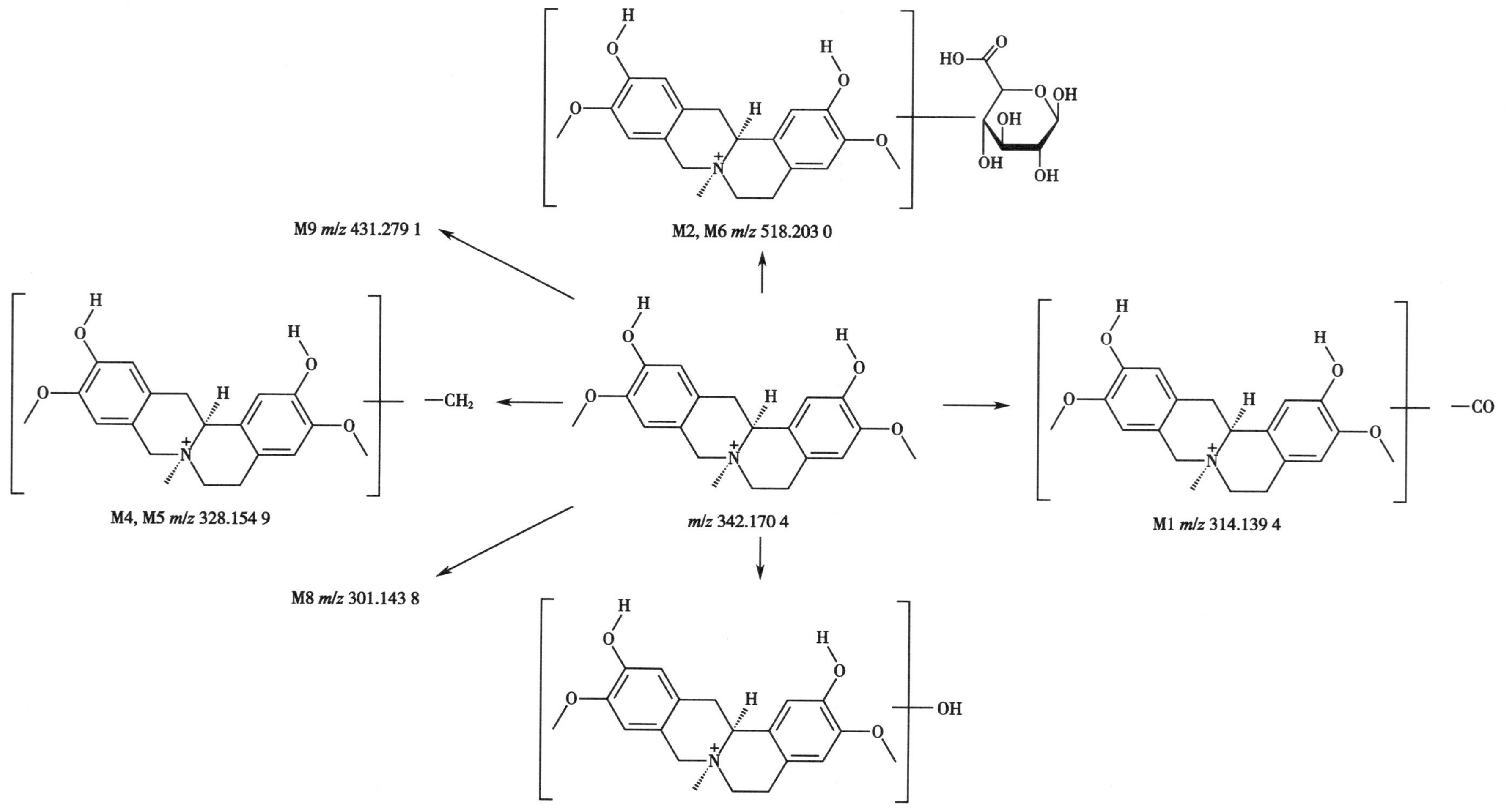

图 9-3　黄柏碱的体内代谢途径

M1 *m/z* 314.139 4

M2, M6 *m/z* 518.203 0

m/z 342.170 4

M3, M7 *m/z* 358.164 0

M9 *m/z* 431.279 1

M4, M5 *m/z* 328.154 9

M8 *m/z* 301.143 8

二、体内药代动力学分析

【例9-2】 黄柏碱在大鼠体内的药代动力学研究

采用 HPLC-QQQ-MS 技术定量分析黄柏碱在大鼠体内的血浆药代动力学过程。大鼠尾静脉注射给药黄柏碱后,血液中黄柏碱的含量快速降低;动力学参数显示,黄柏碱在血液中消除较快。

1. 溶液配制　精密称取黄柏碱对照品 1.0mg,置 10ml 量瓶中,加甲醇溶解并定容,作为对照品储备液。用甲醇梯度稀释黄柏碱储备液,制得黄柏碱系列标准溶液。精密称取木兰花碱对照品 0.7mg 定容至 1ml 后,用甲醇稀释至 7.0μg/ml 作为内标溶液。

2. 血浆样品的预处理　取 100μl 的血浆样品,依次加入 500μl 甲醇和 10μl 内标溶液,充分涡旋,13 000r/min 离心 10 分钟。吸取上清液即得血浆样品溶液。不加内标溶液同法制备空白血浆样品溶液。

3. 分析方法

(1)色谱条件:色谱柱为 Agilent Zorbax SB-C$_{18}$ 柱(4.6mm×50mm×1.8μm),柱温 25℃;流速 0.4ml/min;流动相为 0.1% 甲酸溶液(A)- 甲醇(B);梯度洗脱条件为 0～3.0 分钟 25%B,3.0～5.0 分钟 25%～50%B,5.0～6.0 分钟 50%～95%B,6.0～8.0 分钟 95%B;进样量 5μl。

(2)质谱条件:采用电喷雾离子化(ESI)源;采用多反应监测(Multiple Reaction Monitoring,MRM)模式在正离子模式下检测(黄柏碱:m/z 342.20 → 192.20;木兰花碱:m/z 342.20 → 58.20);雾化气压力 241kPa;干燥气流速 10L/min;干燥气温度 300℃;传输电压 130V;二级碰撞电压,黄柏碱 24V,木兰花碱 30V。

4. 系统适用性　取两份大鼠空白血浆各 100μl,一份以等体积的纯甲醇代替内标溶液,按"血浆样品预处理"项下处理样品(A);另一份加入 100ng/ml 的黄柏碱标准品溶液 20μl,按"血浆样品预处理"项下处理样品(B)。另取尾静脉注射黄柏碱 60 分钟后的大鼠血浆样品同法处理(C);各样品取上清液进行 UHPLC-QQQ MS/MS 分析。结果显示,在黄柏碱和木兰花碱的出峰时间处,血浆中的内源性成分对二者的分析均无干扰。结果见图 9-4。

5. 标准曲线及检测限　取空白血浆,依次加入黄柏碱系列标准溶液,涡旋混匀后配制成浓度分别为 0.5ng/ml、2ng/ml、20ng/ml、100ng/ml、500ng/ml、1μg/ml、5μg/ml、10μg/ml、25μg/ml 的标准血浆样品。按"血浆样品预处理"项下处理后分析。记录黄柏碱峰面积和木兰花碱峰面积的比值 f,以血药浓度 c 为横坐标(X)、以比值 f 为纵坐标(Y),建立标准曲线得 $Y=7.198X+0.036$,$r=0.992$,表明黄柏碱线性良好。取最低定量限 0.5ng/ml 的样品平行测定 6 份,所得结果的精密度为 8.79%。

6. 精密度　取三份空白血浆,每份 100μl,分别加入黄柏碱、木兰花碱对照品储备液适量,配制成低、中、高三个浓度(0.001μg/ml、0.1μg/ml、20μg/ml)的质量控制样品,按"血浆样品预处理"项下处理。每个浓度的质量控制样品平行定量 6 份,连续测定 3 天,计算日内以及日间的精密度。结果表明,低、中、高三个浓度,黄柏碱的日内和日间精密度分别为 7.43% 和 12.67%、3.18% 和 4.70%、4.43% 和 6.43%,表明方法的精密度良好。

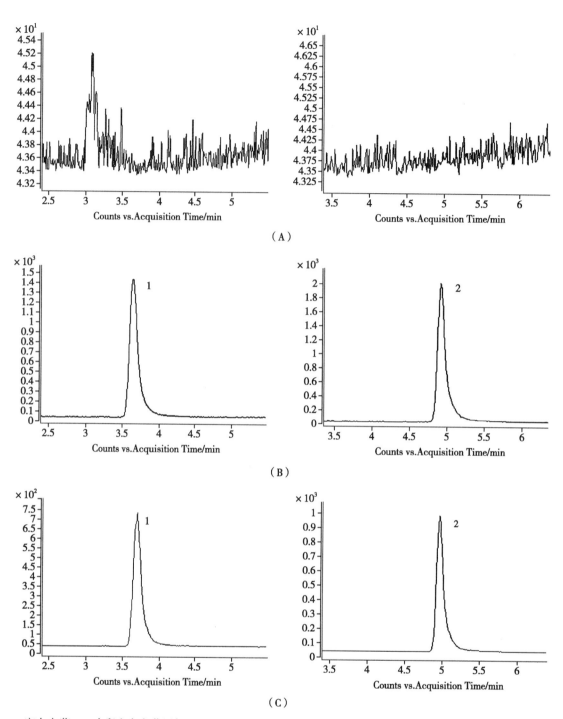

（A）

（B）

（C）

A- 空白血浆；B- 大鼠空白血浆添加 100ng/ml 黄柏碱和木兰花碱；C- 大鼠静脉注射 2mg/kg 黄柏碱 1 小时后血浆添加木兰花碱；1- 黄柏碱；2- 木兰花碱。

● 图 9-4　系统适用性实验 HPLC-QQQ MS 的 MRM 色谱图

7. 提取回收率和基质效应　取 100μl 空白血浆按"血浆样品预处理"处理后，分别加入低、中、高浓度的黄柏碱系列标准品溶液，13 000r/min 离心 10 分钟（每个浓度平行操作 6 次，$n=6$），吸取上清液进样进行 HPLC-QQQ MS/MS 分析记录黄柏碱和木兰花碱峰面积的比值 f_e；取空白血浆 100μl 分别加入低、中、高浓度的黄柏碱系列标准品溶液（$n=6$），按"血浆样品预处理"方法处理后,进行 HPLC-QQQ MS/MS 分析,记录黄柏碱和木兰花碱峰面积的比值 f_s;以 100μl 去离子水代替空白血浆,分别加入低、中、高浓度的黄柏碱系列标准品溶液($n=6$)配制基质效应测试样品,HPLC-QQQ MS/MS 分析,记录黄柏碱和木兰花碱峰面积的比值 f_m。提取回收率(%)=f_c/f_s×100%;基质效应=f_m/f_s×100%。结果显示,黄柏碱的提取回收率在 95.23%~100.55% 之间,低、中、高三个浓度的基质效应分别为 109.89%、105.51%、90.87%。说明甲醇沉淀的样品处理方法具有较稳定的回收率,并且无明显的基质效应。

8. 样品测定 18 只 SD 雄性大鼠适应性饲养两周,给药前 12 小时禁食不禁水。随机分为三组,分别尾静脉注射给药剂量为 1mg/kg、2mg/kg 和 4mg/kg 的黄柏碱。在给药后 0、2 分钟、5 分钟、10 分钟、15 分钟、20 分钟、30 分钟、45 分钟、60 分钟、120 分钟、240 分钟经眼眶静脉丛取血约 300μl,置于加有肝素钠的 EP 管中,于 4℃下 4 000r/min 离心 10 分钟,分离血浆,于-80℃保存备用。测定时,取血浆 100μl,按"血浆样品处理"项下方法处理,经 HPLC-QQQ MS/MS 方法进行定量后,用 DAS 2.0 软件分析,以非房室模型处理,考察包括药物半衰期($t_{1/2}$),血药浓度 - 时间曲线下面积(AUC),药物平均滞留时间(MRT),药物最高血药浓度(c_{max})和药物血浆清除率(Cl)等药代动力学参数。从黄柏碱的血浆药物浓度 - 时间曲线(图 9-5)中可得知,在尾静脉注射给黄柏碱后的 15 分钟内,血液中黄柏碱的含量快速降低。低、中、高三个浓度的血药浓度 - 时间曲线下面积(AUC_{0-t})和最高血药浓度分别为 15.58mg/(L·min)和 1.63mg/L、32.95mg/(L·min)和 3.26mg/L、57.41mg/(L·min)和 4.93mg/L,且三个浓度的药物清除率基本一致,可以看出黄柏碱有剂量依赖性但并不成线性;药物平均滞留时间(MRT_{0-t})在 14.77~21.93 分钟范围内,药物半衰期($t_{1/2}$)分别为 25.75 分钟、24.27 分钟和 34.50 分钟,表明黄柏碱在血液中消除较快(表 9-5)。

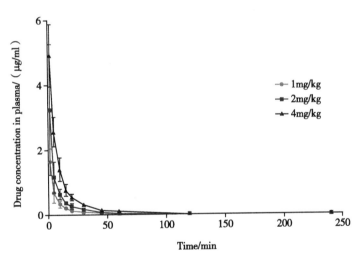

● 图 9-5 大鼠静脉注射后黄柏碱后的血浆药 - 时曲线

表 9-5 大鼠静脉注射不同剂量黄柏碱后的药代动力学参数($n=6$, $\overline{X}$ ±SD)

药代动力学参数	剂量		
	1mg/kg	2mg/kg	4mg/kg
AUC_{0-t}/[mg/(L·min)]	15.58 ± 4.21	32.95 ± 6.05	57.41 ± 2.46
$AUC_{0-\infty}$/[mg/(L·min)]	15.97 ± 4.74	33.14 ± 5.99	57.65 ± 2.45
c_{max}/(mg/L)	1.63 ± 0.41	3.26 ± 1.99	4.93 ± 0.96

药代动力学参数	剂量		
	1mg/kg	2mg/kg	4mg/kg
MRT_{0-t} / min	14.77 ± 4.31	21.93 ± 20.43	20.44 ± 4.13
$MRT_{0-\infty}$ /min	17.41 ± 3.30	23.83 ± 23.74	21.81 ± 4.30
$t_{1/2z}$/min	25.72 ± 12.31	24.27 ± 15.21	34.50 ± 11.79
Cl_z /[L/(min·kg)]	0.07 ± 0.02	0.06 ± 0.01	0.07 ± 0.00

第九章同步练习

第九章知识拓展

（钱大玮　高　雯）

第十章　中药生产过程分析

中药产品的质量是在生产过程中形成的，与生产过程中每个环节的影响因素密切相关。因此，除对终端产品要按照质量标准进行严格分析、检验、控制外，更有必要建立从原料药材到最终产品的生产全过程质量控制体系和生产过程分析技术标准，从而保障产品质量稳定、可控。本章主要介绍中药生产过程分析常用的方法原理及应用。

第一节　中药生产过程分析的内容与特点

一、中药生产过程分析的含义

传统的中药质量分析主要包括对中药材、饮片、提取物和制剂等产品按照既定的质量标准进行分析和检验。然而，对于来源、组成、工艺等都十分复杂的中成药来说，要真正确保质量均一、稳定，就必须对其生产全过程进行实时监测和质量控制。随着科学技术的发展，特别是各种传感器和计算机控制技术的发展，过程分析技术（process analysis technology，PAT）在许多工业生产领域（包括制药行业）中得到了广泛的应用。美国食品药品管理局（FDA）于 2004 年 9 月颁布了《PAT 工业指南》，将 PAT 定义为一种可以通过测定关键性的过程参数和指标来设计、分析、控制药品生产过程的方法。PAT 的核心是及时获取生产过程中间体的关键质量数据和工艺过程的各项数据，掌握中间体或物料质量，跟踪工艺过程的状态，并对工艺过程进行监控，使产品质量向预期的方向发展，以此降低由生产过程造成的产品质量差异。FDA 认为通过在药品生产过程中使用 PAT，可以提高对工艺设计、生产过程和产品各阶段的重视及质量保证。PAT 与常规药品质量分析的主要区别在于过程分析的基础是在线、动态的质量控制，即通过检测找到引起产品质量波动的影响因素，再为原材料、工艺参数、环境和其他条件设立允许的控制范围，使产品的质量能够得到精确、可靠的预测，从而达到控制生产过程、保证产品质量稳定、可控的目的。

"质量源于设计"（quality by design，QbD）理念最早由质量管理的先驱 Joseph M. Juran 博士提出，他认为质量应当通过设计被注入到产品中。2009 年人用药品注册技术要求国际协调会议（ICH）将 QbD 纳入其质量指南文件中，指出 QbD 是一种用于药物开发的系统方法，其目标是通过对制药过程和产品的设计、理解和控制以提高工艺稳健性，减小产品质量波动。QbD 的实施包括四个基本步骤：①确定产品的目标质量特性，辨识产品的关键质量属性（critical quality attribute，

CQA）和关键工艺参数（critical process parameter，CPP）；②研究 CPP 对产品 CQA 的影响，建立工艺设计空间；③建立工艺控制策略，控制过程和产品质量变异；④对工艺过程进行持续监控和质量改进。在 QbD 实施中，CPP 是在生产过程中输入的，在正常的变化范围内能对产品质量产生重要影响。对一个制药过程单元来讲，往往涉及众多参数，通常采用风险评估的方法，如失败模式和效应分析（failure mode and effect analysis，FMEA），将参数进行风险评级，选择高或中等风险参数作为潜在 CPP，在此基础上设计实验对其关键性进行确认。

将 PAT 与制药工艺优化和过程质量控制相结合，是我国当前及今后一定时期制药 PAT 研究和应用的关键。2016 年，工业和信息化部发布的《医药工业发展规划指南》提出："采用先进的质量管理方法和质量控制技术，贯彻质量源于设计理念（QbD），建立覆盖产品全生命周期的质量管理体系和全产业链质量追溯体系，提升全过程质量管理水平……采用过程分析技术（PAT），优化制药工艺和质量控制，实现药品从研发到生产的技术衔接和产品质量一致性"。

二、中药生产过程分析的内容

中药生产过程是一个多环节的复杂工艺体系，其质量控制的主要对象包括两部分：一是工艺过程，如温度、压力、料液比等确保工艺过程重现的工艺参数；二是质量指标，包括生产过程原辅料、中间体及成品的各项理化指标，如 pH 值、密度、水分、成分含量等品质指标。其总体内容构成的基本框架如图 10-1 所示。

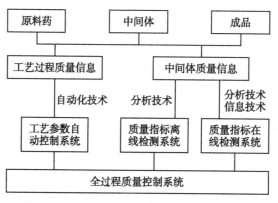

● 图 10-1　中药生产过程质量控制系统的基本框架

中药工艺参数控制是采用各种传感器检测被控参数，将其测量值与工艺设定的数值对比，并根据偏差进行调控，使其维持在设定的范围内，以保证生产工艺遵循设定的路线进行。工艺过程参数的控制技术已比较成熟，并在其他工业生产过程中得到广泛应用。对于质量指标的控制，根据操作程序的不同，可分为离线分析（包括 off-line，at line）和在线分析（包括 on-line，in line，non-invasive）两种模式。离线分析是对原辅料或工艺过程中间体进行质量指标检测，采用常规的实验室分析技术。在线分析是在工艺环节进行过程中对质量指标进行在线检测，包括在线质量控制指标的选择、在线检测、在线质量评价模型的建立、质量控制模型的建立等程序。二者的方法特点见表 10-1。在实际工作中可采用几种不同的分析模式和方法，而以连续式的在线分析为首选。

表 10-1 中药生产过程分析模式

过程分析要求	操作方法技术	方法技术特点
离线分析	离线分析(off-line)	从生产现场取样,回到实验室进行分析,准确度较高,但分析速度慢,信息滞后
	现场分析(at-line)	人工取样后,在现场进行分析,分析速度较快,但不能实时监测
在线分析	在线分析(on-line)	采用自动取样和样品处理系统,将分析仪器与生产过程直接联系起来,进行连续或间歇连续的自动分析
	原位分析(in-situ)或内线分析(in-line)	将传感器(如探头、探针等)直接插入生产流程中,产生的信号直接进入检测器,并通过计算机系统实现连续或实时地自动分析监测
	非接触分析(non invasive)	利用遥感技术对生产过程进行检测,分析探头(或探针)不与试样直接接触,无须采样预处理,进行遥感和无损检测

三、中药生产过程分析的特点

1. 分析对象的复杂性 中药来源广泛、品种繁多、成分复杂,生产环节多样,生产工艺繁复,决定了其过程分析对象的多样性和复杂性。从来源看,包括植物、动物、矿物,植物、动物药材又分为不同的药用部位,如植物药有根、根茎、茎、叶、花、果实、种子等;从生产过程看,包括药材的种植(养殖)、采收加工、炮制、提取分离、纯化、浓缩、干燥、粉碎、制剂中间体及产品、包装、清洁等过程;从待测物聚集状态看,包括气态、固态、液态、粉末、浸膏等。不同的对象所选用的过程分析方法和分析要求都不尽相同,但总的要求是应具有快速、简便、准确性高、重现性好等特点。

2. 样品采集与处理的特殊性 由于中药生产物料量大,各操作单元物料环境条件特殊(如温度高、黏度大、需密闭等),增加了采样的困难,样品自动采集和预处理是过程分析的发展趋势。

3. 分析方法的时效性 样品采集于处于运行状态的生产线上,要求在较短时间内迅速获取分析结果,并能够及时反馈,以便调节生产参数,控制生产过程,减小生产风险,从而达到控制生产过程质量的目的。因此,过程分析与一般药物分析要求不同,其时效性是第一要求,而准确度则可以根据实际情况在允许限度内适当放宽。

4. 仪器结构性能的适应性 离线分析方法和所用仪器与常规分析方法相同。在线分析仪器则应具备对试样的化学成分、性质及含量进行实时、在线测量的特点:①具有自动取样和试样预处理系统;②具有全自动化系统;③稳定性好,使用寿命长、易维护,能耐受高温、高湿、腐蚀、振动、噪声等工作环境,结构简单,测量精度可以适当放宽。过程分析仪器常由如图 10-2 所示的自动取样装置、样品预处理系统、检测系统、信号处理及输出系统和整机自动控制系统等 5 部分组成。

5. 应用化学计量学的重要性 化学计量学(chemometrics)是应用数学、统计学、计算机等方法和手段选择最优试验设计和测量方法,并通过对测量数据的处理和解析,最大限度地获取分析对象的相关信息,构建过程检测和过程控制的软件系统,是 PAT 建立和发展的重要基础。其主要作用是:①检测信号的提取和预处理;②过程建模;③过程控制。在中药生产过程控制中常用化学计量学方法有主成分分析(principal components analysis, PCA)、多元线性回归(multiple linear regression, MLR)、主成分回归(principal component regression, PCR)、偏最小二乘法回归(partial least squares regression, PLSR)、人工神经网络(artificial neural networks, ANN)和支持向量回归(Support Vector Regression, SVR)等。

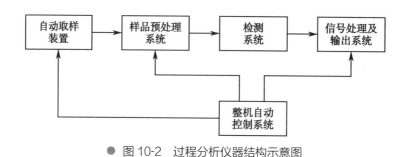

● 图 10-2　过程分析仪器结构示意图

第二节　中药生产过程分析方法

目前,PAT 应用最为广泛的分析方法主要包括紫外 - 可见分光光度法、近红外光谱法、拉曼光谱法、过程色谱法、流动注射分析法等,本节对上述几种常用的方法作简要介绍。

一、紫外 - 可见分光光度法

用于 PAT 的紫外 - 可见分光光度计的光源、色散元件、光检测器与普通仪器相同,只是将样品池改为流通池,如图 10-3 所示。其测定原理依据为 Lambert-Beer 定律,若需进行显色反应,则在取样器和分光光度计之间增加一个反应池。一般用自动采样器从生产工艺流程中取样,同时进行滤过、稀释、定容等预处理,然后进入反应池,依法加入相应试剂,如显色剂等,反应后进入比色池进行测定。本法适用于在紫外可见区有吸收或能与显色剂发生特异显色反应的液体样品的测定。

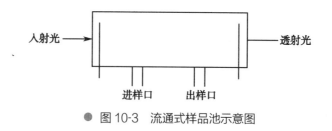

● 图 10-3　流通式样品池示意图

二、近红外光谱法

（一）基本原理

近红外（near-infrared，NIR）光谱主要由分子中 C—H、N—H、O—H 和 S—H 等含氢基团基频振动的倍频吸收与合频吸收产生，谱区是波长范围位于 780～2 500nm（或 12 800～4 000cm⁻¹）。NIR 光谱易于获取和处理，信息丰富，但吸收强度较弱，谱峰宽、易重叠，因此必须借助于化学计量学方法对所采集的 NIR 光谱进行处理，建立判别分析或回归分析模型并通过验证，才能用于定性定量分析。

（二）NIR 光谱测量

获得 NIR 光谱的方法主要有透射（transmittance）和漫反射（diffuse reflectance）两种。

1. 透射法　透射光谱的吸光度与样品浓度之间遵循 Lambert-Beer 定律，测量的参数是透光率（T）或吸光度（A），主要用于均匀透明的真溶液样品，对于透明固体样品也可选择合适的采样附件进行测量。透射模式中还有一种叫透反射，即检测器和光源在样品的同侧。测量透反射率时，用一面镜子或一个漫反射的表面将透过样品的 NIR 光线反射回样品。透反射模式下，实际光程是物理光程的 2 倍。上述两种情况皆可用 T 或 A 表示（式 10-1）。

$$T = I / I_0 \text{ 或 } A = -\lg T = \lg(I / T) = \lg(I_0 / I) \tag{式 10-1}$$

式中，I_0 为入射光强度，I 为透射光强度。

2. 漫反射法　漫反射测量的是反射率（R），即从样品反射的光强度（I）与参考物或背景表面反射光的强度（I_r）的比率，即式 10-2：

$$R = I / I_r \text{ 或 } A_r = \lg(1 / R) = \lg(I_r / I) \tag{式 10-2}$$

式中，I 为样品反射光的强度，I_r 为参考物或背景反射光强度，A_r 为漫反射吸光度。漫反射法一般用于固体或半固体样品测定，典型的 NIR 光谱可以通过计算，并以 A_r 或 $\lg(I/R)$ 对波长或波数作图而得到。影响 NIR 光谱的因素主要有样品的粒径分布、含水量、残留溶剂、样品浓度、样品光学性质、多晶型以及样品的实际贮藏时间等。

（三）仪器装置及分析流程

1. 仪器装置　在线 NIR 光谱分析系统由硬件、软件和模型三部分组成。硬件包括 NIR 分光光度计及取样、样品预处理、测样、防爆等附件装置。NIR 分光光度计由光源、分光系统、检测系统、数据处理及评价系统等组成。光源常采用稳定性好、强度高的石英壳卤钨灯；分光系统有滤光片、光栅扫描、傅里叶变换、二极管阵列和声光可调谐滤光器（acousto-optic tunable filter，AOTF）等类型；检测器常用材料有硅、硫化铅、砷化铟、铟镓砷、汞镉碲、氘代硫酸三苷肽等，采样装置有普通样品池、光纤探头、液体透射池、积分球等，使用时可根据供试品类型选择合适的检测器和采样系统。软件包括化学计量学光谱分析软件和仪器自检系统。光谱测量通用软件完成 NIR 光谱图的获取、存储等常规功能，化学计量学光谱分析软件完成对样品的定性或定量分析，是 NIR 光谱快速分析技术的核心。另外，还需要根据过程分析的实际需要，采用校正集样品建立相应的判别分析或回归分析模型,并对其进行验证、更新和转移,实现所建模型在多台仪器上的长期使用。

2. 分析流程　近红外光谱分析工作基本流程如图 10-4。

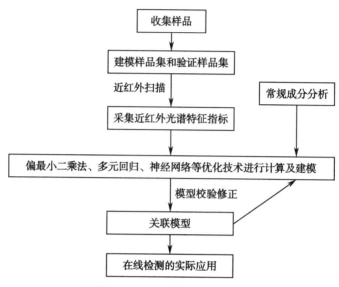

● 图 10-4　NIR 法分析工作流程图

NIR 光谱技术是一种间接测量方法,应先建立校正集样品的 NIR 光谱和待测组分含量之间的校正模型,然后再将待测样品的 NIR 光谱数据代入到校正模型,计算其含量。一个规范的 NIR 光谱分析程序主要步骤包括以下步骤。

(1)收集校正集(或称训练集)样本:测定 NIR 光谱,选择训练样本采集要有代表性。样品分析背景(如水分、pH 值、辅料等)应尽量与实际样品一致。训练集样品最小数量推荐为所建 PLSR 模型潜变量个数的 6 倍。液体样品的测定与紫外 - 可见分光光度法相同,可在不同光程的吸收池中进行,也可用光纤采集信号。因为 NIR 光谱属于弱吸收,一般不会发生信号的饱和,因而一般无须对样品进行专门的预处理。固体样品的分析信号采集通常选用积分球样品杯和固体光纤探头两种方法。积分球杯可集中各个方向的漫反射光,且其器件在样品光谱扫描期间以匀速旋转,以增加光谱采集范围,得到信噪比较高的平均光谱。

(2)光谱预处理:NIR 光谱分析易受高频噪声、基线漂移、信号本底、样品不均匀及光散射等影响而产生误差。为了克服各种因素对光谱产生的干扰,从光谱中获取有效特征信息,筛选用于建立校正模型的波数范围,则需对光谱进行预处理。常用平滑处理、微分处理、归一化处理、小波变换等方法。

(3)建立 NIR 的校正模型:在 NIR 光谱分析中,常用的建模方法有 MLR、PCR、PLSR 等。现市售的商品仪器均带有常用的定性、定量分析程序,常用统计软件如 SAS、SPSS、S-PLUS、Unscrambler 等,亦包含简单的多元校正方法如 MLR、PCR 和 PLSR 等。

(4)定量校正模型评价:对建立好的模型还需通过验证集(或称预测集)样本的验证,以判断校正模型的质量。常用决定系数 R^2(coefficient of determination)来评定,计算公式为式 10-3。

$$R^2 = 1 - \frac{\sum (c_i - \hat{c}_i)^2}{\sum (c_i - c_m)^2} \qquad （式10-3）$$

式中，c_i 为对照分析方法测定值（参照值），$\hat{c}_i$ 为通过 NIR 测量及数学模型预测的结果，c_m 为 c_i 的均值，若 R^2 越接近 1，则校正模型预测值与标准对照方法分析值之间的相关性越强。

交叉验证误差均方根（root mean square error of cross validation，RMSECV），计算公式为式10-4：

$$RMSECV = \sqrt{\frac{\sum (\hat{c}_i - c_i)^2}{n - p}} \qquad （式10-4）$$

式中，n 为建立模型用的训练集样本数；p 为模型所采用的因子数。计算时，$\hat{c}_i$ 采用留一法（假设样本数据集中有 N 个样本数据。将每个样本单独作为测试集，其余 $(N-1)$ 个样本作为训练集，这样得到了 N 个分类器或模型，用这 N 个分类器或模型的分类准确率的平均数作为此分类器的性能指标）对全部训练集做交叉验证计算而得出。

预测误差均方根（root mean square error of prediction，RMSEP），计算公式为式10-5：

$$RMSEP = \sqrt{\frac{\sum (\hat{c}_i - c_i)^2}{m}} \qquad （式10-5）$$

式中，m 为用于检验模型的预测样本数，该法是将已建立的校正模型用来预测 m 个独立的样本（不在训练集内），并比较对照分析测量法 c_i 和模型预测值而得出。其值可评估所建校正模型的预测性能。

相对预测误差（relative suspected error，RSE），计算公式为式10-6：

$$RSE = \sqrt{\frac{\sum (\hat{c}_i - c_i)^2}{\sum c_i^2}} \times 100\% \qquad （式10-6）$$

上述 RMSEP 和 RSE 可反映所建模型训练和预测结果的误差大小，值越小，则模型预测精度越高，二者的区别在于前者是个有单位的量，后者是个相对值，是个无量纲的量，更易直观看出预测的偏差大小。

（5）样品分析：依据所建立符合要求的分析方法模型对实际样品进行分析。

（四）应用

NIR 分析法主要特点是操作简便，可不破坏样品进行原位测量，测量信号可以远程传输和分析，可直接分析气液固等多种形态的样品（如颗粒粉末、糊状物体），不使用溶剂，减少污染，属于一种绿色分析技术。NIR 光谱技术几乎可用于分析所有与含氢基团有关的样品，不仅能反映绝大多数有机化合物组成和结构信息，对某些无 NIR 吸收的物质（如某些无机离子化合物），也可通过其对共存的基体物质影响引起光谱变化进行间接分析。这种分析技术的缺点是建模过程耗时较长，且技术要求较高，模型建立后，尚需对其进行长期的验证，对模型进行更新和转移，以扩大其应用范围，因而，不太适合个别样品的分析。另外，由于 NIR 波段属于弱吸收，检测限相对较高，不太适合微量、痕量分析，该方法的检测限取决于样品特征，并无统一说法。

NIR 法在中药生产过程质量分析中的应用包括以下几种。

1.定性分析　可对中药品种、入药部位、活性成分、提取物、饮片、制剂、中间产物以及包装材料等进行分析,如包装材料高密度聚乙烯、聚氯乙烯、锡箔、铝塑板等,可通过 NIR 在线分析,对其密度、交联度、结晶度等进行综合评价。

2.定量分析　可实时在线监测中药生产过程中各类中药活性成分的变化情况,借此判断生产工艺是否稳定可控。

三、拉曼光谱法

拉曼光谱法(Raman spectroscopy)是建立在拉曼散射基础上的光谱分析法,主要用于物质鉴别、分子结构及定量分析。拉曼光谱与 IR 光谱同属于分子振动光谱,具有互补性,二者结合应用可以获得更多的分析信息。

(一)基本原理

1.拉曼效应与拉曼位移　当一定波长的单色光入射到介质(样品)时,除了被介质吸收、反射和透射外,还会有一部分光被散射。散射光分为丁达尔(Tyndall)散射和分子散射两大类。对于分子散射,当光子与物质分子发生弹性碰撞,相互作用时无能量交换,散射光频率与入射光频率相同,这种散射光称为瑞利(Rayleigh)散射;当光子与物质分子发生非弹性碰撞,相互作用时有能量交换,结果是光子从分子处获得能量或将一部分能量给予分子,散射频率发生变化,这时将产生与入射光波长不同的散射光,相当于分子振动 - 转动能级能量差,这一现象称为拉曼效应,这种散射光称为拉曼散射光。

拉曼散射中光有两种情况,一种情况是入射光子(hv_0)把处于基态(E_0 能级)的分子激发到虚拟态(E_0+hv_0)(即介于基态与第一激发态电子能级之间),如果该受激分子去激时,不是返回原来能级(E_0),而是返回到基态较高的振动能级,此时发射的光子能量为 $hv_0-\Delta E$,由此产生的拉曼散射线称为 stokes 线;另一种情况是分子开始处于基态某一振动能级 E_n,激发至虚拟态后,返回比 E_n 较低的振动能级,其散射的光子能量为 $hv_0+\Delta E$,所产生的拉曼散射线称为反 stokes 线,如图 10-5 所示。stokes 线和反 stokes 线的频率与入射光频率(v_0)之差(Δv)称为拉曼位移。其是分子结构的特征参数,是对物质进行结构分析和定性分析的依据。拉曼线的强度与入射光的强度和样品的浓度成正比,当入射光强度一定时,可用于定量分析。

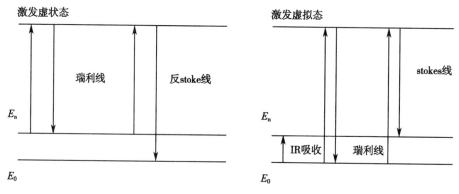

● 图 10-5　拉曼散射与 Rayleigh 散射机理示意图

2. 拉曼光谱　由散射光相对于入射光频率位移与散射光强度形成的光谱称为拉曼光谱,其纵坐标是散射强度,横坐标是拉曼位移,通常用相对于 Rayleigh 线的位移表示其数值,单位为波数(cm⁻¹),以 Rayleigh 线的位置为零点,位移为正数是 stokes 线,为负数是反 stokes 线,因二者完全对称分布在 Rayleigh 线的两侧,故一般记录的拉曼光谱是 stokes 线。拉曼光谱与 IR 光谱相似,拉曼位移频率与红外吸收频率都等于分子振动频率,但二者起源不同,IR 活性取决于分子振动过程中偶极距的变化;拉曼活性则取决于分子振动极化率的变化。在同一分子中,某个振动既可以具有拉曼活性,又可以具有 IR 活性,也可以只具有拉曼或 IR 活性。如 C—C、S—S、N—N 键等,在 IR 光谱上几乎看不到吸收峰,但在光激发下,会发生分子极化,有很强的拉曼活性;又如—OH、—C=O、—C—X 等强极性基团,在 IR 光谱中有强吸收,而无拉曼峰显示。拉曼光谱最适于研究同原子的非极性键,而 IR 光谱最适于研究不同原子的非极性键,故二者可以互为补充。

(二)仪器装置

拉曼光谱仪可分为色散和傅里叶变换两种类型。仪器结构主要由激光光源、样品装置、滤光器、单色器(或干涉仪)和检测器等组成。拉曼光谱仪还可以和多种仪器如扫描电镜、红外光谱仪等联用。

1. 样品装置　样品承载装置及方式有多种,如直接的光学界面、显微镜、光纤维探针(不接触或光学浸入)和样品室(包括特殊的样品盛器和自动样品转换器)等。样品装置的选择可根据待测物的具体情况(如样品的状态、体积等)以及测量的速度,激光的安全性和样品图谱的质量要求等决定。

2. 滤光装置　激光波长的瑞利散射光要比拉曼信号强几个数量级,必须在进入检测器前滤除。另外,为防止样品不被外辐射源(如灯光、激光等离子体等)照射,需要设置适宜的滤波器或者物理屏障。

3. 光波处理装置　光波信号可通过色散或者干涉(傅里叶变换)来处理。

4. 检测器　硅质 CCD 是色散仪器中最常用的检测器,可直接将光学信号转换为电流信号,这种冷却的阵列检测器允许在低噪声下的快速全光谱扫描。常与 785nm 二极管激光器配合使用。傅里叶变换仪器通常采用单通道锗或铟镓砷化合物(InGaAs)检测器以配合钕:钇-铝-石榴红(Nd:YAG)1 064nm 的激光器在近红外区使用。

5. 仪器校正　拉曼仪器的校准包括三个要素:初始波长(X轴)、激光波长以及强度(Y轴)。使用者应根据仪器所提供的校准方法和参数进行校正和验证。

(三)应用

由于拉曼光谱具有快速、准确、应用范围广泛(固体、半固体、液体或气体)、样品制备简单,甚至不需样品制备等优点,在中药制药过程质量控制中得到越来越多的应用。另外拉曼光谱法还可进行无损、实时在线、多点检测、远程测量,提供制药工艺的动态信息。拉曼光谱法适用于有毒、高温、高压或样品处于保护气体中,而不适于人工干预或有危害的情况下进行测量,也适用于贵重药品、成品等质量的快速检测。

拉曼光谱法在中药生产过程质量分析中的应用包括以下几种。

1. 定性分析　拉曼光谱可以用于鉴别化学物质的种类、特殊的结构特征或特征基团,其位移大小、强度及拉曼峰形状是化学键、官能团鉴定的重要依据,其偏振特性,可以作为分子异构体判断的依据。与红外光谱类似,也具有库检索功能,可用于化合物结构分析。

2. 定量分析　在一定条件下,拉曼信号强度与产生拉曼散射的待测物浓度成正比,即式10-7:

$$I_v = KLcI_0 \qquad\qquad （式10-7）$$

式中,I_v 为给定波长的峰强度,K 为仪器和样品参数,L 为光程长度,c 为样品中检测总分的浓度,I_0 为入射(激光)强度。在实际工作中,光路长度被更准确地描述为样品体积,即一种描述激光聚焦和采集光学的仪器变量,为拉曼光谱定量分析的依据。

四、过程色谱法

用于工业生产过程分析的色谱,称为工业色谱(industrial chromatography)或过程色谱(process chromatography)。与常规实验室分析用色谱仪不同,在过程色谱中,要求从样本采集、预处理、分析、检测、记录等分析操作环节都是自动化的。

(一)基本原理

目前过程色谱主要是采用循环分析模式,通过两根或多根色谱柱切换的方法分离待测组分,缩短分析时间,通常循环周期为几分钟到几十分钟。根据待测样品和待测组分的性质选择色谱条件。

(二)仪器装置

过程色谱主要由取样与样品预处理系统、分析系统和程序控制系统等组成。如图10-6为典型的色谱在线分析系统。

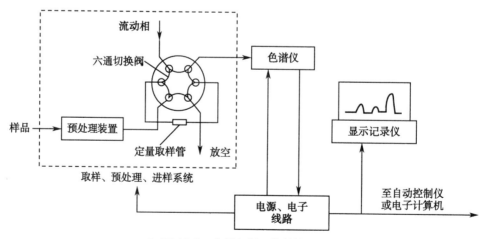

● 图 10-6　在线色谱系统结构示意图

1. 取样与预处理系统　功能是从生产工艺物流中采集样品,并根据样品的理化性质进行适当预处理,再输送到色谱分析流路中。由于不同中药生产工艺所涉及的物流样品性质差异较大,故各种工艺监控系统样品采样和样品预处理装置亦有所不同。样品预处理装置一般包括滤过器、调节器、控制阀门、转子流量计、压力表和冷凝器等部分。如图 10-7 为气体样品的预处理系统结构图。

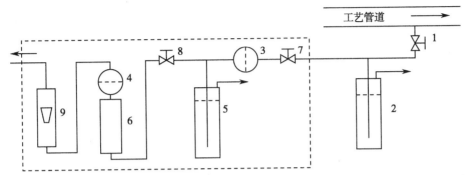

1- 减压阀；2- 前置稳压装置；3~4- 滤过器；5- 稳压器；6- 干燥器；7~8- 调节阀；9- 转子流量计。

● 图 10-7　气体样品的预处理系统结构图

2. 分析系统　包括进样器、色谱柱和检测器等。进样器的作用是每一分析循环周期开始时，将一定量样品注入色谱柱系统，一般采用六通阀进样器。分析系统中常采用两根或多根色谱柱，以缩短分析周期。色谱柱间通过切换阀，按程序将待测组分切入色谱柱，并将无关物质排空，包括：①分离柱位于分析通路中或切换阀的两个通道之间，起到样品分离作用。②保留柱连接于色谱阀两个通道之间，起阻留样品中某些组分（如单组分和水）的作用。③储存柱的作用是按照预定程序，在规定时间内将某些组分排除系统之外（如轻组分）。④选择柱的作用是扣除高浓度组分，而使低浓度组分进入分离系统，可根据需要选择性连接。⑤检测器种类很多，过程气相色谱常用热导检测器（TCD）、氢焰离子检测器（FID）等；过程液相色谱常用紫外检测器（UVD）、电化学检测器（ECD）、示差检测器（RID）或蒸发光散射检测器（ELSD）等。亦可与其他分析技术联用，获得更为丰富的定性、定量信息，如质谱、傅里叶变换红外光谱等。

3. 程序控制系统　作用是按预先确定的工作程序，向各环节发出循环分析控制指令，如取样、样品预处理和注入分析管路、色谱柱切换、信号衰减、基线校正、数据分析与贮存，流路自动清洗等。

（三）应用

过程气相色谱是较成熟的方法。近年来，由于一些新的样品处理方法如固相萃取（SPE）、超临界流体萃取（SFE）、微透析和膜分离等技术的应用，为样品搜集、在线预处理和分析废液处理等提供了新思路，使反相高效液相色谱、离子交换色谱、亲和色谱、超临界流体色谱、毛细管电泳等方法在过程色谱中有所应用。如采用亲和色谱在线监测发酵过程中产物浓度变化，从而选择适宜的发酵时间。

五、流动注射分析法

流动注射分析法（flow injection analysis，FIA）是将一定体积的样品注入到无气泡间隔的流动试剂中,保证混合过程与反应时间的高度重现性,在热力学非平衡状态下完成样品在线处理与测定的定量分析方法。具有仪器简单、适应范围广、分析效率高(每小时可分析几十个到几百份样品)、精度好(精度可达到0.5%~1.0%,复杂样品不超过3.0%)、低消耗(一次分析消耗的样品及试剂量在微升级水平)以及可与多种分析方法联用等特点。

(一)基本原理

流动注射分析是由进样阀将一定体积的样品注入流速一定的连续载流中,样品组分随载流进入反应器,在反应器中样品组分与载流中的试剂发生反应,反应产物流经检测器时被检测,记录仪可记录或经扫描得到响应值对时间的曲线,在FIA分析中常以峰高或峰面积进行定量。

(二)仪器装置与分析流程

1. 仪器装置　FIA分析系统结构如图10-8所示,包括蠕动泵、注样阀或注样器、反应器、检测器、信号输出装置、记录仪等。

蠕动泵的作用是驱动载流进入管路,载流即携载样品的流动液体,常用水或与样品相反的试剂;注样阀或注样器的作用是将一定体积的样品注入载流中;反应器的作用是实现样品与试剂间的反应,常用四氟乙烯或塑料细管道盘绕而成;检测器的作用是对试样区带进行检测,通常的检测技术有紫外 - 可见分光光度法、原子吸收分光光度法、荧光分光光度法、化学发光法、电位法、安培法、伏安法等。

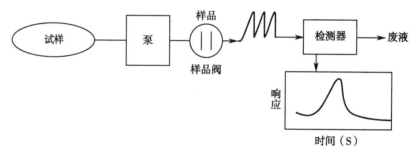

● 图10-8　流动注射分析系统及过程示意图

2. 分析流程　首先由注样阀将一定体积的样品注入流速一定的连续载流中,继而样品组分随载流进入反应器,在反应器中样品组分与载流中的试剂发生反应,反应产物流经检测器时被检测,记录仪可记录或经扫描得到响应值对时间的曲线,在FIA分析中常以峰高进行定量。

FIA分析操作模式有单道、多道和顺序注射等多种操作模式。单通道模式如图10-8,仅由一条管路组成,载流由一单泵输送,适合于单一试剂反应的测定,仪器简单,但试剂消耗量大,检测灵敏度较低;多道型模式如图10-9所示,载流和反应试剂通过不同泵输送,样品在载流中分散度较低,具有较高的检测灵敏度,且试剂不必加在载流中,成本低。

顺序注射模式如图10-10所示,是采用一个多道选择阀,其各通道分别与试剂、样品、检测器等管路相连,泵按一定顺序将样品、试剂、载流等吸入贮存管中,反应后输送至检测器检测,该模式更易于实现集成化和自动化,适于过程分析。

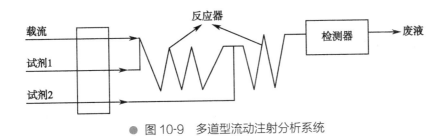

● 图 10-9 多道型流动注射分析系统

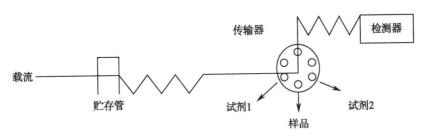

● 图 10-10 流动注射分析顺序注射模式示意图

另外，在基本模式上进行扩展，又建立了多种新方法，如合并区带技术、流动注射梯度技术等。

3. 影响因素与条件选择 样品在 FIA 系统中的状态是一个分散过程。当一个样品以塞状注入到载流中的瞬间，其组分浓度在管路中呈矩形分布，随着样品被载流携带前进，形成层流状态，且随移动距离增长峰宽增大，峰高降低。

样品的分散状态可用分散系数（dispersive coefficient, D）来描述。分散系数定义为在分散过程发生前后产生信号的流体元中待测组分的浓度比，亦为分散的样品区带中某一流体元分散状态的数学表达式（式 10-8）：

$$D = c_0 / c \qquad\qquad （式 10-8）$$

式中，c_0 和 c 分别代表样品分散前和分散后某一流体元中的待测组分浓度。FIA 系统的设计理论根据分散原理，可根据分散系数的大小将 FIA 的流入分为高中低分散体系，其中 $D>10$ 为高分散体系；$D=2\sim10$ 为中分散体系；$D=1\sim2$ 为低分散体系。分散程度可以通过控制管路系统参数来实现，从而选择最佳分析性能，受分散度的大小及样品体积、管路长度、管径及流速等因素影响。一般分散度增大，可以提高分析速度，但低分散度有利于提高灵敏度，可通过增大样品体积、降低流速或使用短管路获得。

（三）应用

目前 FIA 在中药生产过程分析中应用日渐增多，主要有提取物制备和反应过程监测、发酵过程监测、废水中废弃物检测等。例如，流动注射在线水解光度法快速测定川芎多糖的研究，实验方法为：于 95℃水浴，0.50mol/L 盐酸在线水解川芎多糖提取物为还原糖，由蠕动泵推动进入反应管。经中和后与 3,5- 二硝基水杨酸（DNS）试液在相同水浴条件下反应显色，排除气泡进入检测器，以 540nm 波长处吸光度测定含量。以葡萄糖标准溶液为对照建立回归方程，结果以葡萄糖计算多糖含量。本法在 20～150μg/ml 范围内具有良好的线性关系，检出限为 10.0μg/ml，采样频率为每小时 60 次。该法应用于川芎多糖或其他多糖含量的测定，简便、快速、准确度和重现性良好。

六、光纤传感器技术

传感器(sensor)是一种检测装置,能接收被测定信息,并将其按一定规律转换成电信号或其他可识别的信息输出。通常分为物理传感器(physical sensor)和化学传感器(chemical sensor)。前者如中药生产过程监控中的温度、压力传感器等;后者主要是在分析样品与分析仪器之间实时传递选择性信息的界面,可选择性地将样品的物理或化学性质、化学组成、浓度等连续转变为分析仪器易于测量的信号。

化学传感器按其功能分为湿度传感器、气体传感器、离子传感器和生物传感器;按其原理又可分为热化学传感器、质量型传感器、电化学传感器和光化学传感器。化学传感器由分子识别原件(感受器)和转换部分(换能器)组成。感受器用来识别被测对象,并通过引起某些光、热、化学变化等物理或化学变化以及直接诱导产生电信号,然后再利用电学测量方法进行检测和控制。近年来,在中药生产过程分析中应用较多的是光纤传感器。

(一)基本原理

光纤(optical fiber)是一种对光传导能力很强的纤维,由玻璃、石英或高分子材料制成内芯,外有一折射率比内芯低的包层。当光线以小角度入射到光纤的端面上时,光线在纤芯和包层的界面上通过全反射在光纤传输。光纤与待测物质接触的一端常做成探头,直接或间接与待测物质作用后,使光的性质或强度发生变化,从而达到检测目的。

(二)仪器装置

光纤传感器主要由光源、光纤、探测检测器三部分组成,光源发出的光耦合进光纤,经光纤传输进入调制区,在调制区内,外界被测参数作用于进入调制区内的光信号,使其光学性质如光的强度、波长、相位等发生变化,成为被调制的信号光,再经过光纤送入光探测器而获得被测参数,即由光信号变成电信号。

光纤传感器或探针常作为紫外-可见、红外、近红外、拉曼光等光谱仪和样品间的简单接口,用于过程分析。带有光纤探针的光谱仪无样品室,光纤把光传递到样品上,然后把经样品修饰后的光传回到分析器中进行测量。通常,在将样品放入光路前,首先进行参比扫描并将其数据存于计算机内,随后对光程中的样品扫描,并与参比相比,结果以吸光度或透光率等形式表示。

(三)光纤传感器特点

光纤传感器具有以下特点:①可以同时获得多元多维信息,并通过波长、相位、衰减分布、偏振和强度调制、时间分辨、收集瞬时信息等加以分辨,实现多通道光谱分析和复合传感器阵列的设计,达到对中药等复杂混合样品中目标物的检测;②光线的长距离传输还可实现生产过程的快速在线遥测或多点同时检测。如近红外光谱仪可以在线检测100m以外的样品;③易于制成便携式仪器,通过光纤探头,可直接插入特殊生产装置或狭小的空间中,进行原位、实时、无损定位分析。同时也可以在人工不可达到的困难或危险环境中采样分析。

（四）应用

光纤传感器已逐渐应用于中药的检测，例如有报道将光纤传感技术与近红外漫反射光谱相结合，通过主成分分析、聚类分析、簇类独立软模式法（soft independent modeling of class analogy，SIMCA）等方法直接对骆驼蓬药材进行检测，用于识别不同产地的骆驼蓬，建立快速无损鉴别骆驼蓬产地的新方法。

第三节 中药生产过程分析应用示例

中药生产过程包含多个生产环节和操作单元。每一个生产环节或操作单元都可以选择合适的方法进行过程质量分析和监测，一种分析方法也可以用于不同的生产环节或单元操作中。以中药固体制剂的生产为例，在中药原料粉碎单元可以采用近红外光谱法、拉曼光谱法、光纤传感技术等对其粒度、均匀度及质量进行测定、评价和控制；在提取浓缩单元可采用工艺控制系统对提取罐内的温度和压力、提取罐内的液位、冷却器的冷却水进口温度和出口温度、热油泵的出油口温度和进油口温度等工艺参数进行自动控制，可以采用近红外光谱法、拉曼光谱法、紫外 - 可见光谱法、光纤传感技术、流动注射分析等对其成分、浓度的质量参数进行分析和控制；在混合单元，可采用近红外光谱法、光诱导荧光法或热扩散法监测混合均匀度，确定混合终点；在制粒单元，可采用近红外光谱法、拉曼光谱法、聚焦光束反射测量法或声学发射法监测含量均匀度、颗粒粒径和密度；在干燥单元，可采用近红外光谱法、微波法监测水分含量；在整粒单元，可采用激光衍射法或成像技术监测颗粒粒径分布；在压片和装胶囊单元，可采用近红外光谱法或光诱导荧光法监测效价、含量均匀度、硬度、孔隙率和重量差异；在包衣单元，可采用近红外光谱法或光反射法等，监测和判断包衣终点（衣膜的厚度和均匀度）。以下通过示例说明过程分析方法与技术在中药生产过程主要环节中的应用。

一、饮片生产过程分析

中药饮片生产过程的自动化和集成化是中药现代化的重要内容之一，其生产过程的在线质量控制还处于起步阶段。目前中药炮制和饮片生产过程的自动控制系统主要包括硬件和软件两大部分。硬件包括控制计算机、各种自动阀门和切换器、自动传感装置、自动测试装置、自动输出装置等；软件包括计算机信息集成软件平台、集散控制系统及可编程控制器等。自动控制系统对生产或炮制过程的温度、压力、流量、液位、重量、浓度或含量等工艺参数和质量参数，进行数据采集、分析、显示、报警和控制，以实现各工艺操作的自动控制。常用的传感器有光敏传感器、压力敏传感器、湿敏传感器、气敏传感器、热敏传感器等。可根据测定条件、传感器性能和使用条件进行选择。

计算机对炮制过程的在线控制，经历了由集中控制到控制分散而管理集中的过程。且在硬件标准化的同时,对软件进行优化。如在单回路直控仪的基础上,发展了用于单元操作上的控制器,可以按照过程规模或按控制目的进行使用。也可随生产的需要,以"接水龙头"的方式到处装接终端。图10-11为计算机控制系统基本组成框图。

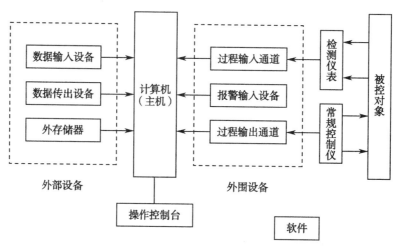

● 图10-11　计算机控制系统基本组成框图

二、原料药粉生产过程分析

中药粉碎是中药生产的主要环节之一,其质量控制是中药产品质量的基础。近年来,多应用近红外光谱技术对中药物料粉碎和药粉生产进行过程分析和质量监控。其原理是通过光导纤维将传感探头与NIR分析仪连接,可在原料进入生产车间时,实时分析检测药粉的质量,其中包括药材品种、真伪、优劣以及辅料的品质等。

【例10-1】　金银花提取物中6种有机酸的快速测定

金银花提取物是多种中成药的重要原料,其主要成分为有机酸类化合物,传统的HPLC分析方法复杂耗时较长,不利于大量样品的快速分析,因此有必要发展一种能够对金银花提取物进行快速定量的分析方法。以NIR光谱技术为工具,建立了6种有机酸类化合物的定量分析模型,可对金银花提取物进行快速准确的测定。

1. 样本收集　158批次金银花提取物样品为某制药企业2007—2009年期间留样样品。

2. NIR数据采集　利用Antaris Ⅱ FT-NIR采集其光谱,采用积分球漫反射方式采集光谱,光谱采集参数:分辨率为$4cm^{-1}$,扫描次数为64次,扫描范围为$10\ 000 \sim 4\ 000cm^{-1}$,温度为25℃。采集得到的近红外光谱叠加图如图10-12所示。

3. 液相色谱分析方法　以HPLC分析方法为标准方法,对全部样品进行定量分析,液相色谱条件为:Agilent 1100型高效液相色谱仪;Agilent ZORBAX SB-C_{18}色谱柱(250mm×4.6mm×5μm);流动相A为乙腈,流动相B为水,A、B相均含0.1%的甲酸;梯度洗脱为8% A(0~25分钟),8%~19% A(25~30分钟),检测波长为280nm;进样体积为10μl。对照品及样品的液相色谱图如图10-13所示,可见6种有机酸与样品中的其他物质实现了基线分离,可以对其进行准确定量。

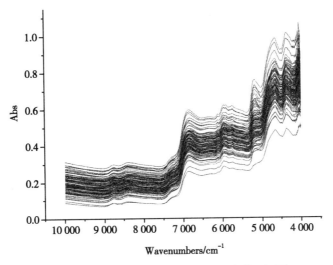

● 图 10-12　金银花提取物近红外光谱叠加图

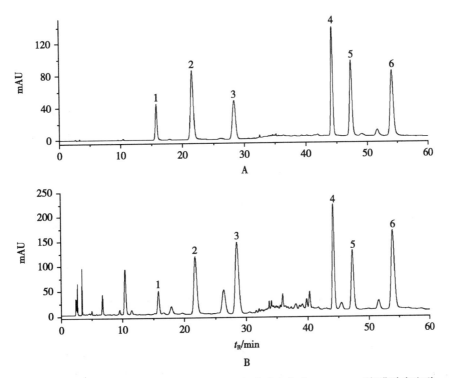

1- 新绿原酸；2- 绿原酸；3- 咖啡酸；4- 3, 4- 二咖啡酰奎宁酸；5- 3, 5- 二咖啡酰奎宁酸；
6- 4, 5- 二咖啡酰奎宁酸。

● 图 10-13　金银花提取物液相色谱图

　　4. 模型建立　金银花提取物中的 6 种有机酸中，新绿原酸和绿原酸互为同分异构体，3, 4- 二咖啡酰奎宁酸、3, 5- 二咖啡酰奎宁酸、4, 5- 二咖啡酰奎宁酸互为同分异构体，考虑到同分异构体具有较为类似的光谱吸收，因此尝试采用统一的参数进行建模。本研究中对咖啡酸采用 PLS1 进行建模；对绿原酸和新绿原酸采用 PLS2 进行建模；对 3, 4- 二咖啡酰奎宁酸、3, 5- 二咖啡酰奎宁酸、4, 5- 二咖啡酰奎宁酸采用 PLS2 进行建模。

　　模型建立时，选用 6 700 ～ 4 500cm⁻¹ 波段作为建模波段，采用留一法交叉验证优选最佳主成分数,选用多元散射校正、一阶导数、Savitzky-Golay 平滑等方法对光谱进行预处理。考虑到信号响应的非线性因素,允许在建模过程中使用 Non-linear PLS 和 weighted PLS 方法进行拟合。以绿原酸为例,所建模型的各种特征图谱如图 10-14 所示。

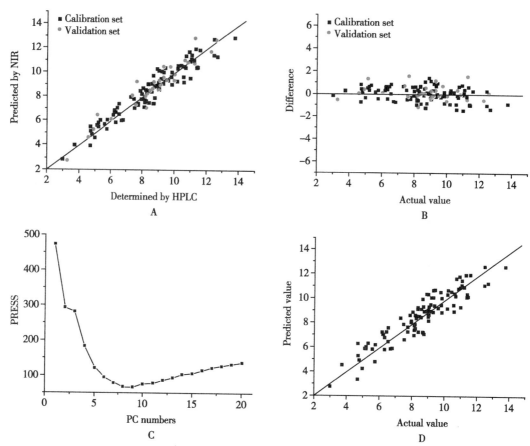

A- 校正集样品和验证集样品的真实值与预测值的相关图;B- 偏差图;C-PRESS 和建模所用主成分数的关系图;D- 交叉验证相关图。

● 图 10-14 绿原酸定量校正模型的各种特征图谱

建模结果表明,对于异绿原酸的三种同分异构体,采用 PLS2 方法所建模型较为满意,而对于绿原酸和新绿原酸,采用 PLS1 所建模型的效果优于 PLS2 所建模型。考虑到 PLS2 算法较为适合多个因变量之间具有一定的相关性的数据,因此对所得到的液相数据进行分析,结果表明,绿原酸和新绿原酸含量之间不存在相关性,而异绿原酸的三种同分异构体的含量之间存在一定相关性,各种化合物的相关图如图 10-15 所示。这一结果确认了 PLS2 方法的适用对象。

5. 模型验证及性能评价　模型建成后,以模型的拟合效果,交叉验证效果及预测能力为指标,对其进行评价,所建模型的各项性能参数列于表 10-2 中。由表中数据可知,所建模型具有较好的预测能力,可以用于金银花提取物中多种指标的同时测定。

6. 模型稳定性考察　利用所建模型对同一样品进行测试,连续测定 8 次,每次间隔一天,所得测试结果列于表 10-3 中。由表中可见,所有成分的测定结果在 8 天之内均能保持稳定,相对标准偏差均低于 5%,表明所建的分析方法具有较为满意的稳定性,可用于工厂的日常分析。

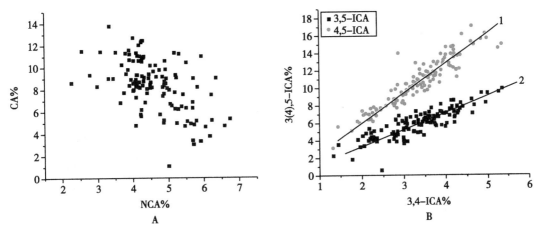

CA- 绿原酸; NCA- 新绿原酸; ICA- 异绿原酸。

图 10-15　金银花提取物中两类同分异构体含量之间的关系

表 10-2　金银花提取物中有机酸类化合物定量校正模型的各项性能参数

有机酸	主成分数	校正集		交叉验证		预测集	
		R	RMSEC	R	RMSECV	R	RMSEP
新绿原酸	6	0.973 4	0.155	0.946 6	0.196	0.954 2	0.184
绿原酸	8	0.954 2	0.631	0.924 2	0.809	0.941 1	0.711
咖啡酸	9	0.967 0	2.99	0.907 5	4.90	0.952 6	3.80
3,4- 二咖啡酰奎宁酸	5	0.962 1	0.188	0.916 4	0.276	0.927 6	0.241
3,5- 二咖啡酰奎宁酸	5	0.945 4	0.451	0.928 1	0.594	0.943 0	0.555
4,5- 二咖啡酰奎宁酸	5	0.936 9	0.837	0.945 3	1.07	0.945 9	0.944

表 10-3　所建模型稳定性考察结果

有机酸	测定结果 /%								RSD/%
	第1天	第2天	第3天	第4天	第5天	第6天	第7天	第8天	
新绿原酸	3.96	4.04	4.03	3.94	4.1	4.18	3.85	3.98	2.53
绿原酸	9.1	9.24	9.1	9.17	9.44	9.34	9.65	9.52	2.18
咖啡酸	27.51	24.9	25.54	27.9	24.9	25.8	26.9	26.2	4.34
3,4-ICA	2.98	2.85	2.93	2.97	2.94	2.89	2.89	2.95	1.53
3,5-ICA	6.66	6.74	6.7	7.04	6.74	6.64	6.65	6.87	2.03
4,5-ICA	8.89	8.62	8.98	8.93	8.97	8.6	8.61	9.08	2.2

　　本研究所建立的金银花提取物近红外分析方法具有快速、准确的特点,可对其中的 6 种有机酸类化合物进行同时测定,相对于目前厂方所用的方法,测定指标更多、分析时间更快,大大节省了分析时间和耗费,具有较强的推广应用价值。

三、提取过程分析

　　中药提取是指利用适当的溶剂和方法,将药材中有效成分或组分溶解出来的过程,是许多中药生产过程中的重要环节。因此,提取过程的质量控制是保证产品质量的关键。不同的提取工艺,可通过不同的过程分析方法进行监测。

【例 10-2】 黄芪提取过程总皂苷质量浓度的在线监测

对黄芪的提取过程进行研究,建立 4 种黄芪皂苷质量浓度与近红外光谱之间的相关模型,并将黄芪总皂苷定量分析模型用于黄芪提取过程的在线监测,及时反映黄芪提取过程中总皂苷的溶出信息,为黄芪提取过程的终点判断和工艺优化提供参考,方法如下。

1. 样品光谱采集及标准值测定　在 3 000kg 规模的提取罐中,加入 400kg 黄芪药材和 2 000kg 水,将料液预热至 95℃后保温 120 分钟。通过 Antaris MX FT-NIR 在线分析仪器对工厂黄芪提取过程进行监测,仪器参数设置为分辨率 8cm^{-1},扫描次数 32 次,扫描光谱波数 10 000～ 5 000cm^{-1},每分钟采集 1 次光谱。

采集近红外光谱的同时,每隔 10 分钟取 1 次样品进行 HPLC-MS 分析。

样品预处理方法为精密吸取 0.5ml 黄芪提取液,准确加入 0.5ml 甲醇,旋涡混合 2 分钟, 10 000r/min 离心 10 分钟,取上清液 5μl 供 HPLC-MS 分析。

色谱条件为 Agilent SB-C18 柱(150mm×4.6mm×5μm)。流动相为水(A)-乙腈(B),A、B 相均含 0.2% 的乙酸;洗脱方法 1(测定黄芪皂苷Ⅱ、异黄芪皂苷Ⅱ、黄芪皂苷Ⅰ)为 0～15 分钟 50% A, 等度洗脱;洗脱方法 2(测定黄芪甲苷)为 0～15 分钟 65% A,等度洗脱。流动相流速为 0.5ml/min, 柱温 30℃。

质谱条件为 Agilent 1100LC/MSD 联用仪;ESI 源电压 3.5kV,负离子模式;干燥气(N$_2$)温度 350℃;流速 10L/min;裂解电压 100V。

2. 光谱预处理方法和建模算法的优化　黄芪提取液中物质复杂,既有药材中的溶出物质,也有难溶的颗粒物质,存在着明显的散射效应。消除散射效应最常用的两种方法是多元散射校正 (multiplicative scatter correction, MSC)和标准正则变化(standard normal variation, SNV),两种方法都可以有效消除颗粒分布不均匀及颗粒大小产生的散射影响,经过比较,确定选用 MSC 方法。 近红外光谱测量的是样品振动光谱的 3 级和 4 级倍频吸收,样品背景颜色和其他因素常导致光谱出现明显的位移或漂移,常采用微分处理的方法进行基线校正,但微分处理在除去低频基线的同时,还会放大高频的噪声,因此在微分处理前,通常都要进行平滑处理以滤去噪声。常用的平滑方法有平均窗口平滑方法、Savitsky-Golay 平滑方法和 Norris 导数滤波平滑方法等。本实验通过对比,选用 Norris 导数滤波平滑方法。采用 MSC、二阶微分和 Norris 平滑对建模光谱进行预处理前后的光谱图见图 10-16。

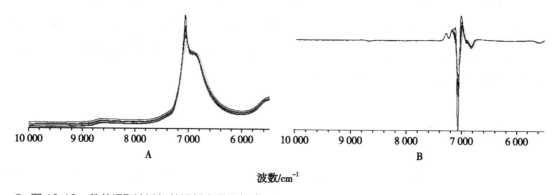

● 图 10-16　黄芪提取液近红外透射光谱图(A)和经 MSC、二阶微分和 Norris 平滑处理后的光谱图(B)

四、制剂过程分析

中药制剂的特点是除中药药味外,通常含有较多的辅料,并在制剂过程中还要经过混料、制粒、干燥、制剂、包衣、包装等多种工艺过程。不同企业的产品,由于处方的差异,不仅辅料的组成可能不同,活性成分的含量也会产生差异。因此,建立中药制剂生产过程质量控制和分析方法,对保证中药制剂质量的稳定性和均一性均极其重要。

【例10-3】 NIR法快速测定复方阿胶浆中总黄酮、总皂苷和可溶性固形物

复方阿胶浆是由熟地黄、人参、阿胶、党参等中药制备而成,主要用于气血两虚引起的头晕目眩、心悸失眠、食欲不振、贫血等症。本研究采用近红外透反射光谱同时测定复方阿胶浆成品中的总黄酮、总皂苷和可溶性固形物的量,为复方阿胶浆成品提供了一种快速定量分析方法,同时也为在线质量控制的实现奠定了基础。

1. 样品收集 用于建立NIRS定量分析模型的样本需有较强的代表性。复方阿胶浆成品的各项定量指标变化范围较窄,若直接用于建立NIRS定量分析模型,则会导致模型稳健性较差,适用性不强。因此,本研究通过实验室配制不同质量浓度的复方阿胶浆样品,与成品样本一同建模,从而增加了建模样本的代表性。将60批复方阿胶浆成品样品等分为2份。其中30批成品直接进行定量测定;剩余30批成品随机分组合并,得到6份样品。将这6份样品在70℃下减压浓缩至体积约为原体积的一半,再用超纯水进行逐级稀释,并在稀释过程中采集NIRS并取样,共得到样品58份。复方阿胶浆成品与浓缩自配样品总共88份。

2. 样品测定 以人参皂苷Re作为对照,采用香草醛-高氯酸比色法在544nm处测定样品中总皂苷质量浓度;以芦丁作为对照,采用亚硝酸钠-硝酸铝比色法在500nm处测定样品中总黄酮质量浓度。样品分析前,分别建立回归曲线,并进行方法学考察,确认可用于复方阿胶浆样品的定量测定。样品中可溶性固形物的量,使用水分测定仪测定。仪器加热程序设定为升温至140℃后降至90℃,直至样品质量不再改变,可溶性固形物的量以质量分数表示。样本总黄酮、总皂苷和可溶性固形物的化学值测定结果:总皂苷0.095 6~0.499 5mg/ml,均值0.231 5mg/ml,*RSD*为35.64%;总黄酮0.388 6~3.237 8mg/ml,均值1.284 0mg/ml,*RSD*为44.53%;可溶性固形物0.079 0~0.397 7mg/ml,均值0.196 8mg/ml,*RSD*为37.09%。样本的覆盖浓度范围较宽,具有较强的代表性,适于建立定量分析模型。

3. NIR光谱采集 采用SabIR透反射模式采集复方阿胶浆的NIRS图。光谱采集条件为以仪器内置背景为参比,光谱采集波数范围为10 000~4 000cm^{-1},分辨率4.0cm^{-1},扫描次数128次。所采集的复方阿胶浆成品近红外光谱见图10-17。

4. 建模谱段的选择 透反射采样模式综合了透射和反射的光学特性,因此可以选择将短波波段和长波波段相结合。由原始光谱图可

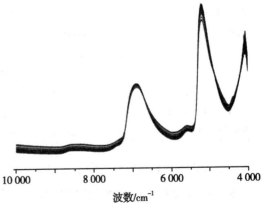

● 图10-17 复方阿胶浆的近红外透反射光谱

见,在 4 400~4 000cm^{-1} 波段噪声较为明显,这是光纤吸收造成的干扰,因此建模时舍弃了这一波段。以总黄酮定量模型为例,表 10-4 为不同建模波段范围下复方阿胶浆中总黄酮的量模型的比较。由表可知,8 000~4 429cm^{-1} 波段所建模型性能最优;4 900~4 429cm^{-1} 和 7 377~6 469cm^{-1} 波段虽然相关系数较高,且 RMSEC 较小,但 RMSECV 较高,说明模型可能存在过拟合现象。综合比较各波段模型性能,选择 8 000~4 429cm^{-1} 波段建模。

表 10-4 不同波段范围的总黄酮模型结果比较

波段范围 / cm^{-1}	因子数	校正集和验证集				交叉验证	
		R_c	RMSEC/ (μg/ml)	R_p	RMSEP / (μg/ml)	R_{cv}	RMSECV / (μg/ml)
8 000~4 429	5	0.983 5	91.6	0.971 7	83.6	0.969 2	125.0
4 900~4 429	5	0.991 2	66.9	0.955 9	106.0	0.960 3	141.0
7 377~6 469	5	0.983 8	90.7	0.970 5	78.4	0.957 1	147.0
8 000~7 377	5	0.976 3	109.0	0.979 5	84.0	0.954 0	152.0
4 900~4 429, 8 000~7 377	5	0.983 3	92.1	0.972 9	81.5	0.962 1	147.0

5. 光谱预处理方法的选择 由于环境及样本本身因素的影响,NIRS 的测定中存在噪音,一定的光谱预处理能够减少此类非目标信息带来的干扰。对原始光谱分别采用多元散射校正(MSC)、标准正则变换(SNV)、一阶导数、二阶导数、Savitsky-Golay(SG)滤波平滑和 Norris 导数滤波平滑等预处理方法,比较所建模型的各项性能参数。以总黄酮定量模型为例,经各种预处理方法所建模型的性能参数见表 10-5(表中 SG 平滑为 7 点 3 阶平滑,Norris 平滑段长为 15,段间距为 5)。可见,相比原始光谱模型,MSC 和 SNV 模型相关系数均增大,RMSEC、RMSEP 和 RMSECV 均减小,说明模型的预测能力有所提高。其中 MSC 的建模结果又略好于 SNV。经过导数和平滑处理后的光谱建立的模型各项参数均有不同程度的下降,其中经过 SG + 1st D 和 MSC + SG + 1st D 处理后的模型交叉验证相关系数显著减小,RMSECV 和 RMSEP 显著增大,模型预测性能降低明显。综上分析,选择 MSC 对原始光谱进行预处理。

表 10-5 不同预处理方法的总黄酮模型结果比较

预处理方法	因子数	校正集和验证集				交叉验证	
		R_c	RMSEC / (μg/ml)	R_p	RMSEP / (μg/ml)	R_{cv}	RMSECV / (μg/ml)
原始光谱	5	0.983 5	91.6	0.971 7	83.6	0.969 2	125.0
MSC	5	0.991 0	67.7	0.979 8	69.6	0.980 8	98.8
SNV	5	0.991 0	67.8	0.980 1	69.7	0.980 0	101.0
SG + 1st D	5	0.987 8	78.8	0.954 0	135.0	0.886 7	237.0
Norris + 2nd D	5	0.979 8	101.0	0.975 4	82.1	0.956 6	148.0
MSC + SG + 1st D	5	0.991 8	64.7	0.933 9	164.0	0.884 8	237.0
SNV + Norris + 2nd D	5	0.983 6	91.1	0.977 4	74.8	0.967 1	129.0

6. 最优定量分析模型的确定 据上述模型优化结果,运用 PLSR 法建立 NIRS 与复方阿胶浆中的总皂苷、总黄酮和可溶性固形物的校正模型。由相关图(图 10-18)可知,各模型的预测值与参考值之间具有良好的相关性。

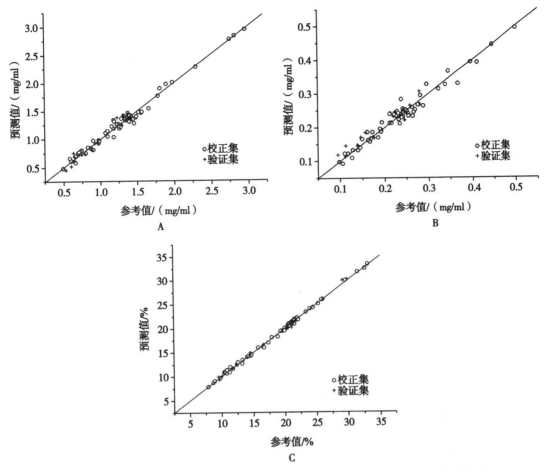

● 图 10-18　总黄酮（A）、总皂苷（B）和可溶性固形物（C）的参考值与预测值的相关图

第十章同步练习

第十章知识拓展

（麻秀萍　冯婷婷　李会军）

参考文献

1. 国家药典委员会. 中华人民共和国药典[S]. 2015 年版. 北京：中国医药科技出版社, 2015.

2. 国家药典委员会. 中华人民共和国药典中药材薄层色谱彩色图集[M]. 北京：人民卫生出版社, 2010.

3. 李萍. 生药学[M]. 3 版. 北京：中国医药科技出版社, 2015.

4. 李萍, 贡济宇. 中药分析学[M]. 北京：中国中医药出版社, 2012.

5. 谢培山. 中药色谱指纹图谱[M]. 北京：人民卫生出版社, 2005.

6. 肖小河, 王伽伯, 刘昌孝. 中药质量生物评价[M]. 北京：人民卫生出版社, 2018.

7. 李好枝. 体内药物分析[M]. 2 版. 北京：中国医药科技出版社, 2011.

8. 刘斌. 中药成分体内代谢与分析研究[M]. 北京：中国中医药出版社, 2011.

9. 杨秀伟, 郝美荣, 服部征雄. 中药成分代谢分析[M]. 北京：中国医药科技出版社, 2003.

10. 傅强. 中药分析[M]. 北京：化学工业出版社, 2010.

11. 曾苏. 药物分析学[M]. 北京：高等教育出版社, 2008.

12. 贺浪冲. 工业药物分析[M]. 北京：高等教育出版社, 2006.

13. 吴方斌, 高姗姗, 韦学敏, 等. 羌活与宽叶羌活药材的红外光谱鉴别[J]. 中药材, 2017, 40（3）：543-549.

14. 罗阳, 曹丽亚, 钟潇骁, 等. 近红外光谱法同时快速鉴别 3 种麻黄药材品种[J]. 药物分析杂志, 2017, 37（2）：345-351.

15. 李彦超, 李宜鲜, 姚令文, 等. GC 法同时测定通络祛痛膏中樟脑、薄荷脑和冰片的含量[J]. 药物分析杂志, 2012, 32（4）：672-675.

16. 徐传林, 李会军, 李萍, 等. 川贝母药材分子鉴定方法研究[J]. 中国药科大学学报, 2010, 41（3）：226-230.

17. WANG FEI, WANG BO, WANG LONG, et al. Discovery of discriminatory quality control markers for Chinese herbal medicines and related processed products by combination of chromatographic analysis and chemometrics methods: Radix Scutellariae as a case study[J]. Journal of Pharmaceutical and Biomedical Analysis, 2017, 138: 70-79.

18. WU TIAN-JIN, LU JUN, NI HUI, et al. Construction of an optimized method for quality evaluation and species discrimination of Coptidis Rhizoma by ion-pair high performance liquid chromatography combined with response surface methodology[J]. Journal of Pharmaceutical and Biomedical Analysis, 2018, 153: 152-157.

19. MA JIANG, QI LIAN-WEN, LI HUI-JUN, et al. A segmental monitoring strategy based on variable wavelength detection for quality control of three Polygonaceae herbs[J]. Journal of Pharmaceutical and Biomedical Analysis, 2012, 62: 155-161.

20. 李晓尧, 张丹, 汤丽芝, 等. HPLC 法同时测定秦皮中四种成分含量的研究[J]. 陕西中医, 2016, 37（9）：1238-1240.

21. 陈硕. 气相色谱法测定薄荷素油中薄荷脑、薄荷酮、薄荷脑乙酸酯、柠檬烯的含量[J]. 海峡药学, 2012, 24（12）：41-43.

22. 张韵慧, 张丹, 王妍, 等. HPLC 内标法测定姜黄中姜黄素类成分的含量[J]. 中国药学杂志, 2009, 44（18）：1423-1425.

23. 王朋展，相美容，李灿，等. HPLC 法同时测定不同来源半夏及其伪品中 9 种核苷类成分的含量[J]. 药物分析杂志，2017，37（2）：212-218.

24. BAO KANG-DE，LI PING，LI HUI-JUN，et al. Simultaneous determination of flavonoids and saponins in Semen Ziziphi Spinosae（Suanzaoren）by high performance liquid chromatography with evaporative light scattering detection[J]. Chinese Journal of Natural Medicines，2009，7（1）：47-53.

25. GAO WEN，WANG RUI，LI DAN，et al. Comparison of five *Lonicera* flowers by simultaneous determination of multi-components with single reference standard method and principal component analysis[J]. Journal of Pharmaceutical and Biomedical Analysis，2016，117：345-351.

26. 程翼宇，钱忠直，张伯礼. 创建以过程管控为核心的中药质量控制技术体系[J]. 中国中药杂志，2017，42（1）：1-5.

27. 韩海帆，张路，张淹，等. NIRS 法快速测定复方阿胶浆中总黄酮、总皂苷和可溶性固形物[J]. 中草药，2013，44（17）：2397-2403.

28. 李文龙，瞿海斌. 黄芪提取过程总皂苷质量浓度的在线监测[J]. 中草药，2012，43（8）：1531-1535.

29. LI WEN-LONG，WANG YUE-FEI，QU HAI-BIN. Near infrared spectroscopy as a tool for the rapid analysis of the Honeysuckle extracts[J]. Vibrational Spectroscopy，2012，62：159-164.